Erwin Aichinger

WILDpflanzen

Inhaltsverzeichnis

ANHANG

Vorfrühling

Ab April

Frühling

Ab Mai

Spät-Frühling

Ab Juni

Früh-Sommer

AB JULI

Sommer & Herbst

Vorwort zur 1. und 2. Auflage

Unterschiedliche Beweggründe haben meine Schwester und mich veranlasst, für die Entstehung dieses Buches zusammenzuarbeiten.

Der Anteil meiner Schwester Gertraud Albl

Schon früh war es das Anliegen meiner Schwester, Mitmenschen für die Natur und für Pflanzen zu begeistern, indem sie sich bemühte, den Zugang zur Pflanzenkenntnis zu vereinfachen. Ohne dabei eine fachliche Vorbildung vorauszusetzen, wollte sie mittels des von ihr erarbeiteten „*Kreisschlüssels*" einen fachlich korrekten Weg in die Welt der Pflanzen vermitteln, wohl wissend, welche für Laien fast unüberwindliche Barriere ein Pflanzen-Bestimmungsbuch sein kann.

Kreisschlüssel

Der von ihr 1949 veröffentlichte *Kreisschlüssel* sollte schon damals dieser Zielsetzung dienen. Er bietet die Möglichkeit, über nur wenige Unterscheidungsmerkmale die Familienzugehörigkeit einer Pflanze ableiten zu können. Aus diesem Grund wurde der *Kreisschlüssel* samt aktualisierter Einführung in dieses Buch aufgenommen und damit neu veröffentlicht. Die Reihenfolge der artunterscheidenden Merkmale in der Beschreibung unserer Wildpflanzen wurde ebenfalls jener des *Kreisschlüssels* angepasst.

Auf der Bereitschaft meiner Schwester zur Mithilfe aufbauend, habe ich schließlich den Mut gefasst, meine Anliegen und Anregungen, wie es nun geschehen ist, zu Papier zu bringen.

Auch wenn man viele der hier enthaltenen Wildpflanzen gleich wiederzuerkennen glaubt - sie stehen in Wiesen und an Wegen, die man schon gewandert ist - so ist dieses Erkennen wohl auf den ersten Blick geschehen und tieferliegendes Wissen dabei meist verborgen geblieben. Auch viele unserer Mitmenschen kennen wir auf diese Weise, ohne sie deshalb wirklich zu kennen.

Eingrenzung, Schwerpunkt, Realisierung und Gestaltung

Schließlich führte die Arbeit, ergänzt durch zahlreiche Anregungen, zu einer kleinen Auswahl von Wildpflanzen, welche, *gereiht nach der Blühfolge im Jahresablauf*, im weiteren beschrieben werden.

Allen Personen, ohne deren Mithilfe oder Rat dieses Büchlein nicht entstanden wäre, sei an dieser Stelle auf´s herzlichste gedankt. Unser besonderer Dank gilt:

Dank den Helfern und allen, die mit Rat und Wissen uns zur Seite standen

Frau Gundi BÜRGER für den Transfer einiger Manuskripte meiner Schwester in die digitale Welt der Bits und Bytes, Herrn Ignaz SCHLIFNI für seine von umfassendem Wissen und jahrzehntelangen Erfahrungen mit Heilkräutern getragenen Ratschläge. Einen sehr persönlichen Anstoß zu dieser Arbeit lieferte unser Schwager, Herr DIng. Joachim HELLER, der nach einer akuten und existenzbedrohenden Lebensmittelallergie-Erkrankung nach monatelanger, erfolgloser ärztlicher Behandlung sich gezwungen sah, liebgewonnene Essgewohnheiten grundlegend umzustellen:

Heimische Wildkräuter und Früchte naturbelassener Urwaldpflanzen als Hauptnahrung führten schließlich zur Genesung. Seine Erfahrungen waren für uns eine wertvolle Quelle bei den Verwendungshinweisen.

Weiters möchten wir den Herren Dr. Helmut ZWANDER und Siegfried JESCH danken für die Ratschläge zur Drucklegung sowie für die Hilfestellung bei der praktischen Umsetzung von Layout- und Umschlagsgestaltung.

Nicht zuletzt sei auch meiner lieben *Lebensabschnittspartnerin*, Frau DKfm. Mag. Anneliese PUCHWALD gedankt, die aus der Sicht des naturwissenschaftlich unbelasteten Lesers als echter, aber nicht desinteressierter *Laie* all das Geschriebene korrekturgelesen hat.

Quellenangabe zu den Pflanzenabbildungen

Einen wesentlichen Anteil an Information und Darstellung bieten die „*colorierten*" Pflanzendarstellungen. Sie sind den berühmten Standartwerken FLORA VON DEUTSCHLAND, Verlag Fr. E. KÖHLER , Zeichnungen: W. MÜLLER, und J. Sturms FLORA VON DEUTSCHLAND, Verlag K.G. Lutz, Stuttgart, entnommen.

Die Faszination älterer Naturbeobachtungen

Naturforscher früherer Generationen, die vielfach zugleich auch *Naturliebhaber* waren, haben uns ihre Erkenntnisse meist verständlicher und naturnaher zu vermitteln versucht. In ihren Beschreibungen haben sie meist auch althergebrachtes Wissen und jahrhundertealte Erfahrungen mit aufgenommen. Mittels dieser eindrucksvollen Darstellungen und fachspezifisch möglichst einfachen, jedoch genauen Beschreibungen der wichtigsten Unterscheidungsmerkmale wird eine auch für Laien *verdauliche* Einführung in das Reich der Wildpflanzen geboten. Die Faszination dieser detailgenauen Zeichnungen liegt im Vergleich zu den üblicherweise fotografischen Pflanzendarstellungen wohl darin, dass auch Pflanzenteile abgebildet werden können, wie sie der Suchende außerhalb der Blühzeit, also etwa in der Sammelzeit, vorfindet oder dass Details in vergrößertem Maßstab geboten werden, die ohne Lupe nicht zu erkennen sind. Für diesen Vorteil kann man, unserer Meinung nach, über ein gewisses Maß an Farbabweichungen, die sich aufgrund der seit der Drucklegung dieser Werke verstrichenen rund 100 Jahre ergeben haben, großzügig hinwegsehen.

Literaturverzeichnis und Rückmeldungen

Das Literaturverzeichnis wurde nach bestem Wissen und Gewissen erstellt. Es liegt aber in der Natur solcher Verzeichnisse, dass sie kaum vollständig sein können. Für alle Hinweise und Anregungen, auch hinsichtlich von Fehlern oder Unterlassungen, die selbst bei größter Sorgfalt nie ganz auszuschließen sind, wären wir sehr dankbar.

Und nun wünschen wir allen Lesern viel Freude und Vergnügen beim

Suchen - Erkennen - Sammeln und Genießen.

Moosburg, im Jänner 2004 Die Autoren

Vorwort zu dieser 3. Auflage

Seit Erscheinen der ersten beiden Auflagen ist viel geschehen. Das Gesundheitsbewusstsein der Menschen hat sich positiv verändert: Ganz offen wird Kritik geübt an den überbordenden, von Gewinnmaximierung getragenen Praktiken in der industriellen Lebensmittelproduktion. Die begründeten Ängste und das Wollen zur Wahrung unserer Gesundheit führen bei einem immer größer werdenden Teil unserer Bevölkerung zu einer Bereitschaft, die bisher geübte Lebensweise zu ändern.

Ein JA zu unserer Gesundheit - aber wie?

Auch der Lebensmittelmarkt ist in der Zwischenzeit deutlich breiter geworden. Dem wachsenden Angebot an biologisch erzeugten Produkten stehen in den Regalen der Supermärkte deutlich mehr Halbfertig- und Fertigerzeugnisse der Lebensmittelindustrie gegenüber. Laut Medienberichten sollen vermehrt auch synthetische Substanzen zur „Gesunderhaltung" der Konsumenten verwendet werden. Die negativen Erfahrungen aus der zurückliegenden *Rinderseuche* BSE (Bovine Spongiforme Enzephalopathie) genügen offensichtlich nicht. Immer noch werden in den USA Zuchtrindern - also reinen Vegetariern! - mit Ölen, Fetten, Fischmehl und und und ??? angereichertes Mastfutter verabreicht, um in noch kürzerer Zeit die Schlachtreife zu erlangen. Sogar die Produktion von Fleischersatz (*Kunstfleisch*) zur Herstellung von Wurstwaren, Grundsubstanzen für Fertigspeisen und dergleichen wird mittels aufwendiger, von Wissenschaftlern geführten Untersuchungen gefördert: Dazu kann man nur noch guten Appetit wünschen!

In vielen, darunter auch persönlichen Kontakten, haben meine sehr kritischen Leser und vor allem Leserinnen diese untragbare, ja unsere Gesundheit gefährdende Situation beklagt, dazu Fragen gestellt und Anregungen gegeben, ein herzliches Dankeschön dafür! Sehr oft ging es dabei um Wildpflanzen als *Heilpflanzen* und nicht als Nahrungsmittel. Das Interesse für Kräuter und gesunde Ernährung entsteht offensichtlich erst dann, wenn sich bereits ein Leiden eingestellt hat und der Arztbesuch angesagt ist. Und es ist auch ein Phänomen unserer Zeit, dass wir uns mit Fragen zur Gesunderhaltung vorwiegend an Ärzte als vermeintliche Experten wenden. Aber: Der Themenkomplex „***Heilung***" war in diesem Buch schon bisher ausgeklammert und soll es auch bleiben!

Vorbeugen ist besser als Heilen!

Unsere handelsüblichen Lebensmittel aus industrieller Fertigung sind arm an lebenswichtigen, natürlichen Vitalstoffen. Wir Menschen riskieren also immer mehr, bei mangelhafter Ernährung über Jahre früher oder später unsere Gesundheit aufs Spiel zu setzen. Die Schuld für diese Situation liegt aber nicht allein bei den gewinnorientierten Konzernen und Unternehmen, sondern vor allem bei uns selbst!

So lange wir als Konsumenten solche Produkte kaufen und damit ihre Erzeugung sanktionieren, werden diese auch hergestellt und gehandelt werden!

Neue, jedoch seit alters her bekannte Wege zeigen uns, wie wir mittels essbarer Wildpflanzen als Teil unserer täglichen Nahrung diese Risiken sehr einfach minimieren können: **Vitalstoffreiche Wildpflanzen sind ein „Geschenk der Natur"** und in ihrer Frische unvergleichlich wertvoller als die hochpreisigen sogenannten Nahrungsergänzungsmittel!

In den folgenden Abschnitten habe ich, ohne jeden Anspruch auf allgemeine Gültigkeit, meine persönlichen Ansichten klargelegt und auch versucht, diese sachlich zu begründen. Meine Sichtweise einer vollwertigen, naturnahen, seit altersher menschengerechten Ernährung entspricht der ganzheitlichen, dynamischen Denkweise, die man sich in einer breiten naturwissenschaftlich-wirtschaftlichen Ausbildung und in praktischer Lebenserfahrung aneignen kann. Aus der Begrenzung durch den Rahmen dieses Buches sind meine Ausführungen nur als stark verkürzter Denkanstoß zu bewerten. Für eine Vertiefung sind im Anhang weitere Informationsquellen im Literaturverzeichnis zu finden. Ab Seite 183 habe ich eine Abhandlung über meinen Lebensweg zu diesem Buch angefügt.

Mein Weg zu den Wildpflanzen

An dieser Stelle möchte ich auch meiner Schwester und bisherigen Mitautorin Gertraud Albl gedenken, die 2010 im 86. Lebensjahr ruhig entschlafen ist. Posthum will ich ihr für die Beharrlichkeit danken, mit der sie ihren Mitmenschen und auch mir die Liebe zur Natur und zur Pflanzenwelt im besonderen nahezubringen wusste. Sie stand mir seit frühester Kindheit sehr nahe und wird mir wohl immer fehlen! Der von ihr entwickelte „Kreisschlüssel" zur recht einfachen Bestimmung von Pflanzenfamilien kann als gesondertes Büchlein über meinen EigenVerlag angefordert werden.

Wieder mit dabei ist Frau DKfm. Mag. Anneliese Puchwald-Aichinger als bewährte „Lektorin" dieses Buches, allerdings seit 31.3.2007 als meine liebe dritte Ehegattin.

Viel Freude und Vergnügen beim

Suchen - Erkennen - Sammeln und Genießen

wünscht Ihnen auch diesmal Ihr

Dipl.Ing. Erwin Aichinger
Moosburg, im März 2011

Zur Einstimmung

Gleich vorweg einmal die Frage, die mancher Leser stellen könnte: „Wozu soll ich mir das antun? – Wildpflanzen erst suchen, dann vielleicht finden und auch noch essen, wenn es ohnedies genug gute Lebensmittel zu kaufen gibt?“

Gibt es eben nicht !

Qualitätsmängel der Industrie-Nahrung

Mit Ausnahme eines Teiles der als „BIO“ bezeichneten Nahrungsmittel stammen praktisch alle im Handel oder am Wochenmarkt erhältlichen Obst- und Gemüsesorten, aber auch der überwiegende Teil des Fleischangebotes, aus industriell bewirtschafteten Monokulturen bzw. aus Massentierhaltung. Deshalb weisen diese Produkte gegenüber natürlichen, vollwertigen Nahrungsmitteln gemeinsame Mängel auf.

Wir Menschen benötigen zur Wahrung unserer Widerstandskraft gegenüber Umwelteinflüssen und damit zur Erhaltung unserer Gesundheit eine Fülle an Vitalstoffen, die nur in naturbelassener Nahrung enthalten ist. Unabhängig vom Alter oder Geschlecht, ob wohlhabend oder arm, müssen wir heute in unserer nächsten Umgebung miterleben, wie die für unsere Zeit so typischen Erkrankungen, die sogenannten ***Zivilisationskrankheiten***, trotz aller Fortschritte in medizinischer Betreuung und sozialer Einbettung rasant zunehmen:

**In diesen Krankheiten erkennen wir
die Antwort des Körpers auf unsere Lebensführung
mit mangelhafter Ernährung !**

Essen ist eine Tätigkeit, der wir täglich nachgehen. Jeder hat bestimmte Vorlieben und Gewohnheiten, die oft nicht den besten Ruf genießen. Ernährungs-„Päpste“ führen Glaubenskriege; und ein Heer „*fachkundiger*“ Berater erklärt uns, was für uns das beste ist. Man kann das alles glauben - oder besser, man fängt selber an, darüber nachzudenken, für wen solch ein gutgemeinter Rat den größeren Vorteil bringt!

CICERO, der wohlbekannte Römer, pflegte - wenn er Zweifel hegte - den Mächtigen **„Cui bono?“** (auf deutsch: „*Wer hat davon den Nutzen?*“) zuzurufen und machte sich damit nicht gerade Freunde!

Seit wir Menschen diese Erde bewohnen und uns vermehren, haben wir es immer geschafft, uns trotz großer Klimaschwankungen dem verfügbaren Nahrungsangebot anzupassen: In warmen Perioden genügte der Pflanzenwuchs, in kalten Zeiten musste wohl Jagdbeute zusammen mit dem kargen Pflanzenangebot das Überleben sichern. Dieser Anpassungszwang galt und gilt für alle Kreaturen; Individuen, die dies nicht vermochten, sind ausgestorben.

Wir „Steinzeitmenschen" des 21. Jahrhunderts

Auf diese Art und Weise wurde unsere körperliche Veranlagung und die Leistungsbreite unserer Organe genetisch festgelegt und sie hat sich seit mehr als zehntausend Jahren nicht mehr geändert. Auch wenn wir seither, erdgeschichtlich betrachtet, unsere Ernährungsgrundlagen stark umgestaltet haben, entspricht die heutige Organanlage unseres Körpers unverändert der des Steinzeitmenschen!

Eine vollwertige Ernährung einschließlich aller Spurenelemente, Mineralstoffe, natürlicher Vitamine und Sekundärer Pflanzenstoffe kann also ausschlaggebend sein, wie gut es uns gelingt, auf unserem Lebensweg gesund zu bleiben. Es liegt somit vor allem an uns selbst, rechtzeitig vorzusorgen und auf die Vollwertigkeit unserer täglichen Nahrungsmittel zu achten.

Lockende Werbung - Eine bewusste Täuschung?

In Presse und Fernsehen werden wir Tag für Tag mit Meldungen, Ratschlägen und Berichten über Katastrophen, Unfälle und düstere Zukunftsszenarien überhäuft, die in hohem Maße geeignet sind, Angst zu verbreiten und unser eigenes Denken und Fühlen in negativer Weise zu beeinflussen. Auch das Thema Ernährung bleibt nicht verschont. Ständig werden wir zu allerlei Spezialprodukten gedrängt. Wenn aber diese Anbieter ein so reges Interesse an unserer Gesundheit zeigen, wird dies wohl kaum auf reiner Menschenliebe beruhen. Der große Werbeaufwand ist ein Hinweis für einen kalkulierten Geschäftserfolg ohne großes Risiko mit dem Ziel, unterstützt von Ernährungsberatern, gutgläubigen Kunden für verheißungsvolle Angebote das Geld aus der Tasche zu ziehen!

In wenigen Jahrzehnten hat sich also für uns das Leben grundlegend geändert. Menschen, die zuvor mit der Natur im Einklang waren, ihr abgerungen haben, was für das Überleben unabdingbar war, haben sich auf den Weg gemacht, diese Natur selbst zu beherrschen. Erfindergeist, Maschinen und perfektionierte Technik sollten dabei helfen, das moderne Leben leichter zu gestalten. Nur hat sich vieles dabei auch zum Schlechteren gewendet:

- Obst-, Getreide- und Gemüsesorten, die in sorgsamer Standortswahl und wie erlernt in Fruchtwechselwirtschaft auf natürlich gepflegten Böden gedeihen konnten, sind zum Teil bereits verschwunden oder müssen unter hohem Aufwand in Samenbanken für künftige Rekultivierungen bewahrt werden. An ihre Stelle traten moderne, auf Hochleistung gezüchtete und nicht selten patentrechtlich geschützte Pflanzensorten, die dann unter Einsatz chemischer und mechanischer Produktionsverfahren in Monokulturen erzeugt werden, um nach Langzeit-Lagerung über teils landesweite Transportwege schließlich zum Endverbraucher zu gelangen. Auch die Gentechnik hat in vielen Ländern bereits Einzug gehalten.

- In der Tierzucht und Massentierhaltung läuft es nicht anders. Frischfleisch und Fleischprodukte weisen infolge der Produktions-, Transport- und Verarbeitungsmethoden nicht selten Begleitstoffe auf, die dem Anspruch auf gesundheitsfördernde Qualität unserer Nahrungsmittel kaum noch entsprechen. Medienberichten zufolge ist das Verfüttern artfremder Futtermittel, die zum Teil mit Endprodukten aus der Abfallwirtschaft (*Tierverwertung, Industriefette etc.*) angereichert werden, um über kürzere Mastzeiten einen höheren Gewinn zu erwirtschaften, stark im Kommen. Auch von den „Erfolgen" bei der Entwicklung von ***Kunstfleisch*** und - ganz aktuell - von ***Klebefleisch*** (!) wird berichtet.

- Gegenüber naturnahen Nahrungsmitteln haben solche Endprodukte, bedingt durch diese Produktionsweisen, aus Sicht der Ernährungsbiologie einen markanten, unsere Gesundheit gefährdenden Verlust an substantiellen Nährstoffen erfahren. Trotz optisch sehr ansprechendem Aussehen und hygienisch meist einwandfreier Beschaffenheit liefern die Ergebnisse von Vergleichsuntersuchungen an handelsüblichen Obst- und Gemüsesorten den Nachweis für einen signifikanten Rückgang an lebenswichtigen Vitalstoffen.

- Diagnostische Befundungen an zur Behandlung in Krankenanstalten eingelieferten Patienten weisen auch schon in jüngeren Altersbereichen zunehmend Anzeichen von Mangelernährung auf: Ein krasser Widerspruch zu den Fortschrittsmeldungen in medizinischer Forschung, Therapie und Sozialpolitik!

- Mangelernährung hinsichtlich lebenswichtiger Vitalstoffe bei gleichzeitiger Überernährung durch kohlenhydrat- und eiweißreiche Industrienahrung (*„Mangel im Überfluss"*) wird allgemein als Hauptursache für die Verschlechterung des Gesundheitszustandes in großen Teilen unserer Bevölkerung angesehen.

Hoher Lebensstandard als Ursache für den *„Mangel im Überfluss"* ?

Für die Stimmigkeit dieser Ausführungen gibt es eine ganze Reihe von Untersuchungsergebnissen an handelsüblichen Nahrungsmitteln, die allerdings selten in öffentlichen Medien aufscheinen. Eine Fülle beweiskräftiger Erfahrungen, zoologische Erkenntnisse in der Tierzucht und die Ergebnisse biologischer Forschung in der Land- und Forstwirtschaft stehen diesen in der heutigen Nahrungsmittelwirtschaft geübten Methoden entgegen.

Ein Beispiel dazu aus meinem ursprünglichen Studienbereich, der Forstwirtschaft:

Die Fichte will so nicht behandelt werden - und wird krank!

Vor vielen Jahrzehnten, als die ***Fichte*** *zur begehrtesten Holzart in vielen technischen Einsatzbereichen wurde und der daraufhin angestiegene Holzpreis zu begehrten Verkaufserlösen führte, wurden nahezu nur mehr Fichten zur Aufforstung herangezogen. Und das immer wieder auch auf ursprünglichen, nicht mehr wirtschaftlich nutzbaren Ackerböden. Es entstanden auf diese Weise mehr und mehr größere Waldflächen mit reinen Fichten-Monokulturen (siehe das Beispiel am Nationalpark „Bayerischer Wald").*

Unbeachtet blieben dabei die Ansprüche der Gattung Fichte an ihre Standortsverhältnisse. Das hatte zur Folge, dass man wegen der langen Umtriebszeiten von 80 bis zu 120 Jahren und mehr in der Forstwirtschaft erst nach Jahrzehnten mit Missernten und Schadholz-Anfall konfrontiert wurde. Man hatte einfach nicht bedacht, dass Fichten in ihrem Wurzelsystem in Lebensgemeinschaft mit einer sog. Mykorrhiza leben, mit deren Hilfe sie einerseits Wasser, Stickstoff, Phosphate u.a.m. aus dem Boden besser verwerten und andererseits dadurch ihre Trockenresistenz erhöhen können. Diese Mykorrhiza schützt außerdem ihr Wurzelsystem vor eindringenden Parasiten, weshalb mangelernährte Fichten in Monokulturen besonders anfällig für Schädlingsbefall sind. Der ursprünglich erwartete Gewinn hatte sich in der Folge aufgrund von „Kernfäule", Borkenkäfer-Befall und anderen Wertminderungen zum Verlust gewandelt. Heute wird es der Fichte wieder ermöglicht, wie es ihrer Natur entspricht, in einer Vorkultur gemeinsam mit Begleitholzarten einen gesunden und widerstandsfähigen Bestand mit anderen Baumarten zu bilden.

Die späten Folgen unseres Fehlverhaltens

Dieses Beispiel kann in seiner Zeitdimension auch Rückschlüsse auf uns Menschen verständlich machen. Nämlich: Warum eine artfremde Lebensweise und mangelhafte Ernährung erst nach Jahrzehnten zu Auswirkungen in Form der heute stark zunehmenden Zivilisationskrankheiten führt!

Was also ist artgerechte Nahrung ?

Unter dieser Bezeichnung sind alle unterschiedlichen natürlichen Nahrungsmittel zu verstehen, die uns Menschen seit jeher zur Verfügung gestanden sind bzw. die wir im Zuge unserer Entwicklung durch pflegliche, naturnahe Kultivierung unseren Bedürfnissen angepasst haben. Sie enthalten in abwechselnder Zusammensetzung alle für uns lebenswichtigen Nähr-, Mineralstoffe und Vitamine sowie eine Vielzahl der sog. Sekundären Pflanzenstoffe (SPS). Letztere sind zum Großteil noch unerforscht, man weiß aber bereits, dass einige von ihnen in ihrem Wirkungsspektrum den Vitaminen weit überlegen sein dürften. Noch vor wenigen Generationen wäre eine solche Unterscheidung nicht erforderlich gewesen, da beinahe alle angebotenen Nahrungsmittel natürlichen Ursprungs waren.

Wir Menschen haben eine wichtige Fähigkeit verloren, die im Tierreich gang und gäbe ist: Jedes Tier kann die ihm zuträgliche Nahrung mit allen Sinnen wahrnehmen.

Dazu ein persönliches, sehr anschauliches Erlebnis:

Die „*Waldschwein*"-Story

In der Weststeiermark erfreut sich ein Gastwirt besonderer Beliebtheit bei seinen Besuchern. Seine Hausmannskost wird nahezu ausschließlich aus Produkten zubereitet, die örtliche Bauern und Jäger zuliefern. Seinen eigenen Bedarf an Schweinefleisch deckt er über ***Waldschweine****, die von ihm in einem abgegrenzten Waldstück in der Nähe des Gasthofes aufgezogen und gehalten werden. Sie sind zu einer Attraktion geworden und werden von den Gästen an einer Fütterungsstelle gerne beobachtet, wenn nicht sogar begutachtet.*

Waldschweine treten ähnlich den Wildschweinen immer als Rotte auf, d.h. in Begleitung der ihnen zuzuzählenden Ferkel und Sauen. Das Leben im Wald lässt sich deutlich an ihrem Aussehen nachvollziehen, sie sind dichter behaart und rundum mit Schlammresten aus der Suhle, mit anhaftender Waldstreu, Moosen und dergleichen bedeckt.

Zur Zeit meines Besuches waren gerade die Kastanien reif geworden. Und da ich wusste, dass Schweine nicht nur Eicheln lieben, sammelte ich sowohl Ross- als auch Edelkastanien: Alles braune Früchte von kugeliger Form und Größe. – Und nun machte ich eine für mich erstaunliche Beobachtung. Rosskastanien unterscheiden sich von Edelkastanien sehr deutlich im Geschmack, u. a. bedingt durch ihren hohen Gehalt an Gerbstoffen. Es müssen aber noch ganz andere Merkmale vorhanden sein, die es den Waldschweinen erlauben, blitzschnell, noch im Flug die begehrten Edelkastanien von den Rosskastanien zu unterscheiden, diese sofort wieder fallen zu lassen oder erst gar nicht vom schlammigen Boden aufzunehmen.

Diesen Tieren sind wir Menschen, zumindest vom Nahrungsspektrum her gesehen, ähnlich, haben aber weitgehend die Fähigkeit verloren, die für uns wertvolle Nahrung sinnlich zu erkennen und von abträglicher zu unterscheiden. Sonst würden wir wohl das *„Industriefutter"* aus dem Supermarkt oder von anderen Anbietern ablehnen, wie die Waldschweine die Rosskastanien in obiger Erzählung.

Uns Menschen ist es bis heute letztendlich meist gleichgültig, ob und wie substanzielle Inhaltsstoffe der Nahrung sich auf unsere Gesundheit auswirken. Es wird gegessen, was schmackhaft ist und man sich auch leisten kann. Es ist sogar schon üblich geworden, den Nahrungs-Inhalt nach Packungshinweis zu „verspeisen":

... *„Heute habe ich wieder viel Omega-3 samt ein paar E-Nummern und ein bisschen Pantothensäure zu mir genommen, muss ja auf meine Gesundheit achten!"* ...

Dabei handelt es sich aber um biochemische Substanzen, die alle einmal von Bestandteilen unserer Nahrung analytisch abgeleitet wurden, um sie synthetisch nachzubauen. Unsere Wildpflanzen, von den meisten Menschen verkannt und unterschätzt, sind nämlich sehr komplexe Lebewesen und bilden mit der ihnen innewohnenden Fähigkeit u.a. das für uns lebenswichtige Vitamin C auf natürlichem Weg. In naturbelassener Nahrung ist es für uns im Übermaß vorhanden, wohl ein Grund, so nimmt man an, dass wir Menschen - im Gegensatz zu vielen Tieren - die Fähigkeit verloren haben, dieses Vitamin selbst zu produzieren.

Bald konnte man das Vitamin C in synthetischen Prozessen nachbauen, industriell und damit kostengünstig reproduzieren. Der heute meist dafür angewandte Syntheseweg wurde 1933 in den Labors der ETH Zürich vom Nobelpreisträger REICHSTEIN und seinem Kollegen GRÜSSNER entdeckt, das Patent danach von Hoffmann La Roche angekauft:

Nobelpreis für die Vitamin C-Synthese

„D-Glucose wird unter hoher Temperatur und hohem Druck im Beisein von Nickel als Katalysator zu D-Sorbit hydriert (Startreaktion). Mit Hilfe des Bakteriums ACETOBACTER wird D-Sorbit zu L-Sorbose hydriert und diese durch Umsetzung mit Aceton und Säure zu Diaceton-L-Sorbose umgewandelt, um in einem weiteren Schritt mit alkalischer Kaliumpermangat-Lösung zu Carbonsäure oxidiert zu werden, die Diaceton-2-keto-L-Gulonsäure. Durch Erhitzen mit Wasser entsteht die 2-keto-L-Gulonsäure, die mittels verdünnter Säure zur L-Ascorbinsäure umgesetzt wird. Diese sogenannte Reichstein-Synthese (1934) ist bis heute die Grundlage dieser industriellen, chemisch-mikrobiologischen Produktion". Super!

Auf diese Weise wurde das Vitamin C pflanzlichen Ursprungs zur hochdosierten L-Ascorbinsäure in der Apotheke. Total ignoriert, weil vermutlich den Wissenschaftlern früher gar nicht erkennbar, blieben dabei die vielen hochwirksamen und bis heute nur zum Teil als *Sekundäre Pflanzenstoffe* bekannten Substanzen, die, wie wir heute wissen, schon in geringer Dosis von großer Wirkung sind.

In Vorlesungen wird Studenten der Humanmedizin im Modul „Ernährung und Verdauung“ heutiges Wissen in etwas anderer Weise vermittelt: Hier ein Beispiel (aus einem aktuellen Uni-Skriptum):

Aus einem Skriptum zur „Ernährungslehre“ für Studenten der Humanmedizin

... „Nur um zu leben, und noch ohne besondere Aktivitäten, benötigen wir bereits viel Energie: etwa 30 kcal (126 kJ) pro kg Körpergewicht und Tag. Abgesehen von diesem Brennmaterial, das wir verheizen, benötigen wir definierte "Bausteine und Geräte" für unseren Organismus, und wir müssen unnötige oder sogar toxische Moleküle wieder loswerden. Kurz, intensiver Stoffaustausch mit der Umgebung ist unumgänglich. Austausch beinhaltet Risiken. Gastrointestinaltrakt und Leber sind dafür zuständig, diese Aufgabe unter Minimierung der Risiken zu bewältigen.

Einfach ausgedrückt, ist die Strategie folgende: komplexe und damit risikoreiche Substanzen bleiben draußen. Dort werden sie in allgemein akzeptierte, sichere Bestandteile zerlegt. Nur diese werden über definierte Eintrittspforten importiert. Allerdings müssen wir zu dieser Politik Ausnahmen machen. Einerseits benötigen wir einige hochkomplexe Moleküle, die wir nicht selbst herstellen können, z. B. Vitamin B12. Um diese vor Verdauung zu schützen und zu importieren, brauchen wir spezielle Dienste, so wie es Spezialisten benötigt, um alte Gemälde über geographische und politische Barrieren zu transportieren. Andererseits müssen wir, gerade um unsere Grenzen zu schützen, unserem Verteidigungssystem die Gelegenheit geben, sich mit den potentiellen Gefahren jenseits der Grenzen auseinanderzusetzen und diese von den zahlreichen harmlosen Nahrungsmittelantigenen unterscheiden zu lernen, die unser Organismus tolerieren soll. Zu diesem Zweck öffnen wir Kanäle, über die wir kleine Stichproben komplexer Strukturen aufnehmen. Obwohl wir diese Kanäle sorgfältig überwachen, können sie manchmal dazu missbraucht werden, gefährliches Material einzuschleusen. ...“ ***Alles klar ?!***

http://helmberg.at/ernaehrung-verdauung.htm

Bei den bisherigen Betrachtungen blieb unbeachtet, dass mit der Nahrungsaufnahme anscheinend auch ein *Informationsfluss* erfolgt. Als Bestätigung dafür mag das Ergebnis einer Studie von Interesse sein, über die ein für die Fortbildung beauftragter Dozent der Medizinischen Universitätsklinik Wien im Verlauf eines Seminars für pharmazeutische Mitarbeiter berichtete:

Die „*Holzknecht*"-Story

„Man hat einer Gruppe von Tiroler Holzknechten, die wegen ihrer kräfteraubenden Arbeit sehr deftige Kost verzehren, zur üblichen Jause radio-markierten Speck verabreicht. Ein Teil dieser Gruppe bevorzugte „Bauchspeck", der Rest erhielt Speck aus der Rückenpartie des Schweines. Nach Ablauf einer vordefinierten Zeitspanne wurden die Teilnehmer einer Messung unterzogen, mit dem Ziel, die Verteilung der vom Körper der Versuchspersonen aufgenommenen, markierten Fettpartikel hinsichtlich ihrer Menge und örtlichen Einlagerung zu überprüfen. Das Ergebnis sei von erstaunlicher Deutlichkeit gewesen: Bei den Bauchspeck-Liebhabern war der überwiegende Teil der Partikel im Fettgewebe der Bauchdecke eingelagert, während sich die Partikel aus dem Rückenspeck überwiegend im Fettgewebe der Rückenpartie der Versuchspersonen vorfanden."

Werden mit der Nahrung auch Informationen ausgetauscht?

Offensichtlich trugen diese Fette eine Information, die es dem menschlichen Körper ermöglicht hat, für deren Einlagerung wieder den „ursprünglichen Speicherort" zu wählen. Nahrungsmittel könnten demnach mit Informationen versehen sein, die unser Körper im Zuge der Verdauungsvorgänge bzw. der Stoffaufnahme überprüft und zu lesen vermag.

Vieles wird von Wissenschaftlern angezweifelt oder in das Fabelreich verwiesen; fest steht jedenfalls, dass wir zur Zeit nur einen Bruchteil der tieferliegenden Abläufe diverser Lebensvorgänge zu erkennen vermögen. Zu viele nach jeweiligem Stand der Wissenschaft als Fakten verbreitete „Erkenntnisse" mussten nach Ablauf einiger Jahre wieder revidiert oder zumindest eingeschränkt werden.

Die kraftvolle Vitalität unserer „*Un*kräuter"

Unter den beschriebenen Wildpflanzen sind nicht wenige, die landläufig auch als unliebsam, daher als „***Un****kräuter*" bezeichnet und bekämpft werden. Ihrer Vitalität ist es meist zuzuschreiben, dass sie sich trotz aller möglichen Versuche, sie aus Kulturflächen fernzuhalten, als Beikräuter erfolgreich dagegen zu wehren vermochten. Diese Vitalität aber ist es, die wir zu schätzen wissen. Man sollte sich jedoch dieser Pflanzen an einem anderen, weniger belasteten Standort erinnern und sich ihrer dort bedienen.

Die An- und Verwendung von Wildpflanzen beschert uns aber auch viele neue Erfahrungen. Besonders auf allerlei Gefahren, die mit dem Verzehr von Wildpflanzen unweigerlich verbunden sind, wird bei den einzelnen Pflanzenbeschreibungen hingewiesen!

Immer wieder hört man, dass die im Kot des Fuchses möglicherweise vorhandenen Eier des Fuchsbandwurmes für den Menschen gefährlich sind. Diese Bandwurmeier würden an Wildpflanzen haften bleiben und bei ungekochtem Verzehr zu einer tödlich endenden Infektion führen. Diese Gefahr ist nicht grundsätzlich zu leugnen, nur ist sie keineswegs auf Wildpflanzen zu reduzieren, da Kulturpflanzen in großem Maße auf frei zugänglichen Arealen gezogen werden, durch die Füchse mit gleich hoher Wahrscheinlichkeit streifen und an Kulturgemüsen ihre Spuren hinterlassen können.

Außerdem wird vor Unverträglichkeiten, schlechtem Geschmack und schließlich noch vor der Verwechslungsmöglichkeit mit Giftpflanzen gewarnt. Das alles mag zutreffen, wenn man sich völlig unbedarft dem Thema „Wildpflanzen" nähert. Es ist daher eine solide Kenntnis der Pflanzen anzustreben: Mit diesem Buch biete ich allen interessierten Lesern die dafür nötigen Voraussetzungen an. Und was den „schlechten" Geschmack betrifft: Natürlich sorgen die wesentlich höher dosierten Inhaltsstoffe bei Wildpflanzen für ein meist ausgeprägteres Geschmackserlebnis, das anfänglich ungewohnt ist, bald aber zur liebgewonnenen Gewohnheit wird.

Gediegene Pflanzenkenntnis schüzt vor Fehlgriffen

Das Aufsuchen und Sammeln von Wildpflanzen bringt aber schlussendlich noch einen weiteren, nicht zu unterschätzenden Vorteil für unser Wohlbefinden: die Bewegung in freier Natur. Auf weicheren, unbefestigten Wegen wandern, die bessere Luft einatmen und uns an der reinen Natur erfreuen können ...

Lyrische Wildpflanzen

Dies Buch, hochaktuell für unsere Zeit
nicht an das Heilen denken wollen
in unserm jungen Sein verweilen
und das noch lang bewahren.

Wildpflanzen blühen wild und schön
strotzen mit ihrer Kraft
widerstehen all dem Ungemach
und wehren ihren Platz.

Wir sollten gehen und sie suchen
sie an ihrem Orte sehen lernen
sie nehmen und bekommen
von alledem sie bergen ist viel an Gutem.

Nimm dieses Buch und lern sie finden
schau es Dir an, Du wirst sie sehen
Du kannst wie sie an Kraft gewinnen
und Dich fortan an Deinem Sein erfreun.

Erwin Aichinger

Wildpflanzen - Eine Erfolgsgeschichte!

Wir wollen nun unsere Wildpflanzen näher kennen lernen. Einige oder sogar mehrere glauben wir schon zu kennen, so vom Vorübergehen. Aber kennen wir sie wirklich?

Wildpflanzen sind gesellige Wesen - wie wir!

Es sind Lebewesen, das heißt, sie leben und jede hat ihr eigenes Wesen, so wie wir Menschen auch: Die einen sind groß, andere klein und schmächtig, wieder andere fröhlich bunt oder unauffällig, zurückhaltend mit ihren Reizen. Es gibt viele, die sich fassen lassen, dann wieder welche, die sich mit Stacheln, Brennhaaren oder Dornen dagegen wehren. Und auch recht „anhängliche“ Exemplare gibt es unter ihnen; kaum berührt man sie, schon hat man etwas abbekommen, mit kleinen Widerhaken an uns festgemacht!

Sie sind uns also in einigen Eigenschaften ähnlich, teilen mit uns Menschen von Anfang an die Zeit auf dieser Erde. Und doch machen wir ihnen das Überleben schwer, vertreiben sie mit Gestank, Chemie und Gift, lassen kaum etwas unversucht, sie auszurotten. Nicht viel anders als Menschen es mit anderen Menschen taten und noch heute tun!

Viele Wildpflanzen haben sich daher zurückgezogen, in abgelegene Gebiete ohne Gestank und sonstige Gefahren; dort sind sie unter sich, in natürlicher Umgebung. Und diese wollen wir nun suchen, finden und ein wenig besser kennen lernen.

Kulturpflanzen : Wildpflanzen

Über die Herkunft unserer Kulturpflanzen

Kulturpflanzen stammen grundsätzlich von irgendeiner Art der Wildpflanzen ab und wurden durch Jahrhunderte von menschlicher Hand zu dem gezüchtet, was sie heute sind. Der Antrieb zur *Veredelung* war vor allem vom Wunsch getragen, die Erträge, die Leistungsfähigkeit zu steigern und unerwünschte Eigenschaften der Wildform zu eliminieren. Dazu wurden Wildpflanzen, die immer in einer Lebensgemeinschaft mit anderen Pflanzen vorkommen, ausgewählt, aus dieser Gesellschaft entfernt und auf eigenen Ackerflächen in Monokulturen angebaut. Durch Auslese entstanden unterschiedliche Sorten, wobei man sich bemühte, die unangenehmen und unerwünschten Eigenschaften (Bitterstoffe, zähe Faserstrukturen etc.) zu minimieren. Dabei gingen den Kulturpflanzen jedoch wertvolle Eigenschaften ihrer Vorfahren verloren: Die Widerstandskraft gegen Krankheiten und Schädlingsbefall sowie der Gehalt an lebenswichtigen Inhaltsstoffen.

Alte, an unsere Wuchsgebiete angepasste Kultursorten sind vielfach schon ausgestorben oder müssen für den biologischen Anbau mühsam aus erhaltengebliebenen Relikten revitalisiert werden.

Kulturpflanzen werden heute meist als Saatgut, für das der Zuchtbetrieb Urheberrechte besitzt, an die Produzenten verkauft.

Monokulturen oder Pflanzengesellschaften?

Während man im Bereich der Forstwirtschaft durch schmerzliche Erfahrungen aus zunehmend häufigen Hochwasserkatastrophen und massivem Schädlingsbefall in monotonen Forsten bereits gelernt zu haben scheint, wird in der Landwirtschaft und im Pflanzenbau unbeirrbar am sogenannten Fortschritt festgehalten. Durch landwirtschaftliche Kulturtätigkeit sind bereits enorme Flächen zugrunde gerichtet und für eine naturnahe Bewirtschaftung auf Jahre oder Jahrzehnte unbrauchbar.

Warum ist diese Entgleisung zu landwirtschaftlich-industriellen Produktionsmethoden aus biologischer Sicht ein Rückschritt? Warum sind in Monokulturen erzeugte Nahrungsmittel für uns Menschen minderwertig?

Für Bauern und Gärtner ist es seit langem eine Selbstverständlichkeit, dass für einen längerfristig guten Ernteertrag neben anderen Voraussetzungen auch ein jährlicher Fruchtwechsel erforderlich ist. Ohne einen solchen geht der Ertrag sehr schnell zurück, vor allem deshalb, weil gleichartige Pflanzen dem Boden gleichartige Nähr- und Mineralstoffe entziehen und diese im Ackerboden nur begrenzt vorhanden sind. In der Fruchtfolgewirtschaft kann sich der Boden wieder über Jahre regenerieren.

Der traditionelle Fruchtwechsel ist in Gefahr!

In den Monokulturen moderner Landwirtschaftsbetriebe versucht man daher, dem Ackerboden je nach Ernteziel durch einen Mix verschiedener Kunstdüngerbestandteile die benötigten Stoffe zu substituieren. Die durch nährstoffreiche Böden angelockten Unkräuter werden dann durch Herbizide bekämpft und die Kulturpflanzen durch Spritzung vor Schädlingsbefall bewahrt. Wasserlösliche Substrate werden von den Pflanzen aufgenommen bzw. gelangen in das Grundwasser. Langlebige Substanzen haften den Pflanzen an oder verbleiben als Problemstoff im Boden.

Bei genauerer Untersuchung des Erntegutes stellt sich schnell heraus, dass der Wert dieser Erzeugnisse von minderwertiger biologischer Qualität ist. Lebenswichtige Inhaltsstoffe sind im Vergleich mit natürlich gewachsenen Pflanzen und Früchten mangelhaft. Vergleichende Untersuchungen der Inhaltsstoffe, wie Kalium, Magnesium, Phosphor, Calcium oder Eisen, Vitamine, Eiweiß und Spurenelemente, zeigen bei Kulturgemüse und Wildpflanzen enorme Unterschiede.

Im Verlauf der zurückliegenden Jahrzehnte wurden bei Kindern und Jugendlichen offensichtliche Mangelerscheinungen unterschiedlichster Art festgestellt. Darauf haben Medizin und

Nahrungsergänzungsmittel - Cui bono ?

Pharmazie umgehend reagiert: In gegenseitigem Wettstreit hat man sich bemüht, den Vitalstoffmangel moderner Nahrungsmittel durch ein überreiches Angebot an Nahrungsergänzungsstoffen in Form von Tabletten, Kapseln, Säften, Elixieren u.a.m. auszugleichen. Und das Geschäft blüht !

Dieser Teufelskreis beginnt sich dort zu schließen, wo, getrieben von Ehrgeiz, Selbstüberschätzung oder Gewinnsucht, durch Außerachtlassen althergebrachten Wissens alles begonnen hat:

Wie versorgen sich Wildpflanzen mit Nahrungs- und Wuchsstoffen ?

In natürlichen Pflanzengesellschaften, die an einem Wuchsort oft über viele Jahre und Jahrzehnte bestehen, findet unter den Einzelindividuen, wie das auch in anderen Gemeinwesen erfolgt, gewissermaßen ein Interessensaustausch statt. Der Einzelne profitiert von der Gemeinschaft in unterschiedlicher Weise, wie auch die Ansprüche an diese unterschiedlich sind. Der in solchen Pflanzengesellschaften stattfindende Konkurrenzkampf führt dazu, dass sich die Artenzusammensetzung je nach Gegebenheiten in kürzeren oder längeren Zeitabschnitten ändert. Die gemeinsame Existenz wird von allen Beteiligten gleichsam bewahrt und zum eigenen Wohl gefördert.

Es findet also eine Entwicklung zu immer höherwertigeren Entwicklungsstufen statt, mit einer Gruppierung von Pflanzen, die zunehmend höhere Ansprüche an ihren Standort stellen. Wir können aus dieser natürlichen Entwicklung erkennen, dass Böden und Standortsgegebenheiten auf diese Weise in den meisten Fällen reichhaltiger, höherwertiger und keinesfalls ausgelaugt und an Wirkstoffen ärmer werden.

Wildgemüse oder Heilpflanzen ?

Wenn man sich heute in einem Buchladen umsieht, findet man jede Menge Literatur über Heilpflanzen, Kuren, Heilmethoden und dergleichen. Man gewinnt den Eindruck, dass der Bedarf, „etwas an sich auszuheilen“ bei den Lesern immer größer wird.

Informationen zur Rückbesinnung auf natürliche Methoden der Gesunderhaltung sind sehr viel seltener. Man ist bequem geworden, sitzt in der Schule, im Büro, im Auto und im Restaurant, begibt sich dann nach Hause, um sich, mit einem Gläschen in der Hand, im Fauteuil vom Frust des ganzen Tages zu erholen und hernach erschöpft ins Bett zu fallen. Vieles, was uns gut tun würde, kommt auf diese Weise zu kurz, wird außer Acht gelassen.

Je früher und ausgeglichener wir unserem Körper die Nahrung, die er benötigt zukommen lassen, umso länger kann er uns mit Gesundheit belohnen!

Die Beschäftigung mit Wildpflanzen könnte also einiges zum Besseren wenden: Bei viel Bewegung in frischer Luft beginnen wir aufzuleben. Das Suchen, Erkennen und Sammeln macht viel Freude. Und zu Hause dann kommt als krönender Abschluss eines ereignisreichen Tages Würzig-Frisches auf den Tisch.

Systematik und Artenvielfalt
der Pflanzenwelt

Die Erforschung der Pflanzenwelt (Botanik) ist zu einer bedeutenden Wissenschaft herangewachsen. Eine auf Seite 31 dargestellte Übersicht aus dem Lehrbuch der Botanik für Hochschulen, von E. Strasburger, soll einen kurzen Einblick gewähren.

Wir wollen nun in dem von uns gesteckten Rahmen nur Pflanzen aus der relativ kleinen Gruppe der Samen- oder Blütenpflanzen behandeln. Weltweit sollen das immerhin noch rund 240.000 Arten sein, die dazu gehören. Bis heute ist die von **Carl von Linné** erstmals 1735 erschienene Arbeit „*Systema naturae*“ die Grundlage der modernen biologischen Systematik. Er führte die binäre lateinische Namensgebung (*Nomenklatur*) ein, die mit der Festlegung des Gattungs- und Artbegriffs verbunden war (z.B. Hunds-Veilchen: *Viola canina*). Ausgehend vom Bau der Geschlechtsorgane (StaubB und Fruchtblätter) und deren Verteilung, Zahl und Verwachsung hat Linné die bis heute geltende systematische Einteilung der Pflanzenwelt entwickelt.

Carl von Linné und die Namensgebung in der Pflanzenwelt (Botanik)

Nach Linné haben sich Generationen von Botanikern mit der Aktualisierung bzw. der Erweiterung seines Systems befasst. Der Prioritätsregel folgend werden bei vollständiger und fachgerechter Bezeichnung dem Gattungs- und Artnamen auch noch der meist abgekürzte Name jenes Botanikers beigefügt, der die erste Benennung und Beschreibung vorgenommen hat.

Die uns gut bekannten und daher auch geläufigeren deutschen Pflanzennamen haben nicht nur den Nachteil, dass sie oft schon von einem Tal zum anderen unterschiedlich sind, sondern auch regelmäßig in deutschsprachigen, entfernt liegenden Gebieten anders lauten. Der international standardisierte lateinische Pflanzenname hingegen ist ohne Unterschied der Landessprache weltweit eindeutig.

Zur Standorts-Ökologie

Die einzelnen Pflanzenarten sind an bestimmte, im folgenden kurz beschriebene, ± für sie typische Standortsverhältnisse gebunden. An ihrem jeweiligen Wuchsort bilden sie zusammen mit bestimmten anderen Pflanzenarten sogenannte Pflanzengesellschaften, in welchen sie konkurrenzbedingt mehr oder weniger stark vertreten sind. Solche Pflanzengesellschaften stehen mit ihrer Umwelt in einem gewissen Gleichgewicht.

Umwelt-Faktoren in der Lebenswelt unserer Wldpflanzen

Standortsprägende Faktoren:

Das Klima: Niederschlagsmenge in jahreszeitlicher Verteilung, Schneebedeckung, Sonneneinstrahlung, Lufttemperatur, Hanglage und Exposition (Nord- oder Südhang) u.a.m.

Untergrund (Gestein)
Mutterboden
Bodenfeuchtigkeit
Bodenleben
Nährstoffangebot

Die Bodenfaktoren: Gesteinsuntergrund (Kalk- oder Silikatgestein), Mutterboden, Humusschichte (flach- oder tiefgründige Böden), Durchlüftung, Durchfeuchtung etc. Der Boden ist in seiner Gesamtheit ein komplexes System mit eigener Organismengemeinschaft. Der **Nährstoff- und Basengehalt** sind weitere wichtige Bodenfaktoren. Unter Nährstoffen versteht man hier im engeren Sinn Stickstoff und Phosphor, während der Basengehalt aus den aus dem Mutterboden stammenden Mineralstoffen resultiert.

Der weitaus überwiegende Teil der für das Pflanzenwachstum wichtigen Stoffe ist ± fest an die Oberfläche organischer und anorganischer Bodenteilchen gebunden und für die Pflanze nur über Austauschvorgänge verfügbar. Nährstoffreiche Böden werden auch „fett“ bezeichnet, nährstoffarme „mager“.

Die Bodenfeuchte wird mit zunehmendem Wassergehalt durch die Bezeichnungen „trocken“< „frisch“< „feucht“< „nass“ charakterisiert, wobei es noch darauf ankommt, ob es sich dabei um fließende, sauerstoffreiche (*rieselfeuchte*) oder stehende, sauerstoffarme (*staunasse*) Bodenfeuchtigkeit handelt.

In Pflanzengesellschaften herrscht ein reger Austausch: Man fördert einander, kämpft um den Vorrang - sehr menschlich!

Die Konkurrenz zwischen den Pflanzenarten einer Pflanzengesellschaft am Wuchsort stellt einen weiteren, sehr wichtigen Faktor dar. Anspruchsvolle, konkurrenzstarke Pflanzenarten sind *produktiv* und verdrängen konkurrenzschwache, anspruchslosere Pflanzen. Letztere sind somit in der Lage, ungünstigere Standortsbedingungen besser zu ertragen. Nicht zuletzt ist auch der Einfluss pflanzenfressender Insekten und anderer Tiere sowie eine allfällig gegebene Symbiose mit weiteren Organismen (*Mykorrhiza*) von Bedeutung.

Die Einflussnahme des Menschen, indirekt durch Beweidung oder direkt durch land- und forstwirtschaftliche Eingriffe, Bau- und Siedlungstätigkeiten, nicht zuletzt durch immer stärkeres Verkehrsaufkommen, bewirkt zunehmend starke Veränderungen ursprünglicher Gegebenheiten.

Zeigerpflanzen

Der Toleranzbereich gegenüber einzelnen oder allen Standortsfaktoren ist bei Wildpflanzen unterschiedlich ausgeprägt. Pflanzen mit besonders eng ausgeprägter Toleranz kann man bei Kenntnis ihrer Standortsansprüche als sehr verlässliche „Zeigerpflanzen“ zur Beurteilung der örtlichen Standorts-Situation heranziehen.

In den vergangenen Jahrzehnten hat die **Pflanzensoziologie**, die Erforschung der Pflanzengesellschaften und die Beschreibung ihrer Vegetationstypen, eine zunehmende Bedeutung erlangt. Analog zur Pflanzensystematik, deren Grundeinheit die Pflanzenart darstellt, bildet die *Assoziation* die Grundeinheit des Pflanzensoziologischen Systems.

Die wichtigsten Standortstypen

(nach Th.Schauer/C.Caspari, BLV)

Eine solche Darstellung kann nie vollständig sein und in der gerafften Form dem Stand der Forschung entsprechen. Es ist aber für das Verständnis der Pflanzenwelt und damit auch für das Vorkommen gesuchter Pflanzen von großem Vorteil, wenn man die typischen Standortbereiche und Ökofaktoren kennenlernt. Der nun folgende kleine Einblick in die Vegetationskunde, einem Teil der Botanik, kann aber im Zuge der weiteren Beschäftigung mit Wildpflanzen beliebig vertieft werden.

Auf unterschiedlich gearteten Standorten wachsen jeweils Pflanzen mit artgemäß unterschiedlichen, individuellen Ansprüchen an ihre Umwelt

Die hier linear scheinende Aneinanderreihung verschiedener Vegetationstypen und ihrer Standorts-Charakteristika ist in ihren Zusammenhängen mehrdimensional.

Äcker, Schutt- und Kiesplätze, Wege:

Diese Ruderalfluren sind gekennzeichnet durch offene, nährstoffreiche Böden, frei von konkurrierenden Pflanzen aus Wiesengesellschaften, unabhängig von der Bodenbeschaffenheit und Bodenfeuchte. Auf diesen Rohböden siedeln zuerst meist kurzlebige, einjährige Pionierpflanzen. Die Einflussnahme des Menschen ist per Bodenbearbeitung meist stark ausgeprägt. Sobald diese Freihaltung aussetzt, siedeln mehrjährige Stauden, die diesen Standortsgegebenheiten angepasst sind. Je nach Art Ackerbewirtschaftung sind später keimende Hackunkräuter wie KNÖTERICH, GÄNSEFUß und/oder früher keimende Getreideunkräuter wie MOHN- UND KORNBLUMEN anzutreffen, die jedoch bei chemischer Unkrautbekämpfung eliminiert werden.

Die Vegetation auf Bauschutt, Müllplätzen, Wegrainen, in Kiesgruben, *Ruderalfluren* genannt, umfasst sehr viele Gesellschaften. Für uns von Interesse sind: MALVEN, BRENNESSEL, FELDSALAT, QUECKE, MELDE, KREN, BARBARAKRAUT, BORETSCH, HIRTENTÄSCHEL, WEGWARTE, RAUKE, GÄNSEFUß, KLETTE, TAUBNESSEL, NATTERNKOPF, PASTINAKE, RAINKOHL, LAUCHKRAUT, KLEE-ARTEN, ACKER-RETTICH, GÄNSE-FINGERKRAUT, LEIMKRAUT, ACKER-SENF, NACHTKERZE, die je nach Bodenfeuchte vertreten sind.

Die auf Ruderalfluren zu findenden Wildpflanzen

Trockenrasen, Magerrasen, steinige Hänge, Mauern:

Diese Gesellschaften mit steppenartiger Vegetation sind aus der Sicht unserer Betrachtungen von geringerem Interesse. Auf Mauern findet man sukkulente Pflanzen wie MAUERPFEFFER, HAUSWURZ, FETTHENNE und große Trockenheit ertragende Pflanzen wie HASEN-KLEE, THYMIAN, WIESENKNOPF, WUNDKLEE, WIESEN-SALBEI, WILDE MÖHRE.

Pflanzen an trockenen Standorten

Pflanzen, die sich an Orten mit menschlicher Bewirtschaftung einfinden

Fettwiesen und -weiden:

Hierher gehört das intensiv bewirtschaftete und beweidete Wirtschaftsgrünland mit häufiger Düngung. Es siedeln typische Wiesengesellschaften, die das regelmäßige Zurückbeißen oder Abmähen ertragen (MARGERITE, WIESEN-GLOCKENBLUME, KOHLDISTEL, WIESEN-KNÖTERICH). Aus unserer Sicht von Interesse sind weiters die hier vorkommenden Gattungen: LÖWENZAHN, BOCKSBART, GÄNSEBLÜMCHEN, WEGERICH, BÄRENKLAU, GÜNSEL, KLEE u.v.a.m.

Pflanzen die sich an reinen Gewässern erfreuen

Gewässer, Moore, Sümpfe:

Ein noch relativ naturnaher Lebensraum mit Auwäldern, unbewaldeten Fluss- und Ufergesellschaften, Feuchtgebieten. Die echten Wasserpflanzen, die z.Tl auf ständig überfluteten Böden gedeihen, verfügen in den Wurzeln über ein verzweigtes Belüftungssystem. Man unterscheidet Standorte mit fließendem, sauerstoffreichen Wasser und andere mit sauerstoffarmem Stauwasser. Wir suchen vor allem im Bereich reiner, langsam fließender Rinnsale und Bäche. Von Interesse sind: BRUNNENKRESSE, SCHAUMKRAUT, MÄDESÜß, BLUTWURZ, NELKENWURZ, BEINWELL, BACHBUNGE, KOHLDISTEL u.a.m.

Und hier gibt es das größte Gedränge!

Auen, Gebüsche, Waldränder, Wälder:

Die große Zahl der Standorte und Pflanzengesellschaften in diesen Arealen werden je nach der **Charakteristik der Böden** (Feuchtigkeitsgrad; kalkreich, kalkarm oder sauer; flach- oder tiefgründig; steinig, sandig, lehmig oder tonig), nach der **Höhenlage** (von 0 bis 2.400 M.ü.d.M.) und nach dem örtlich vorherrschenden **Klima** (Niederschlagsmenge, Temperaturgegensätze, strenge oder milde Winter) unterschieden. Je nach gegebener Situation können wir hier vorfinden: VEILCHEN, LUNGEN- UND SCHARBOCKSKRAUT, HOLUNDER, SCHLÜSSELBLUME, HEIDELBEERE, BÄRLAUCH, WALDMEISTER, TEUFELSKRALLE, BROMBEERE, NELKENWURZ, HUNDSROSE, GEIßFUß, HAINSALAT, ZAUN-WICKE, WEIDENRÖSCHEN, HOPFEN, ENGELWURZ, HERBST-LÖWENZAHN, GOLDRUTE.

Einige wenige streben ganz nach oben

Alpen und Areale nahe der Waldgrenze:

Während der Eiszeiten wurden in diesen Regionen Pflanzen aus der Arktis heimisch. Charakterisiert sind diese Areale in trockeneren Lagen durch Latschengebüsche, in feuchteren und wasserzügigen Bereichen durch Grünerlengebüsche. Die Klimabedingungen sind hier allgemein rauh, die Vegetationszeit kurz, sodass die Pflanzen dieser Region einen sehr gedrungenen Wuchs aufweisen und wegen des hohen Faseranteils und der Konzentration ihrer Inhaltsstoffe kaum in Betracht zu ziehen sind. Das Verbreitungsgebiet einiger Pflanzen z.B. der PREISELBEERE reicht bis in diese Region.

SYSTEMATIK des PFLANZENREICHS

(Verkürzte Übersicht nach E. STRASBURGER, 1998)

Organismen ohne echten Zellkern: *Prokaryota* (Bakterien, Blaualgen)
Pflanzen und Tiere mit echtem Zellkern: *Eucaryota*
- Algen, Pilze, tierische Einzeller: *Protobionta*
- Mehrzellige Tiere: *Metazoa*

Im Kreisschlüssel enthalten:

BEDECKTSAMER - *Magnoliophytina*
(Angiospermae)

Blattkeimer Dicotyledonae - **Spitzkeimer** Monocotyledonae

Grüne Landpflanzen (Embryopflanzen): *Embryophyta*

MOOSE: *Bryophyta*

FARNPFLANZEN i.w.S.: *Pteridophyta*
- Bärlappgewächse: Lycopodiopsida
- Schachtelhalmgewächse: Eqisetopsida
- Farne i.e.S: *Pteridopsida* (mit 4 Entwicklungsstufen)

SAMENPFLANZEN (Blütenpflanzen): *Spermatophyta* [ca. 240.000/? Arten]

NADEL-NACKTSAMER: *Coniferophytina* [ca. 800 Arten]
- Ginkgoähnliche: *Ginkgoopsida*
- **Nadelhölzer:** *Pinopsida*

BEDECKTSAMER: *Angiospermae* (*Magnoliophytina*) [ca. 240.000 Arten]

Blattkeimer: *Magnoliopsida / Rosopsida* (1- / 3-Furchenpollen-Zweikeimblättrige, *Dicotyledonae*) [ca. 174.000 Arten]
- Magnolienähnliche: *Magnoliidae,* z.B: Magnolien-, Osterluzei-, Seerosen- und Hornblattgewächse
- Hahnenfußähnliche: *Ranunculidae,* z.B: Hahnenfuß-, Berberitzen-, Erdrauch- und Mohngewächse
- Nelkenähnliche: *Caryophyllidae,* z.B: Nelken-, Portulak-, Gänsefuß-, Knöterichgewächse
- Zaubernussähnliche: *Hamamelididae,* (kätzchenblütige): z.B: Buchen-, Birken-, Ulmen-, Brennesselgewächse
- Rosenähnliche: *Rosidae,* z.B: Rosen-, Schmetterlingsblüten-, Ahorn-, Sauerklee-, Weinrebengewächse
- Dillenienähnliche: *Dilleniidae,* z.B: Veilchen-, Kreuzblüten-, Kürbis-, Linden-, Primelgewächse
- Lippenblütlerähnliche: *Lamiidae,* z.B: Enzian-, Nachtschatten-, Rauhblatt-, Lippenblütengewächse
- Korbblütlerähnliche: *Asteridae* (*Synandrae*), z.B: Glockenblumen- und Korbblütengewächse

Spitzkeimer: *Liliopsida* (Einkeimblättrige, „Monocots“, *Monocotyledonae*) [ca. 66.000 Arten]
- Froschlöffelähnliche: *Alismatidae* (*Helobiae*), z.B: Froschlöffel-, Froschbiss-, Laichkrautgewächse
- Lilienähnliche: *Liliidae,* z.B: Einbeeren-, Spargel-, Lauch-, Lilien-, Rohrkolbengewächse, Süßgräser
- Palmenähnliche: *Arecidae* (*Spadiciflorae*), z.B: Aronstab- und Wasserlinsengewächse, Palmen ...

Genießbare Wildpflanzen

Die Artenvielfalt unserer Blütenpflanzen

Aus der Vielzahl der im europäischen Vegetationsbereich vorkommenden rund 11.500 Pflanzenarten werden zumindest etwa 1.500 Arten als essbar beschrieben. Viele weitere Pflanzenarten wären ebenfalls ohne unangenehme Folgen essbar, sind aber wegen ihres Faseranteils oder ihres nicht akzeptablen Geschmacks als ungenießbar einzustufen. Essbar im weitesten Sinn des Wortes ist demnach die weitaus überwiegende Zahl aller bei uns vorkommenden Pflanzenarten. Es bleibt also nur eine kleine, überschaubare Anzahl von Pflanzen übrig, die für den Menschen als giftig einzustufen sind: Sie sollte man erkennen lernen! Konkurrenzbedingte Warnungen vor Wildpflanzen aus der Ecke der marktbeherrschenden Konzerne sind durchschaubar, sie sind meist an den Haaren herbeigezogen oder schlicht und einfach falsch!

Mit guter und gediegener Pflanzenkenntnis ersparen wir uns unangenehme Erlebnisse und entdecken verborgene Schönheiten

Bei genauer Artenkenntnis und Beachtung der Hinweise wird man aber nicht Gefahr laufen, solche Pflanzen mit nach Hause zu bringen. Dennoch kann es passieren, dass der eine oder andere von uns, ohne eine giftige Substanz zu sich genommen zu haben, auf einzelne Wirkstoffe unterschiedlich reagiert: Dies ist immer eine Frage der verabreichten Substanzmenge. Es ist also in jedem Fall anzuraten, von einer neuen Pflanzenart ohne eigene Erfahrungen nicht zu große Mengen zu verwenden, sondern vorerst eine kleine Dosis einer neuen Pflanze mit bereits bekannten zu mischen.

Essbare Wildpflanzen

Von allgemeinem Interesse sind jedoch nur Wildpflanzen, die in größerer Verbreitung halbwegs häufig vorkommen und für die eine Sammelerlaubnis grundsätzlich gegeben ist.

In diesem Buch wird eine Auswahl von 128 Wildpflanzen dargestellt, die in der Reihenfolge ihrer üblichen Blühzeiten aufscheinen. Je nach klimatischer Gestaltung der Jahreszeiten kann es dabei zu deutlichen Verschiebungen von ± einigen Wochen kommen.

An die Örtlichkeiten ihres Vorkommens, ihren Standort, stellt jede einzelne dieser Pflanzenarten unterschiedliche, ± charakteristische, arteigene Ansprüche. Diese ökologischen Umweltfaktoren, Klima, Bodenqualität, biologisches Umfeld (Mikroorganismen, andere Pflanzen, Tiere usw.) und die Einflussnahme durch den Menschen sollten daher Beachtung finden, will man gezielt nach einer bestimmten Wildpflanze suchen.

Unser täglich Brot ...

Was wir essen sollte artgerecht sein. Wie aber diese ideale Ernährung für ein Leben in Gesundheit aussehen soll? Diese Frage lässt sich nicht so leicht beantworten.

Die Meinung sogenannter „Experten“ hilft dabei nicht wirklich, zu unterschiedlich vernetzt sind ihre Interessen. Auch ändert sich der Mainstream der gerade aktuellen Empfehlungen ständig. Was heute gang und gäbe scheint, ist schon morgen wieder überholt - ein alter Hut! Und die Frage ***Cui bono?*** - *wer hat den Vorteil?* - stellt sich bei jedem Rat von neuem.

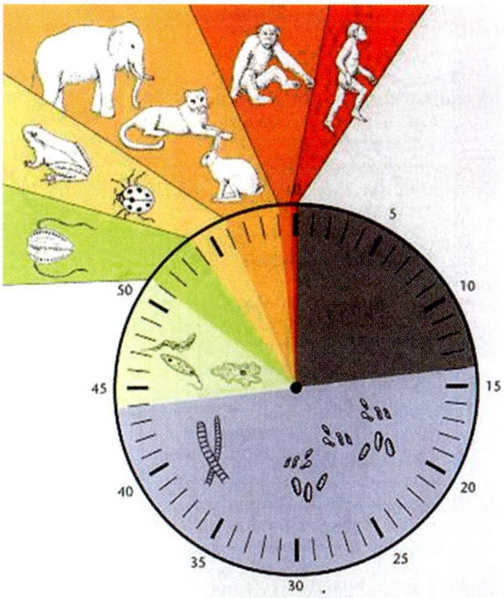

Entstehung der Erde	vor etwa	4,7	Milliarden Jahren
Erste Einzeller	vor etwa	4,0	Milliarden Jahren
Erste Säugetiere	vor etwa	0,2	Milliarden Jahren
Erste Primaten	vor etwa	65	Millionen Jahren
Erste Menschen	vor etwa	1,6	Millionen Jahren

Abb.1:
Die Evolution
(Qelle: www.lebenimoptimum.info)

Wir können ruhig bescheiden werden, wenn uns bewusst wird, welch kurze Zeitspanne die Menschen mit den anderen Lebewesen auf unserer Erde teilen: Die Zeit bis heute - also rund 4,7 Milliarden Jahre - auf ein Ziffernblatt mit 12 Stunden projiziert überlässt dem Homo sapiens gerade noch die letzten Sekunden !

Es ist aber mehr als erstaunlich, dass wir Menschen in unserem Körper auch heute noch viele Strukturen aus der Urzeit des Lebens beherbergen: Dies sind vor allem bestimmte Enzyme, die man in Einzellern, den Lebewesen der ersten Stunde, findet.

Genetisch gleichen wir unseren steinzeitlichen Vorfahren. Aber haben wir uns seit damals in unserer Intelligenz, unserem Denken geändert? Die innige Verbundenheit mit der Natur scheint es, haben wir jedenfalls verloren: Wir zerstören sehr viel in unserer Umwelt, auch uns selbst? An Wert eingebüßt haben jedenfalls Traditionen, die wir bisher lebten. Verlieren wir damit auch unseren „gesunden *Hausverstand*“? Wenn man sieht, was und wieviel wir an schädlicher Nahrung zu uns nehmen, ohne an die späteren Folgen für unsere Gesundheit zu denken, muss man diese Frage mit einem klaren JA beantworten!

Welche Stoffe bewahren unsere Gesundheit?

Jeder Mensch sollte, spätestens dann, wenn er immer wieder im engsten Kreis seiner Verwandten und Bekannten Kenntnis von einer neuen Erkrankung erlangt, die in das schon bekannte Schema unserer Zivilisationskrankheiten passt, ernsthaft damit beginnen, seine Ernährungsweise zu überdenken.

Wissenschaftlich unbestritten sind die nachweisbaren Substanzinhalte unserer Nahrung:

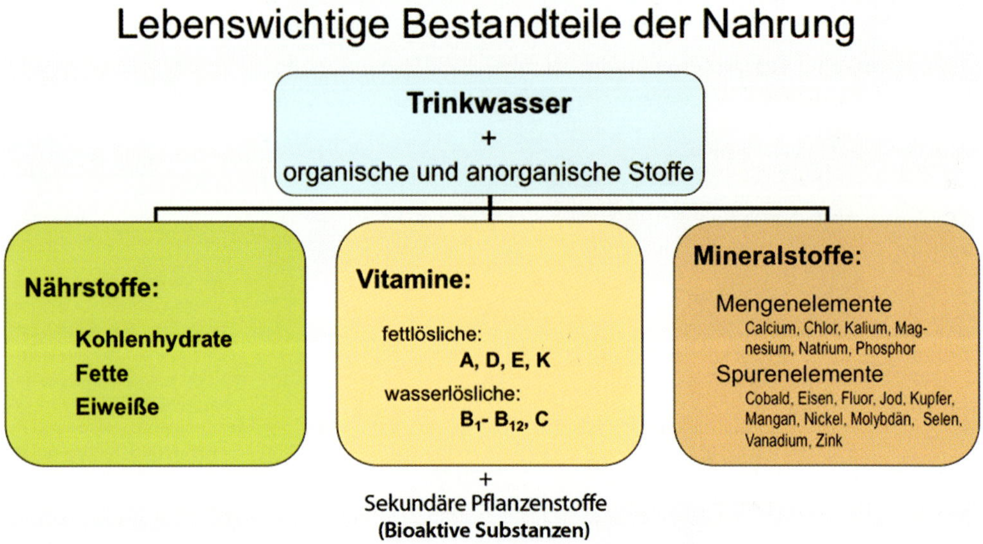

Abb.2: Nahrungsteile

Diese 3 Substanzgruppen werden auch unterteilt in:

Makronährstoffe
- Kohlenhydrate
- Proteine, Aminosäuren
- Fette

Mikronährstoffe
- Vitamine
- Sek.Pflanzenstoffe
- Spurenelemente
- Mineralstoffe
- Ballaststoffe

Das **Wasser** spielt bei Stoffwechselvorgängen in den Zellen und Organen unseres Körpers eine zentrale Bedeutung. An erster Stelle steht das Trink- oder Leitungswasser mit unterschiedlichem Gehalt an gelösten Mineralien bis hin zum Mineralwasser. Ebenfalls zu empfehlen sind natürliche, mit reinem Wasser verdünnte Fruchtsäfte, ungesüßte Kräutertees und Grüntee, wobei als Gesamtmenge über den Tag bis zu 3 Liter empfohlen werden. Eine Sonderstellung unter den Getränken nimmt die **Milch** ein, da diese von einem großen Teil - etwa 3/4 - aller Menschen wegen ihres genetisch bedingten Enzymmangels (Laktase) zu Unverträglichkeits-Symptomen führt. Das Wasser sollte bei den heute handelsüblichen **Getränken** den Hauptanteil bilden; beigefügte Geschmacksstoffe, vor allem Zucker, Farb- und Aromastoffe, sind aus physiologischen Gründen abzulehnen !

Die weiteren organischen und anorganischen Nahrungsbestandteile laut obiger Abbildung werden oft auch in zwei Gruppen zusammengefasst:

Die **Makronährstoffe** dienen vor allem der Energiegewinnung und umfassen die ***Kohlenhydrate***, die ***Fette*** und die ***Proteine*** (Eiweiße mit Aminosäuren). In den meisten gehandelten Nahrungsmitteln sind sie im Überfluss vorhanden, wenn auch in zunehmend denaturiertem oder synthetisch verändertem Zustand. Das Überangebot an Kohlenhydraten bezieht sich vor allem auf verschiedene **Zucker** (Disaccheride), die in dieser Menge noch nie zuvor in der Grundnahrung der Menschen enthalten waren. So wurde z. B. in Österreich laut öffentlicher Angaben für das Jahr 2010 ein Pro-Kopf-Verbrauch von durchschnittlich 44 kg festgestellt! Diese gewaltige Menge, zum großen Teil in versteckter Form, überfordert unser Verdauungssystem und ist nach Auffassung maßgeblicher Fachleute an der Entstehung unserer Zivilisationskrankheiten in vorderster Linie mitverantwortlich.

Viel zu viel ZUCKER !

Die **Fette** sind ein wichtiger Bestandteil unserer Nahrung, vor allem als Energieträger. Sie werden zu Unrecht pauschal für das verbreitete Übergewicht in der Bevölkerung verantwortlich gemacht. Vor allem die essentiellen, ungesättigten Fettsäuren (in Pflanzen und Fischen) sind für uns unverzichtbar. Zum Problem wurden und werden jedoch die industriell erzeugten, hitzeresistenten *Transfette*, die ebenfalls Ursache für viele Krankheiten sein dürften.

„Unschuldige" Fette

Die **Proteine oder Eiweiße**, vor allem die essentiellen Aminosäuren, sind ein lebenswichtiger Bestandteil unserer Nahrung. Für ihre ausreichende Aufnahme aus der Eiweißquelle ist ein intakter Verdauungsvorgang von großer Bedeutung.

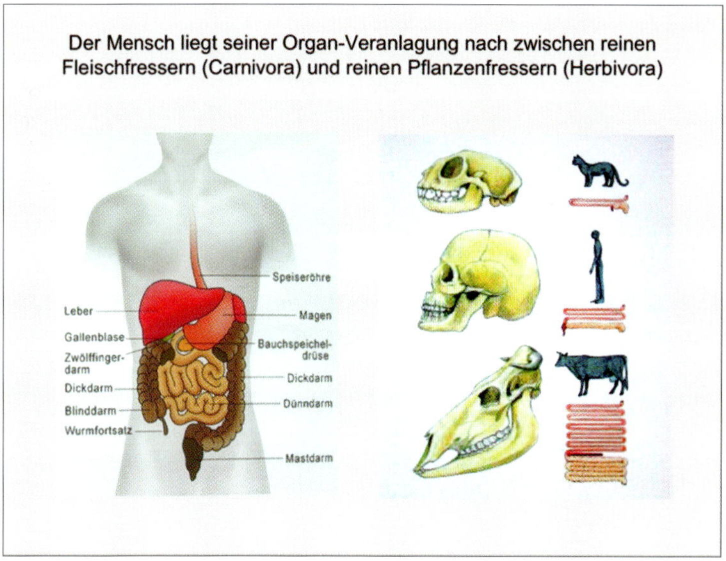

Abb. 3: Organanlage

Als „*Omnivoren*" oder Allesfresser liegen wir Menschen in der Mitte: Keinesfalls sind wir demnach auf eine einseitige Kost programmiert!

Diese Veranlagung hat uns das Überleben in unterschiedlichsten Lebensbedingungen unserer Vergangenheit ermöglicht.

Zur zweiten Gruppe der **Mikronährstoffe** zählt die Gesamtheit aller Vitalstoffe (Vitamine und Mineralstoffe). In jüngster Zeit wurden auch einige andere Begleitstoffe entdeckt, die sog. ***Sekundären Pflanzenstoffe*** *(Bioaktive Substanzen)*: Man findet sie in natürlicher, frischer Nahrung, aber nur einige wenige von ihnen sind inzwischen näher bekannt. Diesen Stoffen wird jedoch eine sehr hohe Bedeutung als wichtige, hoch aktive Wirksubstanzen beigemessen.

Ist unsere Ernährung artgerecht?

Beim Festlegen von Kriterien einer als vollwertig anzusehenden Nahrung gehen die Meinungen allerdings auseinander. Vor allem, wenn es darum geht, was in den handelsüblichen Nahrungsmitteln alles enthalten bzw. nicht mehr vorhanden ist: **Natürliche, unveränderte Inhaltsstoffe - und zwar zum Zeitpunkt der Übernahme durch den Verbraucher!** Negative Einwirkungen auf die Nahrungsmittel vor ihrem Verbrauch bzw. Verzehr, die eine Wertminderung bewirken können, gibt es ja viele: So etwa bei der Aufzucht, bei der Ernte und *Schönung*, bei Lagerung und Transport. Allein aus dem Hinweis auf das Herkunftsland kann man keine konkreten Schlüsse ziehen.

Dann und wann findet man einen kurzen Bericht in einer Tageszeitung oder gar im Fernsehen weitab der Primetime und kann in unauffälliger Aufmachung manch interessante Zeilen lesen:

„Kronen Zeitung" und **„OÖNachrichten" – August 2004**

„... Das beauftragte Labor (von der Universität Hamburg) **hat markante Verschlechterungen** (bei dem Nährstoffgehalt von Obst und Gemüse) **entdeckt. So gingen beim Apfel die Hauptmineralien in den letzten Jahren um 87% zurück, Vitamin C gar um 96Prozent. Paradeiser enthalten 65 Prozent weniger Kupfer und 50 Prozent weniger Vitamin C. Erdäpfel verloren die Hälfte an Eisen" ...**

WELT am SONNTAG – Nr. 11 – 18. März 2001

„... Das Obst und Gemüse bietet auch einen optischen Anreiz zum Kaufen. Äpfel sind wie genormt, Kartoffeln und Orangen nach Größe verpackt, der frische Spinat leuchtet in appetitlichem Grün." ... „Dieser Fortschritt hat auch ganz wesentliche Nachteile. Die Qualität von Obst und Gemüse hat seit 50 Jahren erheblich abgenommen, wie englische Ernährungswissenschaftler feststellten."

Abb.4: Presse-Berichte
(Quelle: wie angegeben)

Wichtige Background-Informationen erhält man erst, wenn man sich hartnäckig darum bemüht:

Geld nur für die Genforschung?

In einem öffentlichen Vortrag einer Ernährungswissenschaftlerin zur Situation unserer handelsüblichen Nahrungsmittel beklagte sich die Referentin über die Abweisung ihres Ersuchens zur Kostenübernahme einer Laboruntersuchung zur Verifizierung ihrer Wertangaben über den Vitalstoffgehalt von Obst und Gemüse im Supermarkt. Sie wollte den Studenten in ihrer Vorlesung aktuellere Messergebnisse präsentieren, da die ihr vorliegenden schon vor rund 20 Jahren festgestellt worden waren. Ihr Ersuchen wurde abgelehnt mit der Begründung, die verfügbaren finanziellen Mittel würden kaum für die weit zeitgemäßeren, gentechnischen Forschungsarbeiten ausreichen! Die in ihrem Referat letztendlich erbrachten Daten stammten dann aus zwei privat finanzierten Laboruntersuchungen: Eine Messung und eine Kontrollmessung mit gleich schlechten Ergebnissen!

Die Angaben des Ernährungswissenschaftlers David Thomas aus Sussex wiesen schon drei Jahre früher in der „WELT am SONNTAG" in eindrucksvoller Weise auf die rasante Qualitätsminderung der gängigen Gemüse- und Obstsorten hin:

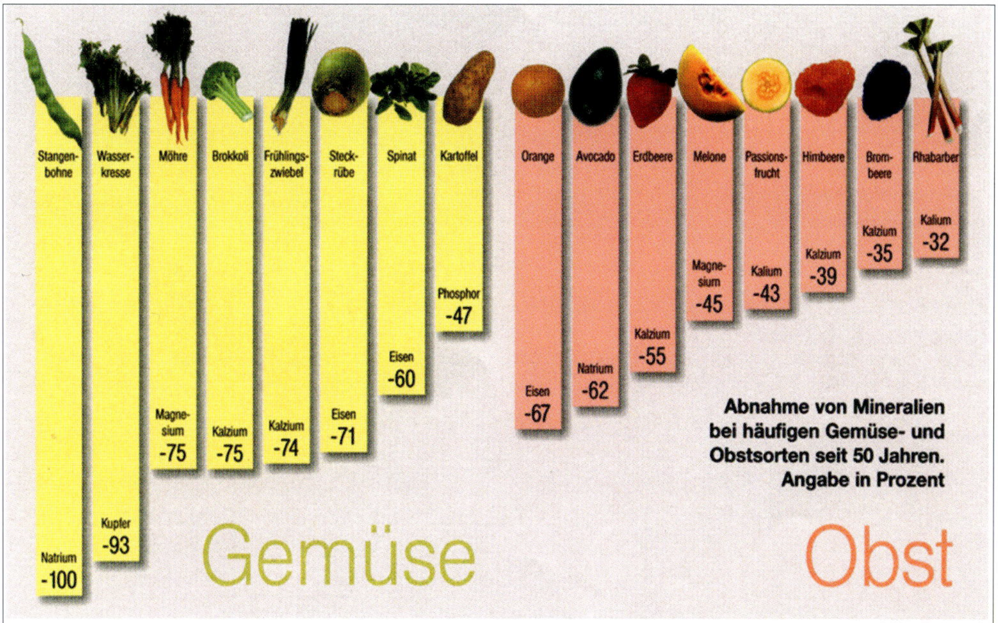

WELT am SONNTAG – Nr. 11 – 18. März 2001

Abb.5: Substanzverluste
(Quelle: „WELT am SONNTAG")

Und der Korrespondent der Tageszeitung „Die Presse" berichtete am 29.04.2008 unter dem Titel *„Dem holländischen Gemüse gehen die Vitamine aus"*:

„Immer mehr Gemüsesorten aus dem Glashaus haben immer weniger Vitamin C" und *„Niederländer werden immer dicker, leiden aber dennoch an Mangelerscheinungen. Das ist die erschreckende Botschaft von Ernährungswissenschaftlern und Umweltschutzorganisationen, die gerade enthüllt wurde. Sie dürfte aber nicht nur für Niederländer zutreffen, sondern sie gilt für alle, die Gemüse aus Holland essen. Denn die Mangelerscheinungen hängen mit den minderwärtigen Produkten aus niederländischen Gewächshäusern zusammen. ... Der Boden ist aufgrund seiner intensiven Nutzung total ausgelaugt..."*

Schon zurückliegende, detailgenaue Vergleichsmessungen verschiedener Autoren belegen diesen eklatanten Qualitätsverlust:

Vitamin-C-Gehalt in mg/100 g eßbaren Anteils 1981 (Mittelwerte)

Wildgemüse		Kulturgemüse	
Gänseblümchen	87	Endiviensalat	10
Huflattich	104	Chicoree	10
Vogelmiere	115	Kopfsalat	13
Löwenzahn	115	Bohnen, grün	20
Sauerampfer	117	Spargel	21
Knopfkraut	125	Erbsen, grün	25
Scharbockskraut	131	Porree	30
Gartenmelde	157	Feldsalat	35
Wilde Malve	178	Chinakohl	36
Wiesenkerbel	179	Mangold	39
Guter Heinrich	184	Wirsing	45
Giersch, Geißfuß	201	Weißkohl	46
Weißer Gänsefuß	236	Rotkohl	50
Bärenklau	291	Spinat, frisch	52
Winterkresse	314	Gartenkresse	59
Große Brennnessel	333	Blumenkohl	70
Schmalblättriges Weidenröschen	351	Grünkohl	105
Großer Wiesenknopf	360	Brokkoli	114
Gänsefingerkraut	402	Rosenkohl	114
Mittelwert	**209**		**47,4**

Tab.1:Vitamin-C Gehalt
(Quelle: Franke, Kensbock, 1981, Scneider: 1984 Souci und Mitarbeiter (1981/82) Tagesbedarf: 75 mg

Da die Produktionsmethoden für Obst und Gemüse weiträumig gleichartig sind und der Handel Waren aus nahezu allen Anbieterstaaten im Angebot hat, kann man diese Kritik bis auf wenige Ausnahmen auch auf die bei uns erhältlichen Obst- und Gemüsewaren beziehen. Eine echte Ausnahme bilden die unter verschiedenen Gütesiegeln produzierenden **Biobetriebe,** sofern sie ihre selbstauferlegten Beschränkungen auch einhalten ?!

Tab.3:
(Qu.: Franke & Lawrenz 1980, Schuphan 1976)

Gehalt an Provitamin-A (ß-Carotin)
in Mikrogramm (=1/1000 Milligramm) Retinoläquivalenten pro 100 g eßbaren Anteils

Wildgemüse		Kulturgemüse	
Gänseblümchen	160	Rotkohl	5
Sauerampfer	215	Blumenkohl	5,5
Huflattich	250	Wirsing	6,5
Bärenklau	360	Weißkohl	7
Vogelmiere	383	Chinakohl	13
Scharbockskraut	390	Porree	58
Schmalblättriges Weidenröschen	490	Rosenkohl	67
Weiße Taubnessel	539	Kopfsalat	130
Knopfkraut	595	Endiviensalat	190
Wegmalve	606	Chicoree	215
Giersch, Geißfuß	684	Brokkoli	370
Wiesenkerbel	720	Gartenkresse	360
Brennnessel	740	Mangold	590
Großer Wiesenknopf	830	Feldsalat	650
Wilde Malve	940	Grünkohl	680
Guter Heinrich	948	Spinat	700
Rotklee	1156	Karotten	2000
Mittelwert	**588**	**)¹ ohne Karotten**	**253)¹**

Bedarf pro Tag für Erwachsene: 800 - 1000 Mikrogramm

Wassergehalt in % und **Mineralstoffgehalt** 1981/82
in mg/100 g des eßbaren Anteils (Mittelwerte)

Kulturgemüse	Wasser %	Kalium mg	Phosphor mg	Magnesium mg	Calcium mg	Eisen mg
Chinakohl	95,4	202	-	11	40	0,6
Kopfsalat	95,0	224	33	11	37	1,1
Chicoree	94,4	192	26	13	26	0,7
Endiviensalat	94,3	346	54	10	54	1,4
Feldsalat	93,4	421	49	13	35	2,0
Mangold	92,2	376	39	-	103	2,2
Weißkohl	92,1	227	28	23	46	0,5
Rotkohl	91,8	266	30	18	35	0,5
Blumenkohl	91,6	328	54	17	20	0,6
Spinat	91,6	633	55	58	126	4,1
Grünkohl	86,3	490	87	31	212	1,9
Rosenkohl	85,0	411	83	22	31	1,1
Mittelwert Kulturgemüse	**91,9**	**343**	**49**	**21**	**64**	**1,4**
Mittelwert Wildgemüse	**84,6**	**584**	**82**	**60**	**238**	**4,1**

Quelle: Souci/Fachmann/Kraut, "Die Zusammensetzung der Lebensmittel", Wissenschaftliche Verlagsanstalt mbH, Stuttgart, 1981/82

Tab:2: Kulturgemüse
(Quelle: Souci, Fachmann, Kraut 1981/82)

Auch dem Wasser- und Mineralstoffgehalt in unserem Obst und Gemüse kommt eine große Bedeutung zu. Das in Massen gezogene Gemüse wird, wenn überhaupt, auf ausgelaugten und daher „*toten*" Böden in Gewächshäusern ohne direkte Sonneneinstrahlung oder in Hydrokulturen ohne Erde, also mittels naturwidriger Methoden, produziert. Ein Vergleich des Wassergehalts und der Zellstrukturen zeigt sehr eindrucksvoll die Unterschiede auf!

Tab.4:
(Quelle: Franke 1985)

Wassergehalt in % und **Mineralstoffgehalt** 1985
in mg/100 g eßbaren Anteils (Mittelwerte)

Wildgemüse	Wasser %	Kalium mg	Phosphor mg	Magnesium mg	Calcium mg	Eisen mg
Vogelmiere	91,5	680	54	39	89	8,4
Löwenzahn	89,9	590	68	23	50	1,2
Knopfkraut	87,8	390	56	56	410	14,0
Gänseblümchen	87,5	600	88	33	190	2,7
Weißer Gänsefuß	86,9	920	80	93	310	3,0
Huflattich	84,8	670	51	58	320	3,8
Brennessel	84,8	410	105	71	630	7,8
Schlangenknöterich	84,0	580	74	69	100	3,9
Wilde Malve	82,0	450	95	58	200	5,1
Guter Heinrich	81,7	730	95	66	110	3,5
Bärenklau	79,8	540	125	75	320	3,2
Schmalblättr. Weidenröschen	75,0	450	94	81	150	2,7
Mittelwert Wildgemüse	**84,6**	**584**	**82**	**60**	**238**	**4,1)***

Quelle: Franke 1985, geändert —)* = ohne Knopfkraut

Neben einer ausreichenden und umfassenden Versorgung unseres Körpers mit Mineralstoffen, Spurenelementen und bioaktiven Substanzen kommt der Aufnahme von Nahrungsproteinen größte Bedeutung zu. Die **Proteine** als Bausteine unseres Körpers bilden damit auch die Grundlage aller Lebensvorgänge: Muskeln, Bindegewebe, Haare usw. ebenso wie Enzyme und das Immunsystem bestehen zum großen Teil aus körpereigenen Eiweißverbindungen; sie sind damit auch Hauptbestandteil jeder Zelle.

Tab.5: Proteingehalt
(Quelle: Franke, Lawrenz, Dümmer 1984 / Kulturgemüse: Schuphan 1976)

Reineiweißgehalt
in g pro 100 g eßbaren Anteils

Wildgemüse	g/100g	Kulturgemüse	g/100g
Vogelmiere	1,5	Spätweißkohl	0,2
Gänseblümchen	2,6	Chicoree	0,4
Sauerampfer	2,8	Spätrotkohl	0,4
Löwenzahn	3,3	Endivie	0,5
Winterkresse	4,0	Kopfsalat	0,6
Bittere Kresse	4,1	Spätwirsing	0,6
Weiße Taubnessel	4,1	Kopfsalat	0,9
Weißer Gänsefuß	4,3	Frühporree	1,0
Guter Heinrich	5,3	Chinakohl	1,3
Wilde Malve	5,6	Feldsalat	1,8
Große Brennnessel	5,9	Herbstspinat	2,1
Moschusmalve	6,3	Spinat	2,5
Giersch, Geißfuß	6,7	Rosenkohl	2,8
Wegmalve	7,2	Grünkohl	3,0
Mittelwert	**4,55**		**1,3**

Essentielle Aminosäuren

Am Eiweiß-Aufbau sind verschiedene Aminosäuren beteiligt, wovon wir einige, die sog. *essentiellen Aminosäuren*, über unsere Nahrung aufnehmen müssen. In tierischer Nahrung (Fleisch, Fisch) sind Proteine zwar in höherer Konzentration vorhanden, aber auch in Getreideprodukten, Samen, Hülsenfrüchten, Pilzen und Gemüse sind alle essentiellen Aminosäuren enthalten, sodass auch Vegetarier und Veganer sich bei rein pflanzlicher Kost ausreichend mit Eiweiß versorgen können. Eine ausgewogene Ernährung ist für uns Menschen wie für alle Kreaturen überlebenswichtig. Nahrungsmittel mit unzureichendem Gehalt an erforderlichen Substanzen können die Ursache für Mangelerscheinungen sein, die über kurz oder lang den gesamten Organismus und seine Funktionen einschließlich der Immunabwehr gefährden können.

Auf die Frage nach der „Dosierung" wichtiger Nahrungsmittel für ein gesundes Leben kann man mit bestem Willen keine erschöpfende Antwort geben. Einerseits sind die offiziell greifbaren Ratschläge sehr unterschiedlich und schon daher kausal nicht leicht nachvollziehbar. Andererseits kann man seine Ernährung nicht auf derartige Empfehlungen aufbauen, da man das Nahrungsmittel selbst weder seiner Herkunft nach noch am gesundheitlich wirksamen Wertinhalt der angepriesenen Substanzen und deren Bioverfügbarkeit überprüfen kann: Wache Vorsicht und eigenständiges Kaufverhalten sind daher dringend zu empfehlen.

Somit bieten sich als letzter Ausweg aus dieser „Misere“ unsere **Wildpflanzen** als wertvolle und günstige Gesundheitsquelle an. Sie waren und sind ***„das Biogemüse der Menschheit“*** schlechthin !

Bodenkultur - Kulturboden

Je mehr wir uns mit den Pflanzen und ihrer Lebenswelt auseinandersetzen, desto größer wird unser Erstaunen. Es ist schon angeklungen, zu welchen Leistungen sie alle in der Lage sind und wie stark das Überleben der Menschheit auf ihrer Existenz beruht.

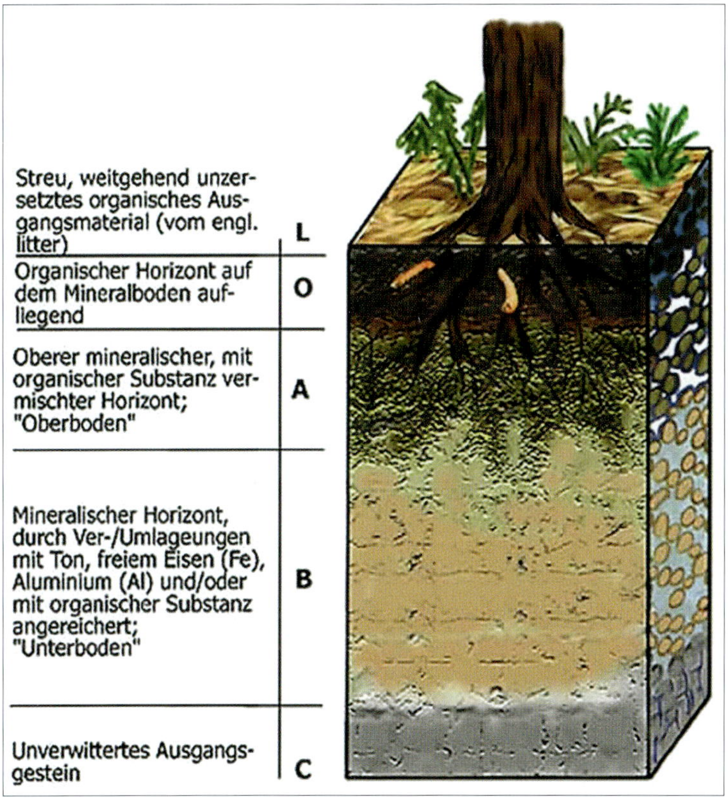

Abb. 6: Bodenprofil
(Quelle: www.hypersoil.info)

Am Beispiel des nebenstehenden Bodenprofils werden die einzelnen Horizonte bezeichnet (L bic C) und beschrieben.

Der Boden wird von den Pflanzen mittels ihrer Wurzeln bis zum tief liegenden, gering belebten Mutterboden oder Ausgangsgestein nach Stoffen durchsucht, die sie zu ihrem Leben brauchen.

Alles für ihr Gedeihen nötige finden sie an ihrem Wuchsort: Ausreichend Sonnenlicht und Atemluft, Wasservorrat und auch alle jene Stoffe, die sie für ihre Lebensprozesse bis zur Reife von ihrer Umwelt fordern. Sie sind eingebunden in eine illustre Gesellschaft anderer Lebewesen. Nicht nur Ihre Artgenossen sind damit gemeint, auch das ganze millionenfache Leben in ihrer „Unterwelt“ - das sog. Bodenleben !

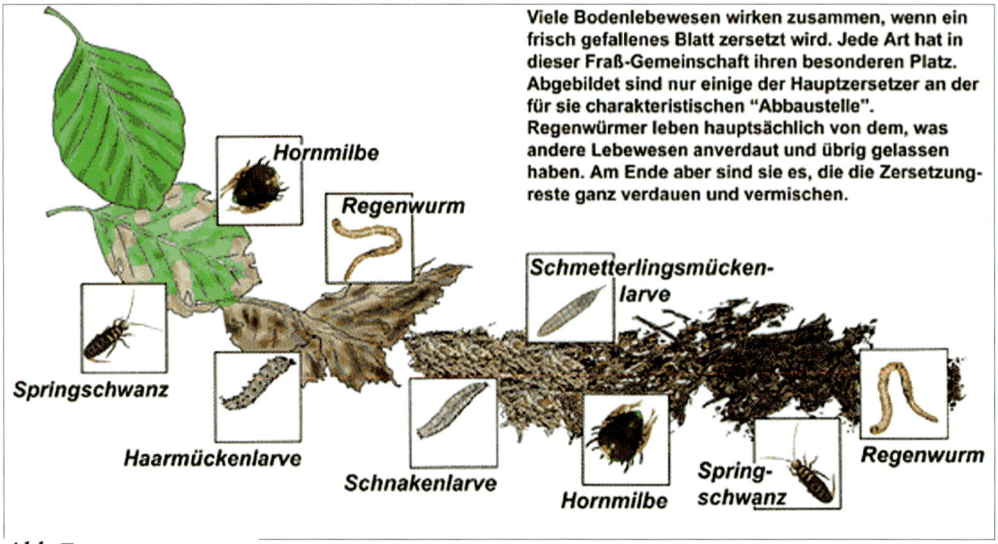

Abb.7: Vom Blatt zum Humus
(Quelle: www.hypersoil.info)

Nichts geht in der Natur verloren. Was seinen Dienst getan, landet am Ende der Saison als Streu an oberster Schicht und wird von einem artenreichen Bodenleben *(Edaphon)* wieder in seine Ursubstanzen abgebaut.

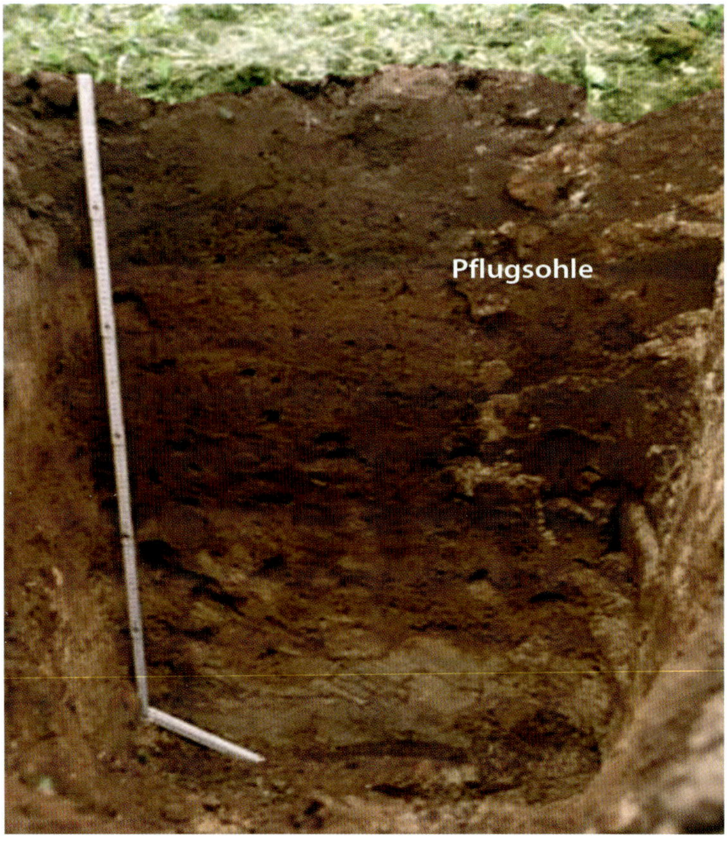

Abb.8: Bodenhorizonte
(Quelle: www.hypersoil.info)

Deutlich kann man die Pflugsohle aus zurückliegender, über Jahrhunderte gepflegter Fruchtwechselwirtschaft erkennen.

Tiefgründige Böden, wie in diesem Profil, weisen mehrere Bodenhorizonte auf. Der oberste Horizont reicht in diesem Beispiel bis zur „Pflugsohle", die auf eine jahrelange Bewirtschaftung mit regelmäßigem Pflügen zurüchzuführen ist.

Durch das Regenwasser werden Bestandteile gelöst und bis in untere Bodenschichten verfrachtet - bei sandigen Böden bis in das Grundwasser!

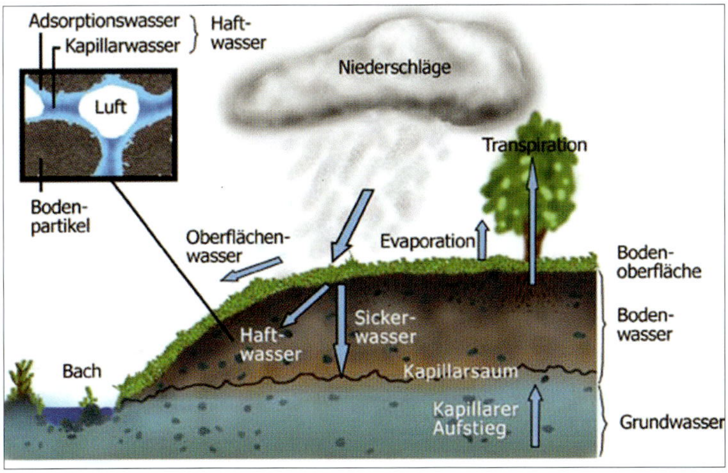

Abb.9: Bodenwasser
(Quelle: www.hypersoil.info)

Im Boden finden die Wurzeln auch genügend Wasser. Nach jedem Niederschlag bleibt ein Teil in den Strukturen haften und im Normalfall reicht es aus, um die benötigten Substanzen in gelöster Form in ihren Kreislauf einzufügen.

Hier spielt sich alles ab, vor uns verborgen, wenn man achtlos bleibt: Mit ihrem Wurzelgeflecht dringen sie vor, sobald sie Halt gefunden haben, zur Quelle, aus der alle Pflanzen jene Stoffe schöpfen, die sie zum Leben brauchen.

Trotz aller Unterschiede der einzelnen Standortsparameter sind Wildpflanzen und ihr Bodenleben an diese Bedingungen angepasst und tendieren zu einem Optimum.

Auf ausgelaugten, kunstgedüngten Böden oder in Hydrokultur manipulierter, uniformer Bepflanzung gibt es dergleichen nicht!

Auf natürlichen Böden mit reichem Bodenleben wird die Streu über mehrere Phasen zum großen Teil während der Winterruhe unter der Schneedecke zu „Kompost" umgewandelt. Zuletzt liegen im angereicherten Oberboden alle für das neue Pflanzenwachstum erforderlichen Nährstoffe wieder zur Aufnahme bereit. Da auf einem naturbelassenen Standort unterschiedliche Pflanzen in einer den örtlichen ökologischen Bedingungen angepassten Pflanzengesellschaft leben, sind die jeweiligen Ansprüche an das Nährstoffangebot und die Bodenfeuchte ebenfalls unterschiedlich. Aufgrund dieser jeweiligen Bedürfnisse ergiebt sich ein spezieller Bewuchs aus Tief- und Flachwurzlern, bodendeckenden und höher wachsenden bzw. lichthungrigen und schattenertragenden Pflanzen.

Die Entwicklung der Böden erfolgt in Abhängigkeit von den vorherrschenden Ökofaktoren, wobei eine große Zahl systematisch verschiedener Bodentypen entsteht.

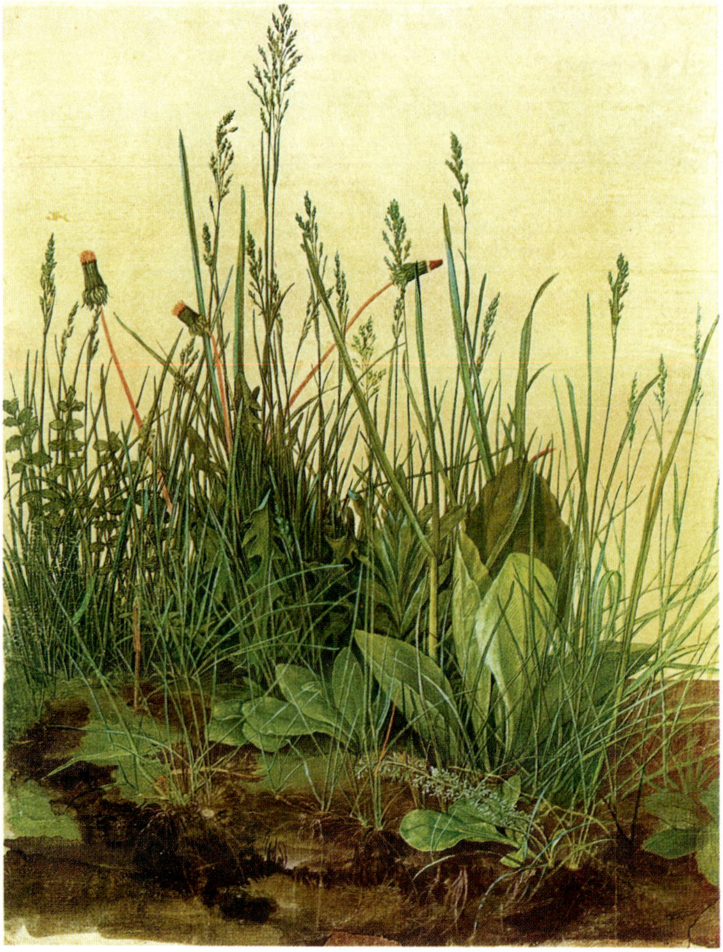

Abb.10: Albrecht Dürer „Das große Rasenstück"
(Quelle: www.albertina.at)

Meisterhaft beobachtet und ins Bild gebracht: Kräuter auf einer Erdscholle, Gräser vor niederem Horizont. Ganz vorne endet schimmernd eine Wasserfläche mit einem Pflanzenteppich im Übergang zum Wurzelgeflecht, das vor aufstrebenden Halmen an der Feuchte nippt; reich an Leben ist diese ganze Sippschaft. Ein Stück Natur, an dem man schnell die Harmonie erkennt.

Welch ein Unterschied zu jenen Orten, wo heute unsere Nahrung gefertigt wird. Fliegt man über Länder und ihre Städte sieht man tief unten die riesengroßen Flächen der Treibhausdächer in der Sonne schimmern. Darin, auf einer „Hydrosuppe" und abgeschirmt vor neugierigen Blicken, gedeiht das, was uns *(für unser Wohlergehen?)* später zu teuren Preisen serviert wird !

Dies alles sollten wir bedenken, wenn wir uns gegenseitig einen **„Guten Appetit"** wünschen ! **Cui bono?**

Pflanzenschutz - Geschützte Pflanzen

(nach W.Adler, K.Oswald, R.Fischer, 1994)

Seit über 100 Jahren stehen vom Aussterben bedrohte Pflanzen unter gesetzlichem Schutz. In weiterer Folge hat man diese ersten Bemühungen des Artenschutzes auf geschützte Zonen, Naturschutzgebiete und geschützte Biotope ausgedehnt. Diesem Schutzbestreben zufolge ist das Sammeln und Pflücken von Wildpflanzen ganz allgemein strengen Regelungen unterworfen. An diese Regeln haben wir uns im Interesse des Naturschutzes zu halten und sind verpflichtet, uns über das beabsichtigte Sammelgebiet genaue diesbezügliche Informationen einzuholen.

Pflanzenschutz soll uns besonders am Herz liegen; seltene oder gar gefährdete Arten müssen wir vor jedem Zugriff bewahren!

Literaturangaben zufolge sind von den Wildpflanzen 48% in ihrer Existenz bedroht. In den sogenannten *Roten Listen* werden gefährdete Pflanzen nach örtlichen Gegebenheiten und nach ihrer Gefährdungsstufe namentlich angeführt.

„Die Zerstörung der Lebensräume und damit auch der Flora geht im einzelnen in sehr vielfältiger Weise vor sich, insgesamt vor allem aber, ..., durch Maßnahmen der immer stärkeren (und angesichts der Überproduktion immer absurderen) Intensivierung der Land- und Forstwirtschaft, durch Errichtung von Verkehrswegen und Bauten sowie durch bestimmte Formen der Freizeitindustrie."

(*Zitat: Adler/Oswald/Fischer, Seite 154*).

Gefährdete Wildpflanzen und solche, die selten vorkommen, ohne selbst von Schutzbestimmungen betroffen zu sein, habe ich aus Rücksichtnahme nicht in diese Abhandlung aufgenommen.

Gefährdete und seltene Pflanzen scheinen in diesem Buch nicht auf!

Gefährdungsstufen

nach NICKLFELD & al. (1986):

Die 5 Gefährdungsstufen

0 „**Ausgestorben**" oder ausgerottet; verschollen seit 1850 bzw. seit einigen Jahrzehnten.

1 „**Vom Aussterben bedroht**" - Das Überleben ist aktuell bedroht, ohne Schutzmaßnahmen unwahrscheinlich!

2 „**Stark gefährdet**" - Das Überleben ist bei anhaltender Einwirkung der Gefährdungsfaktoren längerfristig bedroht.

3 „**Gefährdet**" - Arten mit kleinen Populationen, wechselndem Vorkommen oder starkem Rückgang der Bestände.

4 „**Potentiell gefährdet**" - Eine aktuelle Gefährdung besteht zwar nicht, wegen des räumlich eng begrenzten Vorkommens ist die Art bei Wegfall der derzeitigen Schutzmaßnahmen bzw. bei unvermuteten Standortszerstörungen oder -veränderungen verschiedenster Art bedroht.

Sammelgut, Sammelmenge, Sammeltechnik

Wichtige Hinweise zum Sammeln von Pflanzen

Die wichtigste Voraussetzung für das Sammeln von Wildpflanzen, die dann auch verspeist werden sollen, ist **das sichere Erkennen** derjenigen, die man zu sammeln beabsichtigt! Der oberflächliche Eindruck, man würde sie ohnedies kennen, genügt da nicht. Man müsste daher eigentlich mit Lupe und botanischem Bestimmungsbuch ausrücken, würde aber recht bald zur Erkenntnis gelangen, dass der Umgang mit derlei hochspezialisierten Fachbüchern sehr kompliziert ist.

Mit diesem Buch wird das sicher etwas einfacher, schon deshalb, weil die sehr detailgenauen Darstellungen der Pflanzen und ihrer Merkmale die Anschaulichkeit wesentlich erhöhen. Keine noch so exzellente Fotografie kann dies besser bewerkstelligen.

Und nun zum Abschluss einige wichtige Grundregeln zur Sammeltätigkeit:

7 Sammelgebote, die wir alle zu befolgen versprechen!

1. Als Sammel-Utensilien benötigt man: Dieses Buch, eine Schere, ein Messer, einen Flechtkorb oder ein Baumwollsäckchen für den Abtransport, allenfalls Handschuhe (für Brennnesseln etc.), und wenn möglich, auch eine Lupe für detailgenaue Betrachtungen.
2. Man soll wissen, ob man sammeln darf, was man sammeln will!
3. Nie geschützte Pflanzen sammeln! Nie in Schutzgebieten sammeln!
4. Man sammelt nur an Standorten fernab von Unrat, Verkehrslärm, menschlichen Behausungen, Düngerhaufen usw.
5. Man sammelt Pflanzen nur, wenn sie am Sammelort in ausreichender Zahl vorhanden sind, und nur so viel von ihnen, wie man unmittelbar verbrauchen kann: also wohl überlegt und dosiert!
6. Niemals eine Pflanze total „ausreißen“, wenn man nur Teile von ihr haben möchte: Die Schere oder das Messer zu Hilfe nehmen und 1, 2 Knoten über dem Boden nur das abschneiden, was man sammeln will; die Wurzel und die ersten Verzweigungen sollen jedenfalls erhalten bleiben.
7. Das Sammelgut sollte man schon an Ort und Stelle säubern.

Und nun viel Erfolg!

128 essbare WILDpflanzen

mit eingescannten und für den Druck aufbereiteten, colorierten Zeichnungen von Walter Müller in Gera

aus
Flora von Deutschland, 5. Auflage
Verlag von Fr. Eugen Köhler
Gera-Untermhaus 1880-1887

GÄNSEBLÜMCHEN (Maßliebchen)

KrS: 102

Bellis perennis, L.

Korbblütengewächse / Asteraceae (Compositae)

1-12 | 1-12 | H

Sehr häufig auf Wiesen und Weiden, winterhart, ist in milden Wintermonaten blühend anzutreffen; collin bis subalpin; häufig.

Blattkeimer, Vereintkroner

Mehrjährige **Staude,** 10-15 cm, aufrecht, schwach behaart, eine Verbreitung erfolgt auch über die Ausläufer.

Blätter: Schraubig, in grundständiger Rosette, spatelig, verkehrt eiförmig, dreinervig.

Blüte: Einzeln auf blattlosem, bis 15 cm hohem, anliegend behaartem Blütenschaft, in einem **Hüllkelch** (**1**) von stumpfen Kelchblättern 2-reihig eingefasstes Körbchen (Schnittbild: **2**).

Die *inneren* zwittrigen **Röhrenblüten** verwachsen (**5, 7**), gelb, als Knospe in geschlossenem Zustand (**6**).

Die *äußeren*, weiblichen **Zungenblüten** weiß, tlw. rosa angelaufen (**3**).

Fruchtknoten: Unterständig (**5**), auf hohlem, gewölbtem Blütenboden (**4**) aufsitzend.

Schließfrucht: Mit einem Fach, einsamig, (**8**) (*Darstellung: links in natürlicher Größe, rechts stark vergrößert*).

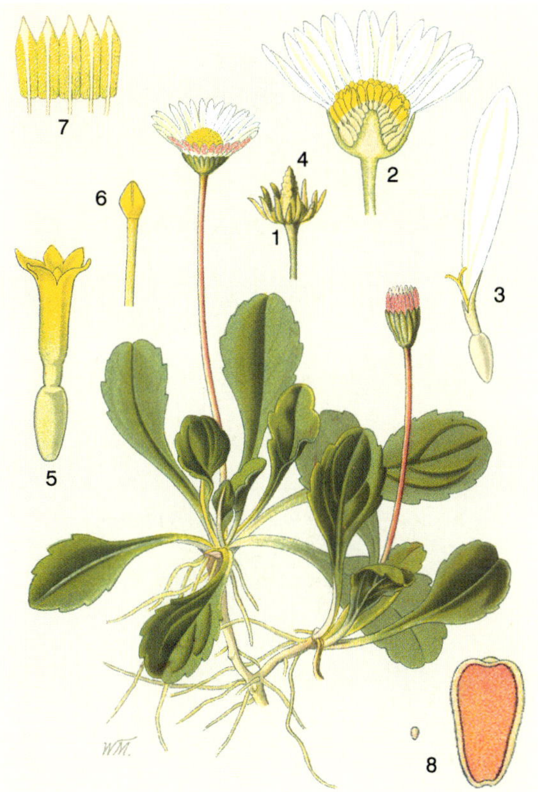

Verwendungshinweise

Das Gänseblümchen enthält Saponine, Gerb- und Bitterstoffe, etwas ätherisches Öl.

Sammelgut: *Alle oberirdischen Pflanzenteile, Blattrosette mit Blüten und Knospen, das ganze Jahr über.*

Geschmack: *Mild, schwach (bitter-) würzig, Blüten und Knospen aromatisch.*

Verwendung: *Im Wildsalat passt es gut zu anderen Wildkräutern und wird einschließlich der Blüten und Knospen verwendet.*

Als Kapernersatz werden die Knospen mit Salz und Essig angesetzt.

Als Bestandteil von spinatähnlichen Wildgemüsen, Saucen und Suppen.

Echtes HIRTENTÄSCHEL

KrS: 024

Capsella bursa pastoris L.

Kreuzblütengewächse / Brassicaceae (Cruciferae)

2-11 | 1-12 |

☞ **Weit verbreitete, als „*Unkraut*" kulturbegleitende Wildpflanze, besonders in Äckern, Gärten, Ruderalfluren, an Wegrändern; collin bis subalpin; sehr häufig.**

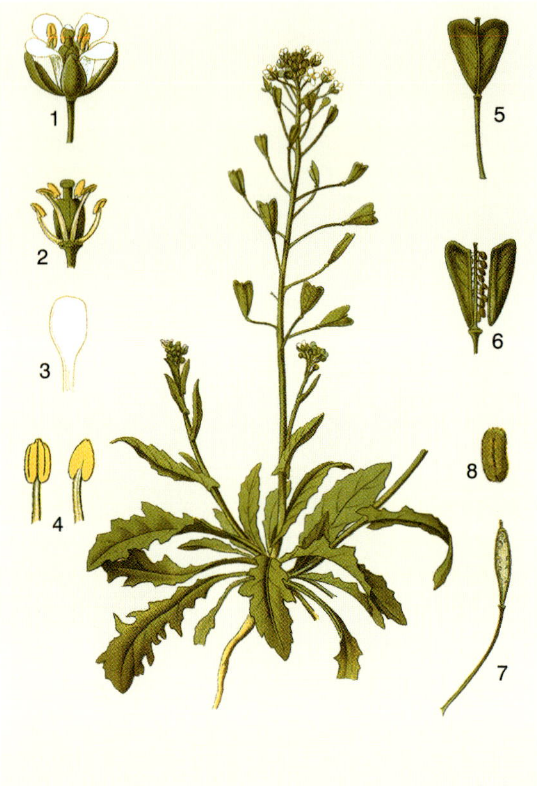

Blattkeimer, Freikroner

Kraut, 5-60 cm, aufrecht, einjährig.

Blätter: Wechselständig, in grundständiger Rosette, gestielt, tief fiederteilig; die **Stängelblätter** lanzettlich mit pfeilförmigem Grund den **Stängel** umfassend.

Blütchen: In einem traubigen, während des Blühens ständig weiterwachsenden Blütenstand, der von unten nach oben aufblühende, gestielte, weiße, kleine, 4-5 mm breite Einzelblüten hat; **KronB** regelmäßig (3), überragen den **Kelch** deutlich (1), manchmal fehlend (2), sechs **StaubB,** davon zwei kürzer, vier länger (4).

Früchte (5): Verkehrt herzförmige, dreieckige Schötchen in einer Traube, die zunehmend rispig auswachsen.

Die **Fruchtfächer** (6) mehrsamig, mit Fruchtscheidewand (7), springt bei der Reife auf, Samen (vergr.: 8).

Verwendungshinweise

Das Echte Hirtentäschel ist vitaminreich. Junge Blätter und Keimlinge wurden schon immer gerne als Salatbeilage verwendet; die Blätter werden mit zunehmendem Alter pfefferartig scharf und können bei milderen Temperaturen das ganze Jahr über gesammelt werden, und sei es anstelle von Kresse. Die Wurzeln sind ein Ingwer-Ersatz.

Sammelgut: *Ganzjährig die jungen Blätter der Blattrosette, am besten vor der Blüte.*
Geschmack: *Kresseähnlich, würzig, ein bisschen scharf.*
Verwendung: *Die jungen Blätter mit anderen Kräutern als Wildsalat, Beimengung zu Mischgemüse, Saucen, Gemüsesuppen, Röstgemüse.*

Persischer EHRENPREIS

KrS: 105

Veronica persica, Poiret

Rachenblütler oder Braunwurzgewächse / Scrophulariaceae

1-12 | 1-12 | , , ,

☞ **Lehmige, nährstoffreiche Äcker, Weinberge, Gärten, ± ruderale Fettwiesen und Ruderalfluren, kalkhold; sommerwärmeliebend; collin bis montan; sehr häufig.**

Blattkeimer, Vereintkroner

Vorwiegend einjähriges **Kraut**, niederliegend, 10-30cm, 3-15 cm aufragend, **Stängel** nicht oder nur wenig wurzelnd.

Blätter: Wechselständig, rundlich bis breit eiförmig, kerbsägig mit 3-6 Zähnen je Seite, Rand kaum umgerollt, behaart, kurz gestielt.

Blüten: Kräftig hellblau dunkel geadert (5), im Ø 8-12mm, einzeln aus Blattachseln, **Knospe** (1), 4 **KronB**, im unteren Drittel verwachsen (4, 5), die 4 ei-lanzettlichen ungestielten Kelchzipfel überragend (2), 1 **Griffel** mit kopfiger, 2teiliger **Narbe** (vergr.: 7), 2 **StaubB** (vergr.: 6; 2, 3, 5).
Fruchtknoten: Oberständig (3).
Frucht: 2fächerige, mehrsamige Kapsel (8a), 8-10mm lang und 4-6mm breit (Schnitte vergr.: 8a), **FrStiele** 15-30 mm lang (8), **FrKB** elliptisch. **Samen:** Sehr klein, dunkelbraun (9, + vergr.).
Wurzel: Dünnfädig, büschelig.

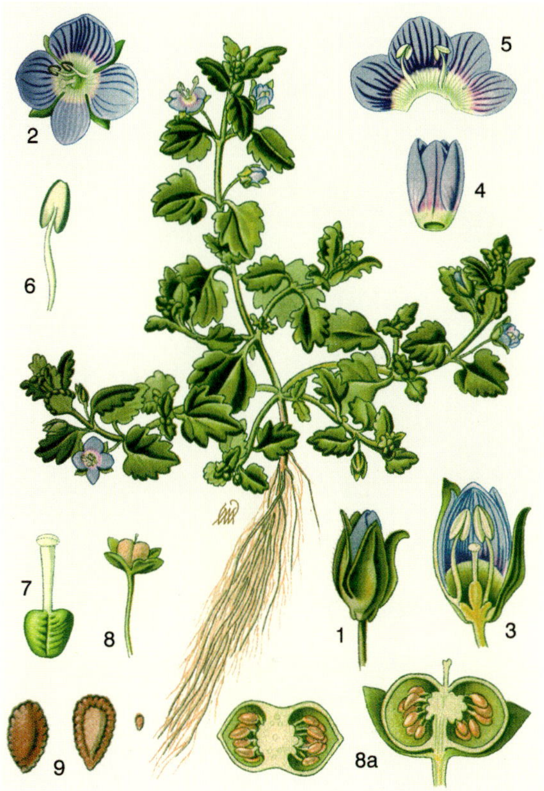

Verwendungshinweise

Die artunterscheidenden Merkmale sind meist nur schwer erkennbar. Sehr ähnlich und ebenso verwendbar sind der **Acker-E.** (*V. agrestis*) und Feld-E. (*V. arvensis*) sowie die Arten mit traubigem Blütenstand: Der **Echte** od. **Wald-E.** (*V. officinalis*), der **Gamander-E.** (*V. chamaedrys*), der seltenere **Berg-E.** (*V. montana*), besonders gut für Haustee, u.a.m.

Sammelgut: *Die ganze Pflanze mit Ausnahme der verholzten Teile.*

Geschmack: *Leicht würzig, zusammenziehend bis bitter.*

Verwendung: *Roh und frisch als würzige Beimengung zu Mischsalaten; getrocknet als Anteil verschiedenster Hausteemischungen.*

HUFLATTICH

KrS: 102

Tussilago farfara, L.

Korbblütengewächse / Asteraceae (Compositae)

2-4 | 3-7 | , , H, ,

Wege, Kiesgruben, Schuttplätze, Uferränder, feuchte Äcker und Erdanrisse; Lehm- und Wasserzuganzeiger; Wurzel-Kriechpionier; collin bis montan; häufig.

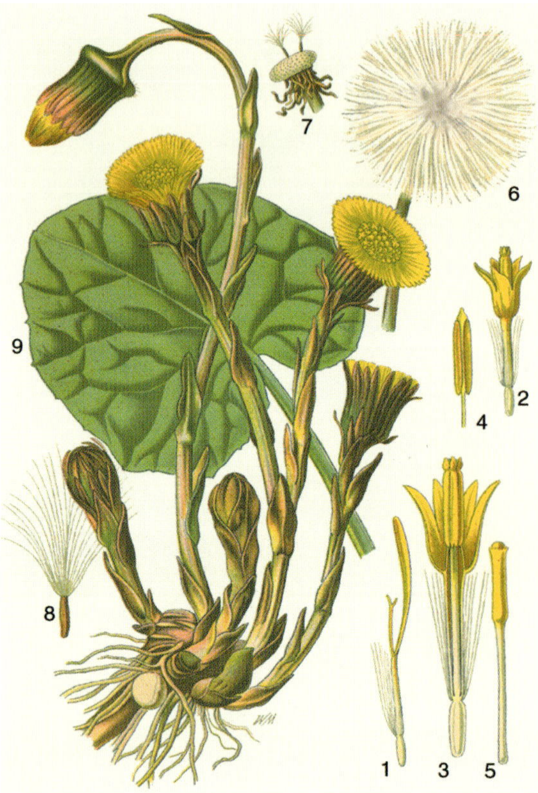

Blattkeimer, Vereintkroner

Mehrjährige, aufrechte **Staude**, 5-30cm.

Blätter: Grundständig (9), schraubig, erscheinen erst nach der Blüte, rundlich-herzförmig, gezähnt, 10 - 30 cm breit, am Rand mit dunklen Punkten (Wasserspeicher / *Hydatoden*), unterseits weiß- bis graufilzig.

Blattstiele: Oben rinnig (Unterschied zu der an gleichartigen Standorten vorkommenden Pestwurz, Petasites).

Blüten: Einzeln auf rötlich-schuppigem Blütenschaft, das Blütenkörbchen ist 2 -3 cm breit, goldgelb, von einer Reihe dunkler **Hüllblätter** umgeben, die äußeren, zungenförmigen **Strahlenblüten** (1) sind *weiblich*, je ein **Griffel** mit 2 **Narben** (5), die inneren **Röhrenblüten** (2, 3) sind *zwittrig*, **StaubB** röhrig verklebt (4).
Fruchtknoten: Unterständig.
Samen: Einsamige Nüsschen mit Flugapparat (*Pappus*) versehen (6, 7, 8), auf glattem Fruchtboden.

Verwendungshinweise

Man sollte den Huflattich wegen des mancherorts gegebenen Gehaltes an *Pyrrolizidinalkaloiden* vorsichtshalber nur in Abwägung der persönlichen Risikobereitschaft und keinesfalls in zu großen Mengen genießen. Die bisherigen Untersuchungsergebnisse weisen auf eine kumulative Giftwirung der aufgenommenen Substanzmenge hin, *sodass einige Autoren von einer Verwendung als Wildgemüse abraten !*

Sammelgut: *Die Blüten mit Blütenschaft, danach bis in den Juli die Blätter.*

Geschmack: *Eigenartig aromatisch, schwach würzig, leicht zusammenziehend.*

Verwendung: *Die jungen, frischen Pflanzenteile gelegentlich zu Mischsalaten, Frischpresssaft, Spinatgemüse, Gemüsesuppen usw.*

Gelber HARTRIEGEL (Dirndlstrauch, Kornelkirsche)

KrS: 064

Cornus mas, L.

Hartriegelgewächse / Cornaceae

3-4 | 3-11 |

In Gebüschen und lichten Wäldern, Waldsäumen und Hügeln, häufig gepflanzt; wärme und kalkliebend; collin bis submontan (untermontan)**; zerstreut bis selten.**

Blattkeimer, Freikroner

Strauch, 2 bis etwa 6m hoch, die jungen Zweige rötlich.

Blätter: Erscheinen erst nach den Blüten, gegenständig, ei-lanzettlich, ganzrandig, 5-8 cm lang, Hauptnerv mit 3-4 Nervenpaaren, beidseitig grün (B).

Blüten: Klein, gelb, 10 bis 20 in kugeligen *Dolden* mit 4-blättriger **Hochblatthülle** (1) an den Kurztrieben (A), Blütenknospe (2), die vier **Kronblätter** sind 2-3 mm lang, sich allmählich zurückneigend (3), vier Staubgefäße (5).

Fruchtknoten: Unterständig (4), meist 2-fächerig mit je einer Samenknospe.

Früchte: Rot, länglich, 1-2 cm lange Steinfrucht, saftig, im Schnittbild (6) sind die beiden Kammern zu sehen.

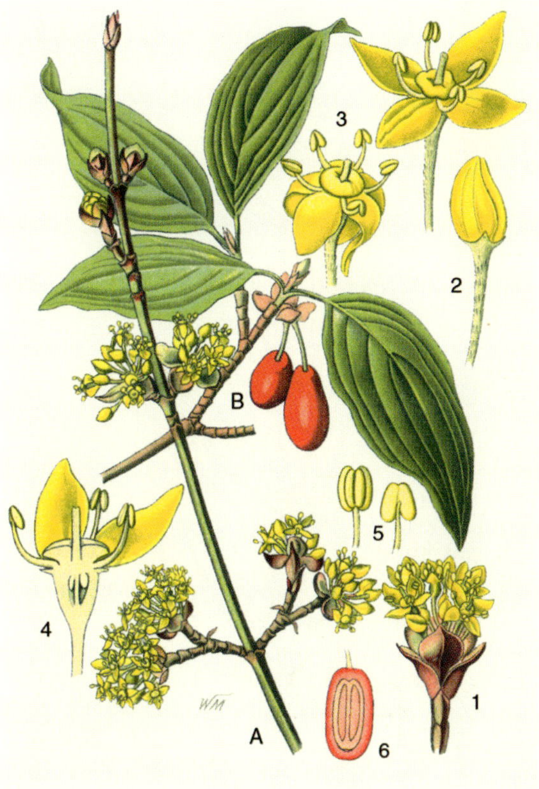

Verwendungshinweise

Das Holz des Gelben Hartriegels ist hart und schwer, schwimmt nicht, ist gut polierbar und wird gerne für Leitersprossen, Werkzeugstiele und Stöcke verwendet.

Sammelgut: *Die Blüten im März; die Blätter von März bis April; die unreifen Früchte von Juli bis August; die vom Strauch geschüttelten Früchte von Juli bis nach den ersten Frösten bis November; das Holz.*

Geschmack: *Aromatisch, sauer, zusammenziehend, nach dem ersten Frost weich, saftig und angenehm säuerlich.*

Verwendung: *Früchte: Rohgenuss, als Fruchtsaft, Fruchtgelee, Schnaps; unreif als falsche Oliven; Blüten als Liköraroma; die Blätter als Hausteeanteil; das Holz, w.o. angeführt.*

Acker-SCHACHTELHALM (Zinnkraut, „Katzenschweif")

KrS: 000

Equisetum arvense, L.

Schachtelhalmgewächse / Equisetaceae

3-4 | 5-7 | , , H, ,

☞ **Grundfeuchte Äcker, Wiesen und Ruderalstellen, als *Unkraut* auf Äckern und Feldern; liebt schwere Lehmböden; collin bis subalpin; sehr häufig.**

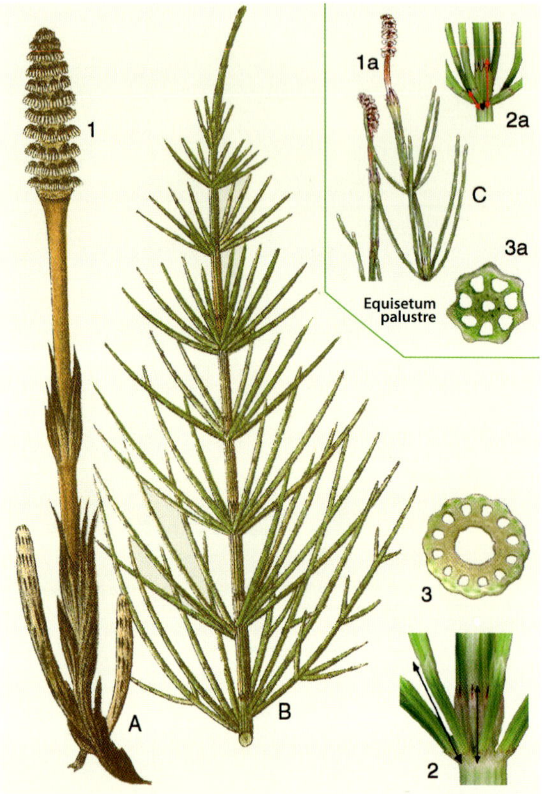

Blütenlose Sporenpflanze (Klasse der *Sphenophytina / Schachtelhalmpflanzen* > nicht im KrS enthalten**).**

Unterirdischer, mehrjährig ausdauernder **Erdspross,** aus dem 10-30 cm aufrechte, einjährige **Fruchthalme** entspringen (A). Sie sind blass-bräunlich, unverzweigt und blattlos, tragen an ihrem oberen Ende einen zapfenähnlichen **Sporenstand** (1), der nach der Sporenreife abstirbt. Die grünen **Sommertriebe** (B) erscheinen etwa im Mai und werden 30-50 cm hoch und sind *steril.*

Artunterscheidende Merkmale sind der Schaftquerschnitt des grünen, kantigen Sommertriebes (3), die 8-12zähnigen Blattscheiden (*Nodien*) und die Länge der Glieder (*Internodien*), die an Seitentrieben länger als die Scheide sind (2). **Vergleiche** mit *Equisetum palustre* (C), Sporangien am grünen Trieb (1a), Glieder der Seitentriebe kürzer (2a), Schnitt (3a).

Verwendungshinweise

Achtung: Verwechslung mit dem giftigen **Sumpfschachtelhalm** (*E. palustre)* möglich!
Unsere Schachtelhalmgewächse unterscheiden sich deutlich von unseren Blütenpflanzen. Ihr hoher Gehalt an Kieselsäure, *Saponinen*, Salzen und Spurenelementen wurde schon von Ärzten im Altertum und später auch von PARACELSUS gepriesen.

Sammelgut: *Die grünen (keinesfalls grau-fleckigen) Sommertriebe frisch oder getrocknet.*
Geschmack: *Trocken, salzig, etwas zusammenziehend.*
Verwendung: *Frisch als Presssaft (verdünnt), zerkleinert zu Salaten, Saucen, Mischgemüse; getrocknet als Anteil verschiedener Teesorten, gemahlen zu Breigerichten, Gemüsesuppen u. dgl.*

Wohlriechendes VEILCHEN (Märzveilchen)

KrS: 032

Viola odorata, L.

Veilchengewächse / Violaceae

3-4 | 1-12 | , H, ,

☞ **Auf nährstoffreichen Böden in halbruderalen Hecken, auf Böschungen, an Weg- und Wiesenrändern, Auwäldern; collin bis montan; zerstreut.**

Blattkeimer, Freikroner

Kraut, ausdauernd, schraubig gestell-te, grundständige Blätter, bis etwa 10 cm aufragend; mit oberirdisch kriechenden **Ausläufer**n, die immer wieder Wurzeln schlagen und auf diese Weise neue Pflanzen bilden (A).

Blätter: Herzförmig, mit lanzettlich-eiförmigen, 4-5 mm breiten, kurz gefransten Nebenblättern.

Blüte: Wohlriechend, mit geradem gleichfarbigem Sporn (Schnitt: 1), **Kronblätter** dunkelviolett, selten weiß, mit stumpfen, grünen Kelchblättern; **2 Staubgefäße** mit sackartigem, grünem Nektar-Anhängsel (2, 3), die **Narbe** ist hakig gebogen und mündet in einen eiförmigen Fruchtkörper (4).

Frucht: 3klappig aufspringende Kapsel, aus der die reifen, hellbraunen **Samen** fortgeschnellt und von Ameisen aus dem Streukegel verschleppt werden.

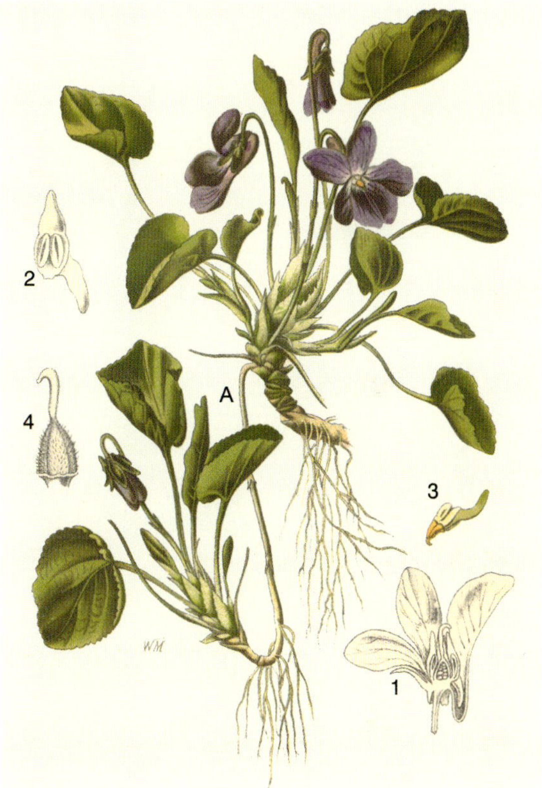

Verwendungshinweise

Ebenso verwendbar sind auch andere Veilchen-Arten, wie das **Hunds-Veilchen** (*V. canina*), das **Hain-Veilchen** (*V. riviniana*) und das **Rauhhaarige Veilchen** (*V. hirta*).

Sammelgut: *Blüten und ganzjährig die Blätter.*

Geschmack: *Leicht säuerlich, zusammenziehend, schleimig.*

Verwendung: *Frisch zu Mischsalaten als Verzierung, zu Spinat und Gemüsebrühen etc., getrocknet als Hausteeanteil.*

SANDDORN

KrS: 047

Hippophae rhamnoides, L.

Ölweidengewächse / Eleagnaceae

✿ 3-5 | ✾ 9-10 | 👪, ✕, ☕

☞ **Auf sandig-schotterigen Böden auf Böschungen, an Flussufern, Wegen; meist als Pionierpflanze kultiviert, manchmal verwildert; collin bis subalpin; selten.**

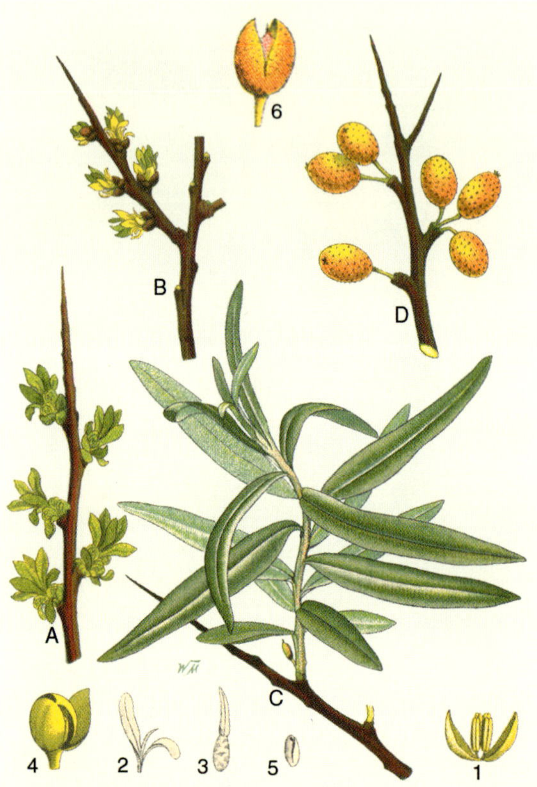

Blattkeimer, Freikroner

Strauch, 3-6m hoch, holzig, **Äste** mit **Sprossdornen** und weißlich beschuppt, *zweihäusig* (d.h. Pflanzen haben nur männliche bzw. nur weibliche Blüten).

Blüten: *Männliche* (A) haben ein **Deckblatt** (4), 2 **Kelchblätter** (1) und 4 Staubblätter (1).

Weibliche (B) erscheinen vor den Blättern, gelb, sehr klein: ca. 3mm, mit 2 unscheinbaren Kelchblättern, die **Kronblätter** fehlen (2).

Fruchtknoten: Unterständig (3).

Blätter (C): Lanzettlich-lineal, oberhalb kahl, unterseitig weißliche Sternhaare, Rand oft eingerollt.

Früchte (D): Orangerote Scheinbeeren (6), Steinfrüchte mit Kern (5).

Verwendungshinweise

Vorsicht! Allenfalls Verwechslung mit dem giftigen Seidelbast (*Daphne mezereum*) möglich!

Sein Verbreitungsgebiet sind die gemäßigten Breiten Europas und Asiens. Der Sanddorn wird häufig zur Befestigung von Böschungen kultiviert. Die reifen Steinfrüchte haben einen höheren Gehalt an Vitamin C als die Zitronen!

Sammelgut: *Reife Steinfrüchte mit hartschaligem Kern im September bis Oktober.*

Geschmack: *Sehr sauer.*

Verwendung: *Roh als Mischanteil von Obstgerichten, Frischpresssaft, Fruchtsäften; gekocht zu Früchtemus, als Zusatz zu Marmeladen, Speiseeis u.a.m.*

Echtes LUNGENKRAUT („Hänsel und Gretl")

KrS: 112

Pulmonaria officinalis, L.

Rauhblatt- oder Boretschgewächse / Boraginaceae

✿ 3-5 | ❀ 3-6| §, 👪, H, ☕, 🐕

☞ **In frischen, krautreichen Laubmisch- und Edellaubwäldern, in Gebüschen, an Waldrändern; collin bis montan; häufig bis zerstreut.**

Blattkeimer, Vereintkroner

Ausdauernde **Staude**, 15-30 cm hoch.

Blätter: Schraubig gestellt, frischgrün, mit kräftigen, weißen, rundlichen, scharfberandeten Flecken, die Grundblätter länglich-eiförmig, 4-6cm breit, gestielt, die Stängelblätter sitzend bzw. den Stängel ± umfassend, beide stark drüsig behaart.

Blüten: In endständigenTrugdolden, die 5 **Kronblätter** sind zu trichterförmiger Röhre verwachsen (1) und enden in rundlichen Zipfeln, sind anfänglich rot, später violett bis blau (2), die **Kelchröhre** deutlich kürzer als die Blütenkrone, **StaubB** dunkel (2, 3).

Fruchtknoten: Oberständig (vergr.: 4), 4-teilig mit zentralem Griffel.

Früchte: Rundlich-ovale Nüsse (vergr. 5, Schnittbild: 6).

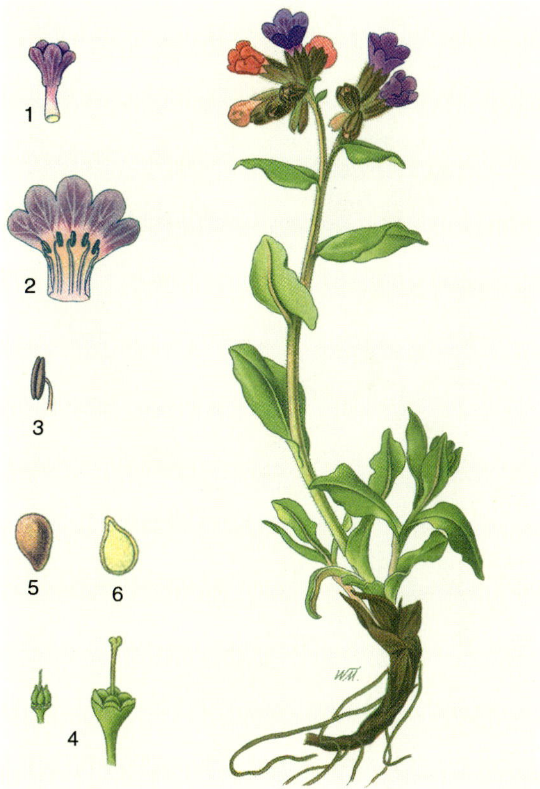

Verwendungshinweise

Ebenso verwendbar und sehr ähnlich ist das selten vorkommende, geschützte (!) **Weichhaarige Lungenkraut** (*P. mollissima*), ohne weißlich gefleckte Blätter.

Sammelgut:	*Das blühende Kraut.*
Geschmack:	*Säuerlich, zusammenziehend, schwach schleimig.*
Verwendung:	*Frischpresssaft verdünnt, Salatzugabe, Spinatanteil, Suppengewürz.*

SCHARBOCKSKRAUT (Feigwurz)

KrS: 038

Ranunculus ficaria, L.
Hahnenfußgewächse / Ranunculaceae

❀ 3-5 | ✿ 2-4/8-10 | ✋, H, ❄

☞ **Auf nährstoffreichen Böden in Obstgärten, Hecken, in feuchten Eichen-, Au- und Edellaubwäldern; collin bis (unter)montan; häufig.**

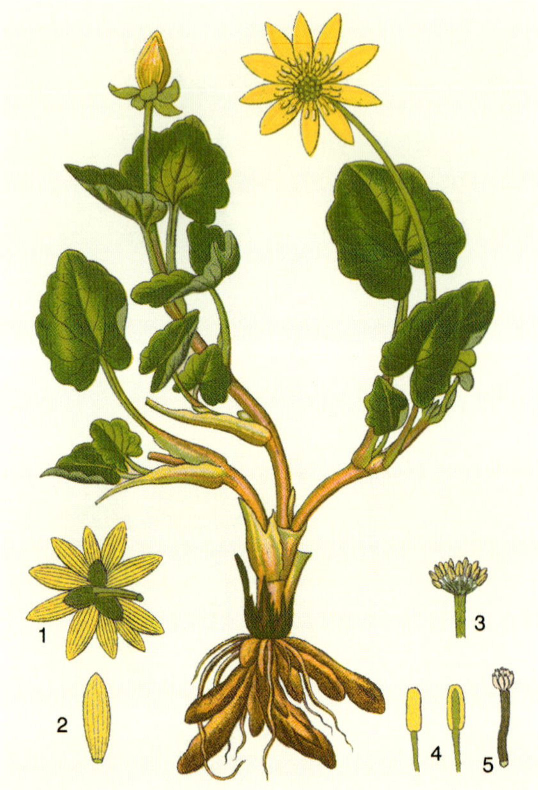

Blattkeimer, Freikroner

Kraut, 5-20 cm, niederliegend, an den Knoten wurzelnd.

Stängel: Aufsteigend, hohl, verzweigt, in den Blattachseln bilden sich oft **Brutknospen**.

Blätter: Rundlich herzförmig, wechselständig, stark glänzend, stumpf gezähnt.

Blüten: Endständig, lackartig glänzend gelb, 2-3 cm breit, 3 kelchförmige, grünliche **Hüllblätter** (1), 8-12 kronblattartige, schmal-lanzettliche, glänzend-gelbe **Nektarblätter** (2), Nektardrüse ist am Grund des **KrBl** unter einer Schuppe verborgen (*Lupe!*), **Staubblätter** kürzer als NekBl (3,4).

Fruchtknoten: Oberständig (5), die **Früchte:** kleine Nüsschen.

Unterirdisch bildet die Pflanze kleine keulenförmige **Wurzelknollen** aus.

Verwendungshinweise

Diese Frühlingspflanze ist reich an Vitamin C, *Saponinen*, *Alkaloiden* und Gerbstoffen.: Ab der Blüte bildet die Pflanze bittere, *unverträgliche* Substanzen in Trieben und Blättern !!

Sammelgut: *Blätter und Knospen vor der Blüte ! Wurzelknollen und Brutknospen im August bis Oktober.*

Geschmack: *Blätter und Knospen vor der Blüte angenehm und mild-würzig.*

Verwendung: *Frische Blätter und Knospen (vor der Blüte!) roh zu Wildsalaten; die Knospen in Essig eingelegt und kurz überkocht als Kapernersatz; die Wurzelknollen und Brutknospen mehrmals in gesalzenem Wasser überkocht und in Essig eingelegt zu hellen Saucen.*

Kleine TAUBNESSEL (Purpur-Taubnessel)

KrS: 129

Lamium purpureum, L.
Lippenblütler oder Taubnesselgewächse / Lamiaceae (Labiatae)

❀ 3-10 | ✾ 1-12 | 👪, H, 🎗, ✂, ☕

☞ **Äcker, Gärten, Weingärten; stickstoffliebend; collin bis montan; sehr häufig.**

Blattkeimer, Vereintkroner

Ein- bis zweijähriges **Kraut,** 10-30cm hoch, oft rotviolett überlaufen, ohne Ausläufer.

Blätter: Gegenständig, beim Zerreiben unangenehm riechend, die oberen gestielt, gekerbt, stumpf gesägt, die Zähne viel breiter als lang.

Blüten: Hälftige Lippenblüten in *Scheinquirlen*, Kronenröhre gerade, purpurrot, bis 1½cm lang, 2-lippig, Oberlippe helmartig, darunter angeschmiegt die vier **StaubB**, 2 lang, 2 kurz, bärtig behaart, Unterlippe unzerteilt, am Grund meist mit 2 seitlichen, kleinen, fadenförmigen Anhängseln (d.s. die verkümmerten Seitenlappen). **Kelch:** 5zähnig mit beinahe gleichen Zähnen (1).

Fruchtknoten: Oberständig, vierteilig, zerfällt bei Reife in 4 einsamige **Teilfrüchte** (*Klausen*).

Samen: Kantig.

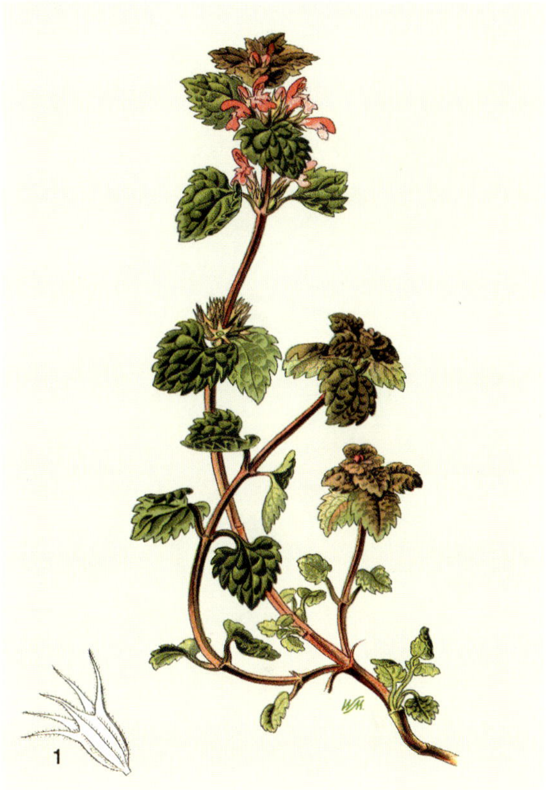

Verwendungshinweise

Als Wildgemüse ebenso verwertbar die **Weiße Taubnessel** (*L. album*), die mit gelblichweißen Blüten, bis 50cm hoch, an sonnigen, trockenen Stellen, Wegen, bei Zäunen, Mauern, Hecken, in ruderalen Staudengesellschaften wächst, Seite 78.

Sammelgut: *Junge Blätter und Triebe im März bis September, aber auch im Winter; Blüten oder blühendes Kraut bis August.*

Geschmack: *Mild würzig, aromatisch.*

Verwendung: *Frisch zu Mischsalaten; getrocknet als Hausteeanteil; gut geeignet als Beigabe zu vielen Wildgemüsen und Aufläufen; gekocht als Spinatgemüse.*

VOGELMIERE (Sternmiere, Hühnerdarm)

KrS: 068

Stellaria media, (L.) Cyr.

Nelkengewächse / Caryophyllaceae

3-10 | 3-10 | , H, ,

Äcker, Weinberge, Wegränder, Mauern, Ödland, als „*Unkraut*“ in Gärten und auf Feldern; stickstoffliebend; collin bis subalpin; sehr häufig.

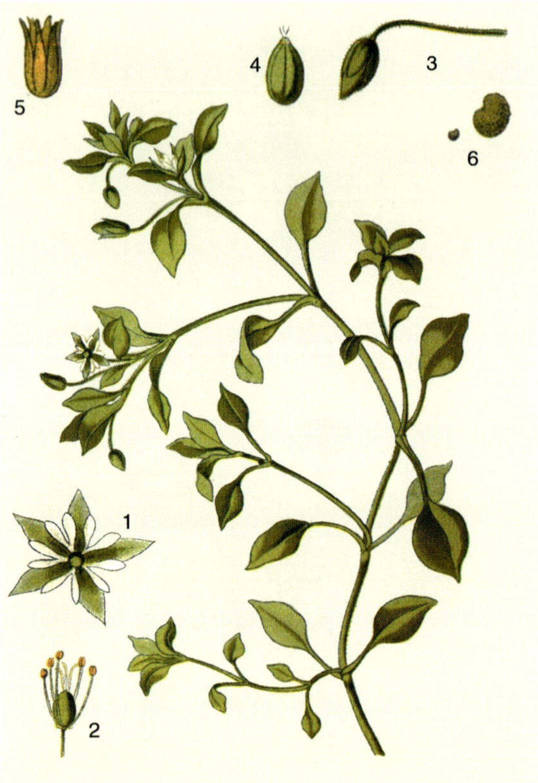

Blattkeimer, Freikroner

Kraut, rasenbildend, niederliegend, bis 50 cm lang, grasgrün, neigt zu Varietäten (Formenreichtum).

Stängel: Einreihig behaart, rund.

Blätter: Eiförmig, spitz, gegenständig, die unteren gestielt, die oberen sitzend-eiförmig, spitz.

Die **Blüten** sind end- oder gabelständig; Blühzeit nahezu das ganze Jahr über, **Kronblätter** weiß, 3-5-zählig, tief zweiteilig (1), gleichlang oder kürzer als die 5 spitz zulaufenden **Kelchblätter** (1).

Fruchtknoten: Oberständig (2, 4), in dessen Mitte 3 **Griffel**, 3-5 purpurne **Staubgefäße** (2), Fruchtstiele 4-6x so lang wie die Kelchblätter (3).

Fruchtkörper: Braun, bei Fruchtreife aufspringend (5), mit sehr kleinen, braunen **Samen** (6), 0,8-1,4 mm.

Verwendungshinweise

Als Wildgemüse ebenso verwendbar ist die ähnliche **Hain-Sternmiere** (*St. nemorum*), die häufig in feuchteren Biotopen, Auen, Hochstaudenfluren, krautreichen Misch- und Bergwäldern der Alpen bis in 2.200 m Seehöhe zu finden ist.

Sammelgut: *Die ganze Pflanze vom Frühjahr bis zum Herbst.*

Geschmack: *Das Kraut wie die Blätter schmecken mild und leicht zusammenziehend.*

Verwendung: *Roh als verdünnten Frischpresssaft, in Mischsalat, fein zerkleinert in Frischkäse; gedünstet als Spinatgemüse, zu Gemüsesuppen u.a.m.;*
getrocknet als Haustee-Bestandteil; die Samen als Stuben-Vogelfutter.

Hänge-BIRKE (Sandbirke, Warzenbirke)

KrS: 007

Betula pendula, Roth (B. verrucosa Ehrh.).

Birkengewächse / Betulaceae

4-5 | 3-6 | , , , , B

☞ **Beigemischt in lichten Wäldern auf mageren Böden, in Vorgehölzen, Heiden, Steinbrüchen; anspruchsloses Pioniergehölz; collin bis submontan; mäßig häufig.**

Blattkeimer, Freikroner

Bis zu 25m hoher **Baum**, einhäusig, im unteren Stammteil rissige, wulstige, schwärzliche **Borke** mit einigen weißen Flecken, die oberen Stammteile glatt und weiß. Hängende Zweigenden, die des laufenden Jahres sind kahl und stark warzig, sommergrün.

Blätter: Wechselständig, 2-3cm lang gestielt, fast kahl, 3eckig-rautenförmig, lang zugespitzt, junge Blätter klebrig und kahl. **B** älterer Bäume anders (7).

Blüten: Die *männlichen* in Form hängender Kätzchen, mit Blütenhülle, **StaubB** kahl (A, 1, 2);
die *weiblichen* Blüten in Form einzelner Kätzchen (B, 4), jedoch ohne Blütenhülle (3). Ein unterständiger **Fruchtknoten**, Frucht weit abstehend geflügelt (6). **Fruchtschuppen** 3lappig (5), ohne erhalten bleibenden Zapfen in der Reife abfallend.
Frucht: Nüsschen.

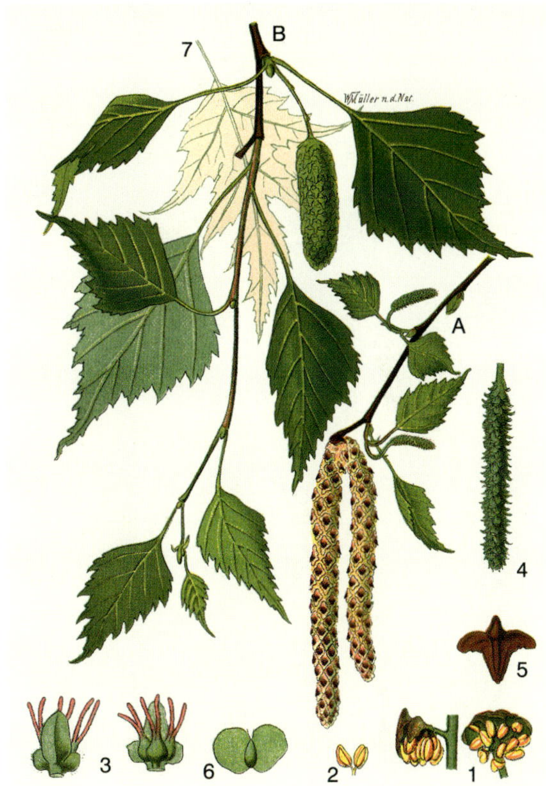

Verwendungshinweise

Ähnlich und ebenso verwendbar ist die seltener anzutreffende **Moor-B.** (*B. pubescens*).Sie wächst in Moorwäldern, Birkenbruchwäldern und gilt als gefährdet.

Sammelgut:	*Junge Blätter ab März bis Juni; Blattknospen im März.*
Geschmack:	*Schwach zusammenziehend.*
Verwendung:	*Roh und frisch kleingeschnittene Blätter als Anteil von Mischsalaten, als Beimengung zu Aufstrichen und Gemüsesuppe; getrocknet als Hausteeanteil.*

Wald-SAUERKLEE

KrS: 013

Oxalis acetosella, L.

Sauerkleegewächse / Oxalidaceae

❀ 4-5 | 1-12 | ✋, 👪, H, 🍴

☞ **Krautreiche, mäßig bodensaure Nadel- und Buchenmischwälder, Hochstaudenfluren, Zwergstrauch-Gesellschaften; collin bis subalpin; häufig.**

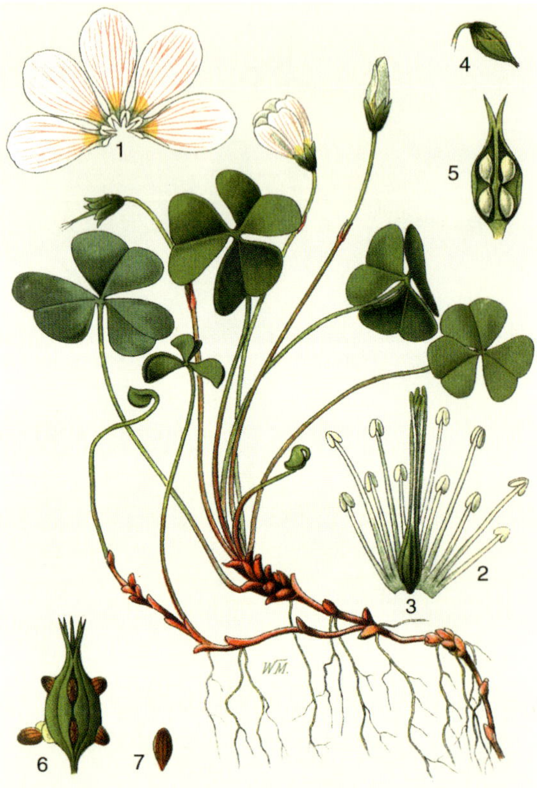

Blattkeimer, Freikroner

Kraut, aufrecht, 5-15 cm, ausdauernd mit kriechendem, schuppigem Wurzelstock mit Speicher-Verdickungen; die *schattenverträglichste* unserer Blütenpflanzen!

Blätter: 3-zählig, grund- und wechselständig, lang gestielt, die Einzelblättchen verkehrt herzförmig. Der Klappmechanismus erlaubt bei zu starker Belichtung, Berührung oder Trockenheit ein Absenken der Fiederblättchen.

Blüten: Weiß, purpurn geadert (1), an langen Stielen mit Vorblättern, 10-15 mm lang-oval, 5 **Griffel**, 10 **Staubblätter** am Grunde verwachsen (2, 3), **Kelchblätter** 4-5 mm lang, länglich-eiförmig. **Fruchtkoten**: Oberständig, in Form 5-klappiger Schleuderkapseln (4, 5); im Reifezustand werden die längsgerippten Samen (7) bei Berührung mit hohem Druck (16-17at) abgeschossen (6).

Verwendungshinweise

Wegen des Gehaltes an Oxalsäuren und Oxalaten ist Vorsicht geboten (schwach giftig!); andererseits bietet der hohe Gehalt an Vitamin C bei mäßigem Genuss positive Eigenschaften. Die Oxalsäure kann durch Abkochen entfernt werden: Kochwasser wegschütten!

Sammelgut: *Die ganze Pflanze, doch nur in kleinen Mengen. Auch in Wintermonaten.*

Geschmack: *Frisch, säuerlich-würzig.*

Verwendung: *Roh als Zutat für Salate, Gemüse, Kräutersuppen, grüne Saucen, Mayonaise. Wanderer essen Blätter und Rhizome gerne als erfrischende Wegzehrung. Durch Kochen geht der Sauerklee-Geschmack verloren.*

SCHWARZDORN (Schlehdorn, Schlehe)

KrS: 052

Prunus spinosa, L.

Rosengewächse / Rosaceae

4-5 | 10-11 | , H, , ,

Lichte Wald- und Wegränder, Magerweiden, sonnige Hecken, Gebüsche; collin bis submontan; häufig.

Blattkeimer, Freikroner

Strauch, etwa 3 bis 4 m hoch, sparrig und stark dornig (A).

Blätter: Wechselständig, ei-lanzettlich, 2-4cm lang, dunkelgrün, fein gesägt, im Knospenstadium zusammengerollt.

Blüten: Einzeln oder zu zweit, dicht gedrängt, 5-zählig, deutlich gestielt, vor den Laubblättern erscheinend, mit unangenehm süßlichem, bittermandelartigem Geruch.

Kronblätter: 5-8mm lang, weiß.

Kelchblätter: Unregelmäßig und fein gezähnt, 1 **Griffel** und bis zu 20 **Staubblätter** (1).
Fruchtknoten: Oberständig (2).

Steinfrucht: Kugelig, 10-15 mm breit, dunkelblau bis schwarz, bereift (B), der Steinkern besitzt eine Rückenfurche (3), unter der harten Schale der Kern mit Keimling (4).

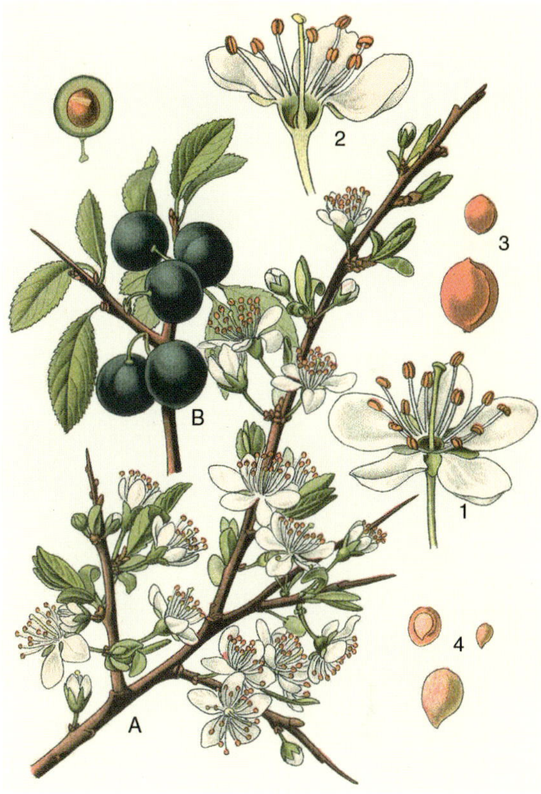

Verwendungshinweise

Die Früchte enthalten Gerbstoffe, Pektine, Vitamin C und Zucker; sie sind roh erst nach mehrmaligem Durchfrieren genießbar.

Sammelgut: *Blätter und Früchte.*

Geschmack: *Die rohen, reifen Früchte herbsauer.*

Verwendung: *Fruchtsaft oder Sirup, Kompott, Gelee, Marmeladen, Einkochobst, Likör, Schlehenwein, von möglichst hoch- bzw. überreifen Früchten vergoren. Blätter, Blüten und Früchte lassen sich für Haustee-Mischungen trocknen.*

Stiel-EICHE (Sommereiche)

KrS: 008

Quercus robur, L.

Buchengewächse / Fagaceae

4-5 | 9-10 | , H, , , ,

☞ **auf mäßig frischen bis feuchten, oft mageren ± sauren Böden; Laubmischwälder, Harte Auwälder; Tiefwurzler; collin bis untermontan; mäßig häufig.**

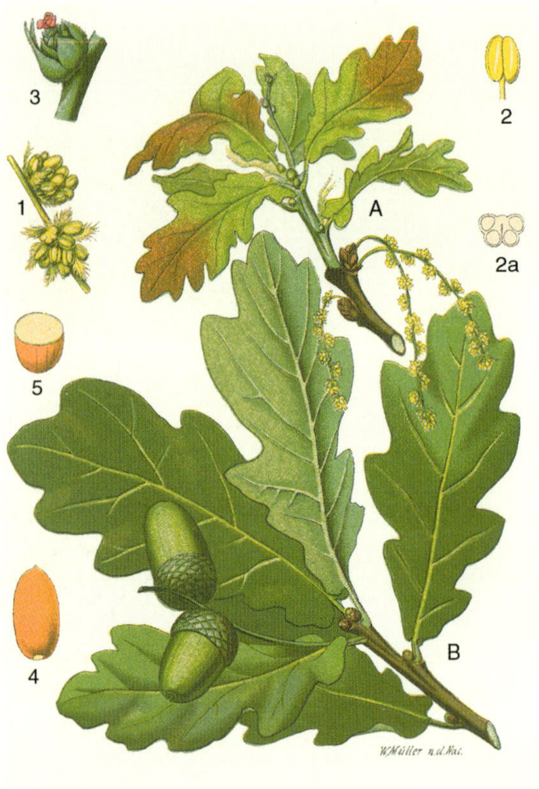

Blattkeimer, Freikroner

Laubbaum, bis zu 40 m hoch, mit dunkelbrauner, rissiger Rinde und knorrigen weit ausladenden Ästen, einhäusig, sommergrün.

Blätter: Wechselständig, sehr kurz, 2-5 mm gestielt, mit herzförmig geöhrtem Grund, an der Unterseite kahl, Nebenblätter fallen nach dem Blattaustrieb ab.

Blüten: *Weibliche* 2-5 achselständig, unscheinbar, auf 1-8 cm lang gestieltem Fruchtstand (3) und (A, oben), von einer becherförmigen, beschuppten **Hülle** (*Cupula*) umgeben.
Männliche in lockeren, hängenden Ähren (1) und (A, unten), mit 6-zähliger Blütenhülle (*Perigon*), gelbliche Staubblätter (2, Schnitt:2a).

Fruchtknoten: Unterständig.

Frucht: Nuss, bis ca.3 cm lang (4,5), in *Cupula*, im 1.Jahr reifend (B).

Verwendungshinweise

Hoher Gehalt an verschiedenen Gerb- und wertvollen Mineralstoffen.

Sammelgut: *Früchte, Rinde.*

Geschmack: *Sehr herb, zusammenziehend.*

Verwendung: *Die reifen, abgefallenen Eicheln geschält und getrocknet:*
Vermalen kann man das Mehl bis zu 50% einem Getreidemehl beimengen, kleingeschnitten bei schwacher Hitze mittelbraun geröstet ergibt einen herben, aber sehr bekömmlichen und aromatischen Kaffee-Ersatz.
Die Rinde verwendeten Lohgerber lange Zeit zum Gerben von Leder.

ROTBUCHE (Buche, Wald-Buche)

KrS: 008

Fagus sylvatica, L.

Buchengewächse / Fagaceae

4-5| 4-10| ,

☞ **Auf frischen, gut durchlüfteten basischen bis sauren Böden mit anderen Laub- und Nadelbäumen in Waldgesellschaften; submontan bis subalpin; häufig.**

Blattkeimer, Freikroner

Bis zu 40m hoher **Laubbaum**, mit ± glatter, hellgrauer Rinde, ohne Borke, mit spindelförmigen Winterknospen, 1-3cm lang, spitz, abstehend; einhäusig.

Blätter: Wechselständig, sommergrün, elliptisch bis eiförmig, ganzrandig bis seicht buchtig, 4-9cm lang, Rand ± wellig.

Blüten: Erscheinen mit den Blättern, Blütenstand köpfchenförmig, die *männlichen* Blüten lang gestielt und hängend (1, vergr. mit QSchnitt: 1a), mit 4-15 **StaubB** (1a); die *weiblichen* aufrecht (2) sowie kürzer und kräftiger gestielt. **Fruchtknoten:** Unterständig, mit 3 **Narben** (4).

Frucht: Länglich-eiförmige, scharf 3kantige, spitze **Nüsse** (*Bucheckerchen*, 5, 6) zu 2 in einem **Fruchtbecher** (4) (*Cupula*), der außen mit nicht stechenden Stacheln besetzt ist (3).

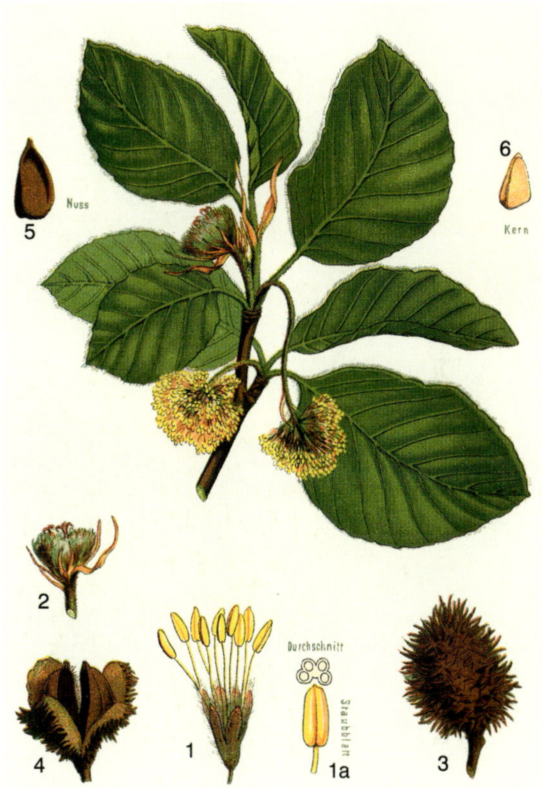

Verwendungshinweise

Die Blätter enthalten neben organischen Säuren auch Kieselsäure, Wachs und Kalk. Die Früchte enthalten ein hochwertiges Öl, Fette, Zucker, *Saponin*, Eiweiß, Kalzium u.a.m.

Sammelgut: *Junge Blätter und Keimlinge April bis Mai; die Früchte (Bucheckern) im September bis Oktober.*

Geschmack: *Die Blätter etwas zusammenziehend.*

Verwendung: *Roh und frisch sehr junge Blätter und Keimlinge mit Keimblättern als Salat oder als Anteil in Mischsalaten mit anderen, würzigen Kräutern. Auch die ausgelösten, ölhaltigen Bucheckern kann man roh in geringen Mengen essen.*

Roter HOLUNDER (Trauben-Holunder)

KrS: 127

Sambucus racemosa, L.

Geißblattgewächse / Caprifoliaceae (Neu: Holundergewächse / Sambucaceae)

4-5 | 7-9 |

Nadel- und Mischwälder, frische Kahlschläge, Lichtungen, Schutthalden; meist auf kalkarmen Böden; Nitrifizierungszeiger; montan; zerstreut.

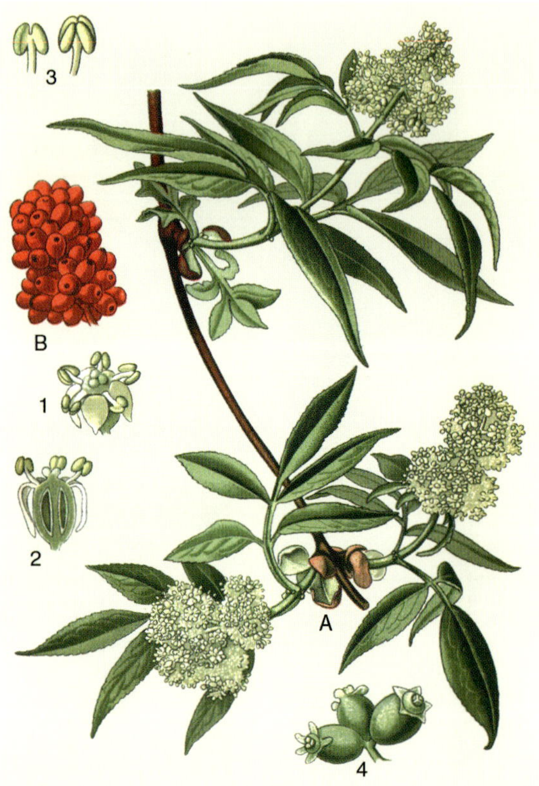

Blattkeimer, Vereintkroner

Strauch, erreicht 1-4 m Höhe, Stamm und Zweige enthalten ein ockerfarbiges Mark.

Blätter: Unpaarig gefiedert, gegenständig, Blättchen zugespitzt, gesägt, in der Blattachsel Knospenschuppen (A) und warzenähnliche Drüsen.

Blüten: Grünlichgelb, 4-5mm, strahlig, 5-zählig, zahlreich in einer eiförmigen *Rispe*, 3-6cm breit (A, 1, vergrößert: 4), stark duftend.

Fruchtknoten: Unterständig (2), mit 3 aufsitzenden **Narben** (1), 5 **Staubgefäße** (3).

Frucht: Rote Steinfrüchte, Ø 4-5mm (B).

Verwendungshinweise

Vorsicht! Der Rohgenuss kann Brechreiz hervorrufen. Die Samen (Kerne der Steinfrüchte) sind *giftig* und sollten daher durch Sieben immer entfernt werden !

Sammelgut: *Die reifen Früchte.*

Geschmack: *Roh: dumpf und unangenehm.*

Verwendung: *Blätter und Blüten als Haustee-Bestandteil.*
Die reifen, entkernten Früchte können roh zur Herstellung von Fruchtessig dienen; verkocht zu Fruchtsäften, Mus und Kompott.

Edle WEINREBE

KrS: 050

Vitis vinifera, L.

Rebengewächse / Vitaceae

| ❀ 4-5 | ✻ 5-10 | 👪, H, ✕, ☕, ⚡, B |

☞ **Wildformen sehr selten, meist verwilderte Kultursorten; wärmeliebend und winterhart; in Flussauen, alten Weingärten; in klimawarmen Lagen; häufig.**

Blattkeimer, Freikroner

Strauch, mit 5-30 m langen Sprossranken, kletternd.

Blätter: Wechselständig, mit langen **Stielen**, handförmig-rundem Umriss und 3-5 grob gezähnten Lappen, z.T. rot oder violett.

Blüten: Strahlig, in *Rispen* (A), **Knospen** grün (1), *zwittrig* (im Gegensatz zur Wilden Weinrebe, die zweihäusig ist), 5 gelbgrüne **Kronblätter**, an der Spitze verwachsen (2), beim Erblühen als Haube abfallend (3), fünf **StaubB** (4).

Fruchtknoten: Oberständig (3).

Frucht (B)**:** Beere mit hartschaligen, geschnäbelten Samen (5, Schnitt: 6).

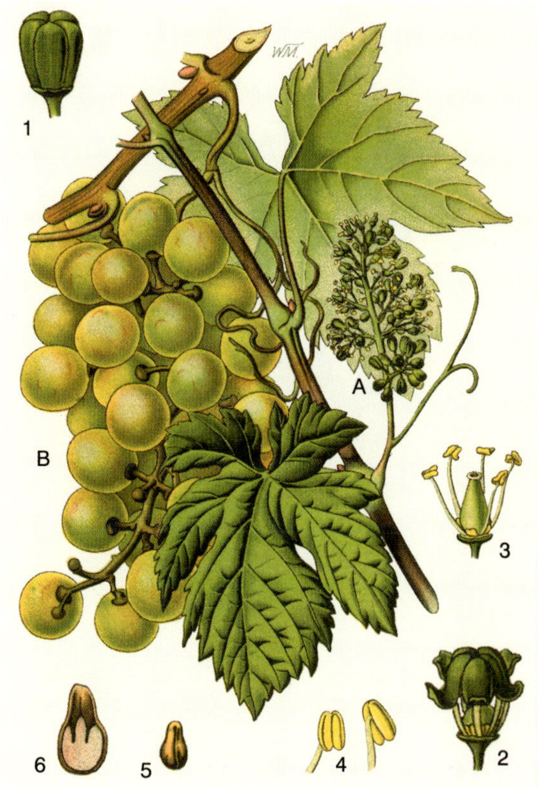

Verwendungshinweise

Uralte Kultur- und Volksarzneipflanze; beim Sammeln sich auf unbewirtschaftete Areale reduzieren, um die „*kulturbedingt*" üblichen, giftigen Spritzmittelspuren zu vermeiden.

Sammelgut: *Blätter und Früchte.*

Geschmack: *Blätter zusammenziehend; Beeren süß bis sauer.*

Verwendung: *Rohgenuss der Beeren, des Fruchtsaftes, der getrockneten Beeren u.v.a.m.; Fruchtsaft vergoren zu Wein, destilliert zu Branntwein, der auch aus den Pressrückständen (Treber) erzeugt wird; aus den Kernen Traubenkernöl; Weinblätter zu Wildsalaten, überbrüht in der Küche, getrocknet als Tee, etc.*

Wilde BRUNNENKRESSE (Wildkresse)

KrS: 024

Cardamine amara, L.

Kreuzblütengewächse / Brassicaceae (Cruciferae)

4-6 | 1-12 | ,

☞ **An Bächen, in langsam fließenden Gewässern, Quellfluren und Erlenbrüchen, Gräben; submontan bis subalpin; häufig bis zerstreut.**

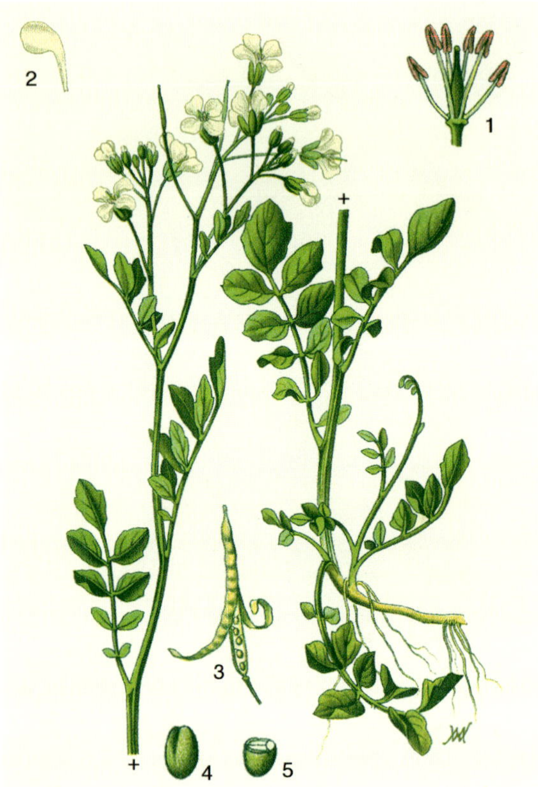

Blattkeimer, Freikroner

Ausdauernde **Staude**, 10-60cm hoch, wintergrün, Stängel markig, kantig, erst liegend, dann aufsteigend.

Blätter: Wechselständig, gefiedert, beidseitig 4-10 ovale **Fiederblätter** und größerer Endfieder, grundständige Blätter nicht eine Rosette bildend.

Blüten: Strahlig, stehen in deckblattloser Traube, mit weißen (selten rötlichen) 4 **KronB** (2), 5-10mm lang, verkehrt eiförmig, ausgebreitet, 6 **Staubblätter** (1) purpurn bis violett, 2+2 **Kelchblätter**.
Fruchtknoten: Oberständig, 1 **Griffel** und eine ± deutlich 2lappige Narbe.

Frucht: 2-4cm lange, zusammengedrückte **Schote**, an meist aufrecht abstehenden Fruchtstielen, 2fächerig, 2klappig aufspringend (3), **Samen:** (vergr.: 4, QSchnitt: 5). Oberirdische, abschnittsweise wurzelnde **Ausläufer**.

Verwendungshinweise

Eine Verwechslungsmöglichkeit besteht mit dem ebenso verwendbaren **Wiesen-Schaumkraut** (*Cardamine pratensis*), Seite 69, dem **Barbarakraut** (*Barbarea vulgaris*), Seite 81, oder mit der an gleichartigen Standorten selten aufzufindenden **Echten B.** (*Nasturtium officinale*), Seite 140, mit gelben Staubfäden, ohne Ausläufer, kriechendem Stängel und hohlem Wurzelstock.

Sammelgut:	*Blätter und nicht blühende Triebspitzen sind ein **wertvoller Wildsalat**.*
Geschmack:	*Etwas scharf-würzig (Kressegeschmack, ähnlich Senf).*
Verwendung:	*Roh und frisch als würzige, sehr wertvolle Zugabe zu oder Hauptteil von Frischsalaten, Kartoffel- und Eiersalat, Dressings, Käseaufstrichen.*

Wiesen-SCHAUMKRAUT

KrS: 024

Cardamine pratensis, L.

Kreuzblütengewächse / Brassicaceae (Cruciferae)

4-6 | 4-5 |

In Flachmooren, lichten Auwäldern, Ufergesellschaften, frischen bis feuchten Fett- und Nasswiesen (durch Bewirtschaftung gefördert!); collin bis montan; häufig.

Blattkeimer, Freikroner

Kraut, mit hohlem, rundem, feingerilltem **Stängel**, 10-40 cm hoch.

Blätter: Unpaarig gefiedert, die Grundrosette mit rundlich eiförmigen, Stängelblätter mit linealischen **Fiederblättchen**, das Endblättchen meist größer, wechselständig.

Blüte: Blütenstand in *Trugdolde* mit 8-20 Einzelblüten, 4 **Kronblätter**, 8-14 mm lang, weiß, rosa oder blasslila (2), **Staubbeutel** gelb, 4 **Kelchblätter**, 3-5 mm lang (1), 1 **Griffel**, ± deutlich 2 **Narben**, Blühfolge von innen nach außen.

Fruchtknoten: Oberständig,

Frucht: 1½-4 cm, schmale **Schoten**, 2-fächrige, klappig aufspringende **Kapsel** mit einer Scheidewand (*Schotenfrüchtiger Kreuzblütler*).

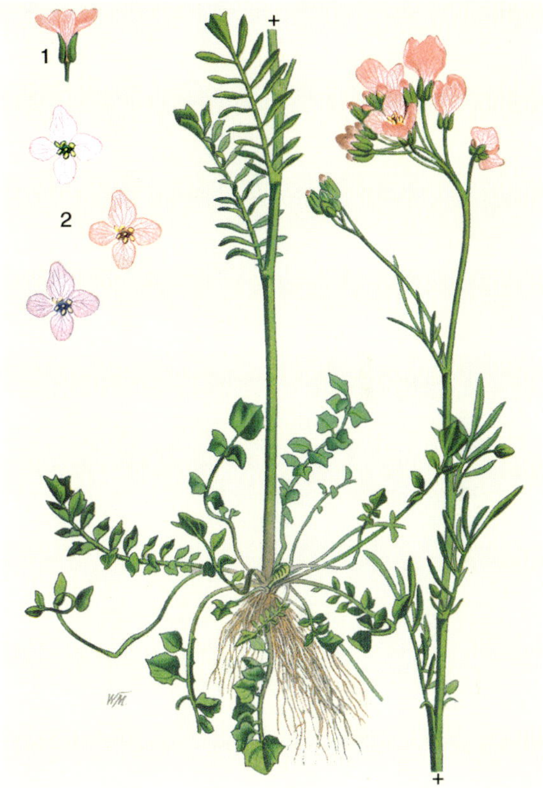

Verwendungshinweise

Beim Sammeln auf allfällige Schaumklümpchen mit Larven der Schaumzikaden achten! Hoher Vitamin C-Gehalt, weiters Senfölglycoside, Mineral- und Bitterstoffe. Ähnlich und ebenso verwendbar die **Echte Brunnenkresse** (*Nasturtium officinale*), Seite 140, oder die in höheren Lagen vorkommende, wertvolle **Wilde Brunnenkresse** (*C. amara*), Seite 68.

Sammelgut: *Blätter und obere Pflanzenteile vor der Blüte, Blütenknospen.*

Geschmack: *Kresseähnlich, leicht bitter, angenehm würzig.*

Verwendung: *Würzkraut für Salate, Käse- und sonstige Brotaufstriche, Saucen, Suppen; getrocknet auch zu Teemischungen.*

Wiesen-KÜMMEL

KrS: 012

Carum carvi, L.

Doldengewächse / Apiaceae (Umbelliferae)

4-6 | 4-9 | , , , , ,

Fettwiesen und -weiden, Raine und Wegränder; collin bis montan; häufig.

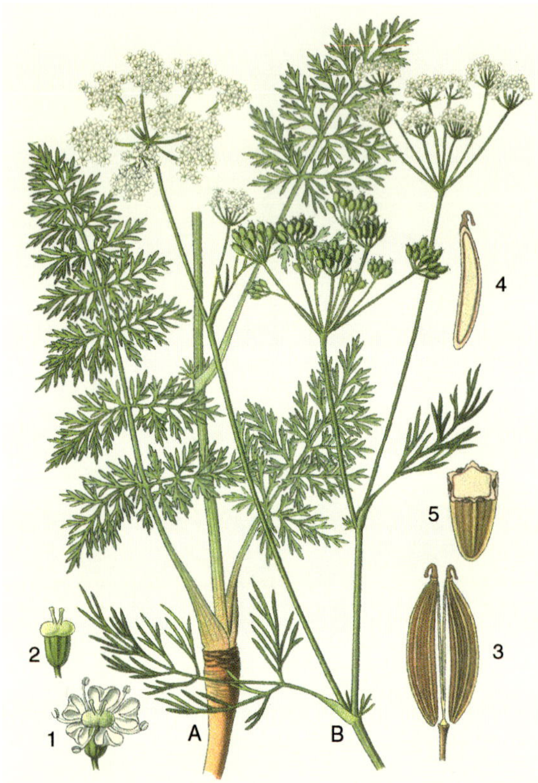

Blattkeimer, Freikroner

Staude, 2-jährig, grasgrün, aufrecht, 30-80 cm hoch, unscheinbar, verbreitet Kümmelgeruch.

Blätter: Wechselständig, kahl, 2-3fach gefiedert, mit schmal-linealischen, 1 mm breiten, spitzen Fiederblättchen, am Blattgrund mit herabgedrückten, **nebenblattartigen Fiedern** (B) am Grund der häutig berandeten Blattscheiden.

Blütendolde: Wird erst im 2. Jahr (A) gebildet, 8-16strahlig, **Krone** weiß oder rosa (1), 2-3 mm breit.

Fruchtknoten: Unterständig (2).

Frucht: 3-7 mm lang (3,4), grünlich, erst beim Trocknen braun werdend, länglich, 5-rippig (5).

Wurzel: Spindelförmig verdickt, hell.

Verwendungshinweise

Vorsicht!	Besondere Vorsicht vor Verwechslungen mit giftigen Doldengewächsen ist geboten ! Eine Verwendung setzt genaue Artenkenntnis voraus !
Sammelgut:	***Wurzel*** *im April des 1. Jahres vor dem Aufblühen,* ***Blätter*** *Mai bis September,* ***Samen*** *Juni bis August.*
Geschmack:	*Die ganze Pflanze riecht und schmeckt nach Kümmel.*
Verwendung:	*Die Wurzel roh oder gekocht, Blätter als Wildsalatanteil, Samen als Gewürz, die ganze Pflanze als Hausteeanteil.*

Echte GUNDELREBE (Gundermann)

KrS: 129

Glechoma hederacea, L.

Lippenblütler oder Taubnesselgewächse / Lamiaceae (Labiatae)

4-6 | 1-12 | , H, , ,

☞ **Fettwiesen, Weiden, Gebüsche, Gärten, Auengebüsche, Ufer, auch halbruderal; Zeigerpflanze für Nährstoffe und Bodenfrische; collin bis montan; häufig.**

Blattkeimer, Vereintkroner

Ausdauernde **Staude** mit 20-40 cm langen, ausläuferartigen Kriechsprossen, an Knoten Wurzeln schlagend, **Stängel** vierkantig, an den Enden aufsteigend.

Blätter: Gegenständig, rundlich bis nierenförmig.

Blüten: Zu 2-3 blattachselständig, kurz gestielt, deutlich 2-lippig, in *Scheinquirlen*, **Krone** deutlich hälftig, 1-2 cm lang, blauviolett bis lilablau, Oberlippe gerade, vorne ausgerandet, Unterlippe 3-lappig, mit größerem, flachem Mittellappen, verkehrt herzförmig. **Kelch:** Gleichartig 5-zähnig (1), **StaubB** 4-zählig, davon 2 kürzer (3, 4), an Oberlippe anliegend, diese nicht überragend (2), **Narbe** lang gestielt (5).

Fruchtknoten: Oberständig, 4-teilig, bei der Reife in 4 einsamige Teilfrüchte zerfallend (6, Schnitte: 7).

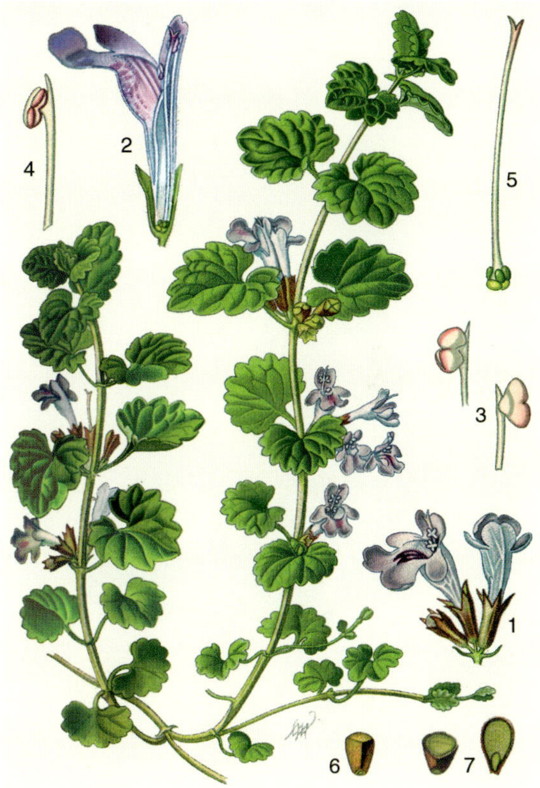

Verwendungshinweise

Der Gundermann wird von Tieren gemieden, ist aber für den Menschen nicht giftig.

Sammelgut:	*Das ganze Kraut das ganze Jahr über.*
Geschmack:	*Ausgeprägt würzig, etwas bitter.*
Verwendung:	*Frisch als würzender Bestandteil von Salaten, Frischpresssaft (verdünnt), zu Spinatgemüse, zu Saucen, Gemüsesuppe, zu Fleischgerichten südlicher Küche, feingehackt mit anderen Frischkräutern zu Brotaufstrichen u.a.m.; getrocknet als Hausteeanteil.*

Echte SCHLÜSSELBLUME (Himmelschlüssel)

KrS: 133

Primula veris, L. (Pr. officinalis)

Primelgewächse (Schlüsselblumengewächse) / Primulaceae

4-6 | 3-5|§, , , H, , , ,

Waldränder, wärmeliebende Eichenwälder, trockene Wiesen auf kalkhältigem Untergrund, lichte Gebüsche; collin bis montan; häufig bis zerstreut.

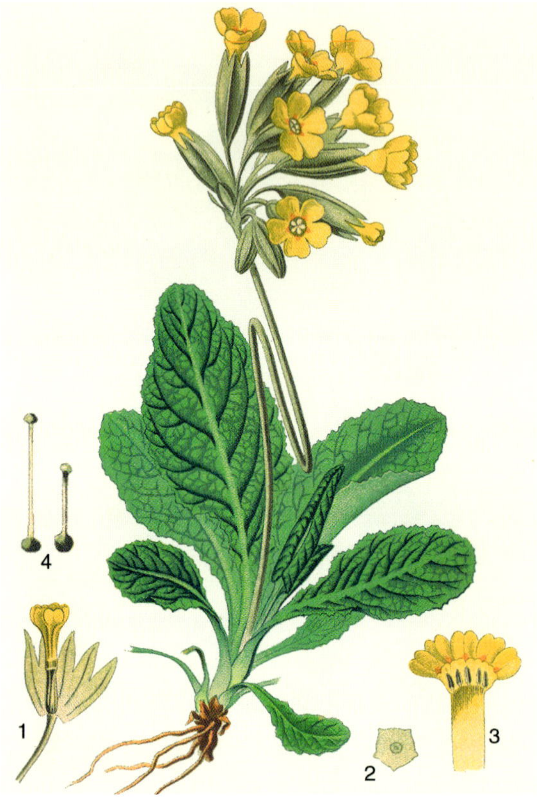

Blattkeimer, Vereintkroner

Staude, mehrjährig, mit grundständiger Blattrosette, bis zu 25 cm aufragender, behaarter, blattloser Blütenschaft.

Blätter: Gegenständig, runzelig, an der Unterseite behaart, Blattspreite vom geflügelten Stiel scharf abgesetzt, am Rand gekerbt, nach unten zurückgerollt.

Blüten: Endständig, in einseitswendiger, nickender Dolde, goldgelb, *duftend,* gestielt, aus 10 bis 30 Einzelblüten, 5-zählig, die **Kronblätter** sind zu einer Röhre verwachsen, am Ende ausgebreitet, ganzrandig, im Schlund mit einem orangefarbenen Fleck (3). **Kelch:** Lang, kantig, glockig aufgeblasen (1, 2), 1 **Griffel,** in unterschiedlicher Länge je Blüte (4).

Fruchtknoten: Oberständig, mit einem Fach, kugelige Fruchtkapsel, vielsamig, im Reifestadium aufspringend.

Verwendungshinweise

Achtung! Die Pflanze steht in einigen Gebieten unter Schutz! Die Pflanzenteile enthalten viel Vitamin C, Kieselsäure, Glykoside; in der Wurzel auch wasserlösliche *Saponine*, die unbekömmlich wirken können!

Sammelgut: *Nur bei ausreichend zahlreichem Vorkommen: Blätter, Blüten mit Schaft.*

Geschmack: *Blätter säuerlich, zusammenziehend, kratzig.*

Verwendung: *Frische, junge Blätter in kleinen Mengen zu Mischsalaten, Wildgemüse; getrocknet für Hausteemischungen.*

HEIDELBEERE (Schwarzbeere)

KrS: 103

Vaccinium myrtillus, L.
Heidekrautgewächse / Ericaceae

4-6 | 7-9 | , H, , , , ,

Bodensaure Laub- und Nadelwälder, Zwergstrauchheiden, Moore; kalkmeidend; submontan bis unteralpin; häufig bis sehr häufig.

Blattkeimer, Vereintkroner

Zwergstrauch, 15-40 cm aufrecht, mehrjährig, mit jüngeren grünen, kantigen, stark verästelten Zweigen, die älteren holzig braun.

Blätter: Wechselständig, sommergrün, eiförmig, spitz, fein gesägt, kurz gestielt, hellgrün, 2-3 cm lang.

Blüten (A): Einzeln in Blattachseln, kurz gestielt, nickend (1), 4-5 Kronblätter, kugelig-krugförmig verwachsen, 4-6 mm lang, grünlich und rötlich überlaufen.

Staubblätter: 8-10 (3).

Fruchtknoten: Unterständig (2).

Frucht (B): Blauschwarze, bereifte, kugelige Beeren, Ø 5-8 mm (5, Schnitt: 4), im Fruchtfleisch viele kleine Samen mit kantigem Rist (tlw. vergößert: 6), Fruchtsaft rot.

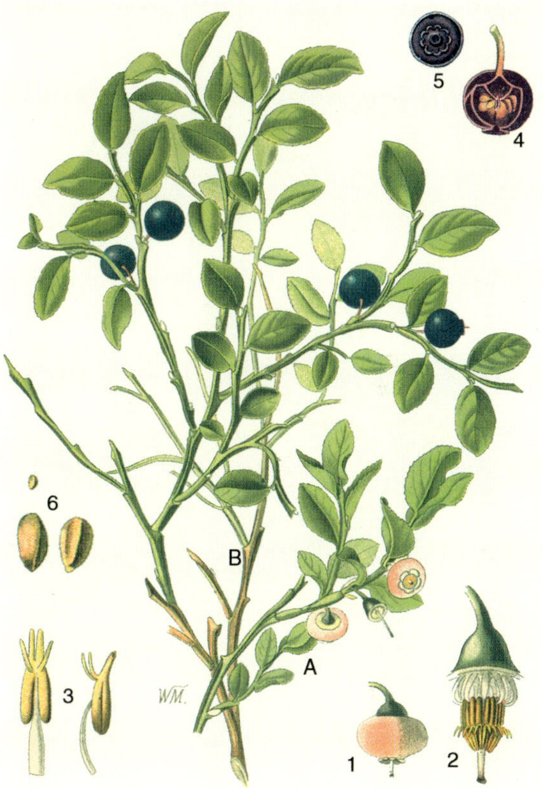

Verwendungshinweise

Sehr begehrtes und wohlschmeckendes Wildobst. Die Blätter und Beeren enthalten Gerbstoff, Zucker, organische Säuren, Vitamin C.

Sammelgut: *Jugendliche Blätter; die reifen Beeren im Juli und August.*

Geschmack: *Blätter zusammenziehend; Beeren wohlschmeckend, süß-säuerlich, aromatisch.*

Verwendung: *Frisch: Beeren zerdrückt in Süß- oder Sauermilch, Frischpresssaft verdünnt; verkocht zu Marmeladen, Fruchtsaft, Sirup; getrocknet: Blätter zu Hausteemischungen, Beeren wie Trockenfrüchte.*

Echter FELDSALAT (Vogerlsalat, Rapünzchen)

KrS: 122

Valerianella locusta, (L.) Laterr.

Baldriangewächse / Valerianaceae

4-6 | 10-4 | ,

☞ **Äcker, Getreidefelder, Wege, Trockenrasen, Gebüschsäume; anspruchslos; wird auch kultiviert; collin bis montan; mäßig häufig bis zerstreut.**

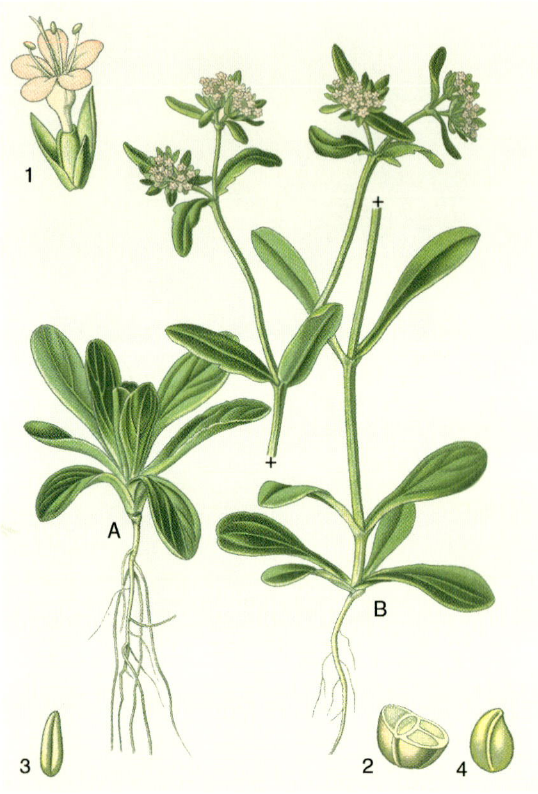

Blattkeimer, Vereintkroner

Kraut, einjährig, aufrecht, 10-20 cm, **Stängel** gabelästig verzweigt.

Blätter: Gegenständig, grundständige Blattrosette, **Spreite** länglich-oval, die unteren spatelförmig, 2-7 cm lang, obere lanzettlich, spitz, glattrandig.

Blüten: Aus Astgabelungen entspringende, endständige, büschelige *Trugdolden* (B), unscheinbar, Kelch fehlend bis ± deutlich 1-6zähnig, 5 verwachsene **Kronblätter**, bläulichweiß bzw. blassblau, 2mm breit, 3 **StaubB**, in unteren Astgabelungen meist keine Blüten.

Fruchtknoten: Unterständig (1, 3). **Frucht:** Im Schnitt elliptisch (2), mit einer seichten Furche zwischen den leeren Fruchtfächern, das Samen (Nüsschen) tragende Fruchtfach ist höckerförmig verdickt, rundlich, abgeflacht, kurz zugespitzt, glatt (4).

Verwendungshinweise

Der wertvolle Wildsalat enthält Kohlehydrate, ätherisches Öl, Mineralien (Fe) und die Vitamine A, B, C (!). Empfehlenswert ist eine eigene Aussaat im August/September, die eine Ernte von Oktober bis ins Frühjahr ermöglicht.

Sammelgut: *Junge Grundblätter (Rosette) vor der Blüte (A).*

Geschmack: *Angenehm, etwas nussartig.*

Verwendung: *Frisch als delikater, wertvoller Salat, zu Mischsalaten, Kartoffelsalat u.a.m.*

LÖWENZAHN (Kuhblume, Röhrlsalat)

KrS: 120

Taraxacum officinale, Web.

Korbblütengewächse / Asteraceae (Compositae)

4-7 | 3-10 | H, , ,

☞ **Fettwiesen und Weiden, Äcker, Wege, Schuttplätze, meist auf tiefgründigen Ton- und Lehmböden; Pionierpflanze; collin bis subalpin; sehr häufig.**

Blattkeimer, Vereintkroner

Mehrj. **Staude,** 10-40 cm hoch, mit weißem Milchsaft, artenreich, viele Unterarten, Tiefwurzler; *Zungenblütiger Korbblütler (Cichorioidae).*

Blätter: Grundständige **Rosette** (A), gegenständig, länglich, stark gelappt und vielzähnig oder tief fiederspaltig mit dreieckigen Lappen, grasgrün.

Blüten: Im einköpfigen Blütenkorb, Ø 3-6 cm, auf hohlem, ± langem und blattlosem **Stängel** befinden sich ausschließlich schwefel- bis goldgelbe Zungenblüten mit 5 **Staubblättern** (1), 1 **Griffel** (2), **Hüllblätter** (Kelch) 2-reihig, linealisch bis schmal lanzettlich, zurückgeschlagen. **Fruchtknoten:** Unterständig, mit gestielter, weißer Flugeinrichtung (*Pappus*), Korbboden nackt (3). **Frucht:** Unter dem Schnabelgrund mit spitzen Höckern (4), hellbraun, lang geschnäbelt (2x die Länge der Frucht), einsamig.

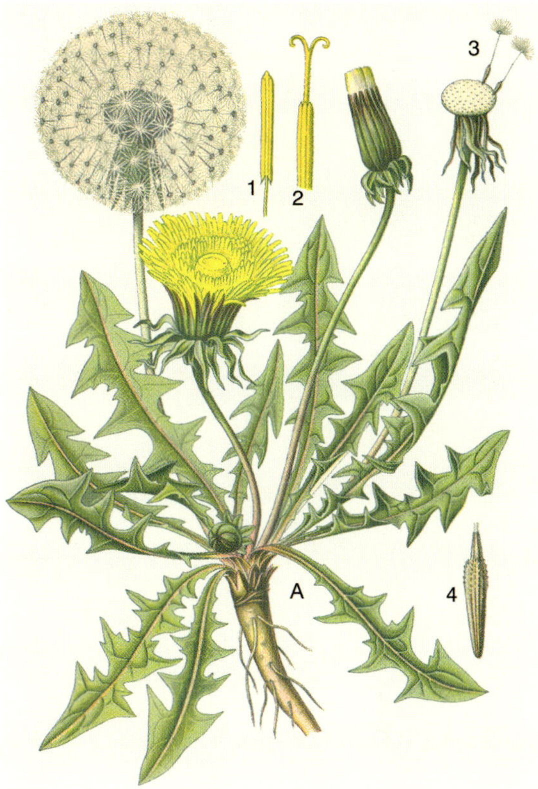

Verwendungshinweise

Im Herbst im Keller in Sand eingelegte Wurzeln treiben im Frühjahr frische, gebleichte Salatblätter! Als Wildgemüse eignen sich auch andere Arten mit vollem Stängel, wie der **Herbst-Löwenzahn** (*Leontodon autumnalis*), S. 166, oder **Hainsalat** (*Aposeris foetida*), S. 127.

Sammelgut: *Blüten und Knospen; Blätter das ganze Jahr; Wurzeln Frühjahr und Herbst.*

Geschmack: *Würzig, bitter; die Wurzel fast süßlich.*

Verwendung: *Frische, junge Blätter zu Salat, ältere für Mischgemüse, Saucen, Suppen, Blütenknospen für Gemüse, Löwenzahn-Bitter; Blüten für Löwenzahn-Sirup; getrocknete Blätter als Hausteeanteil; Wurzeln geröstet, gemahlen als Kaffee.*

Wiesen-SALBEI

KrS: 129

Salvia pratensis, L.

Lippenblütler oder Taubnesselgewächse / Lamiaceae (Labiatae)

4-8 | 4-8 | , ,

☞ **Kalk-Magerrasen, Halbtrockenrasen, trocken-warme Fettwiesen; Tiefwurzler; kalkholder Rohbodenpionier; collin bis montan; häufig.**

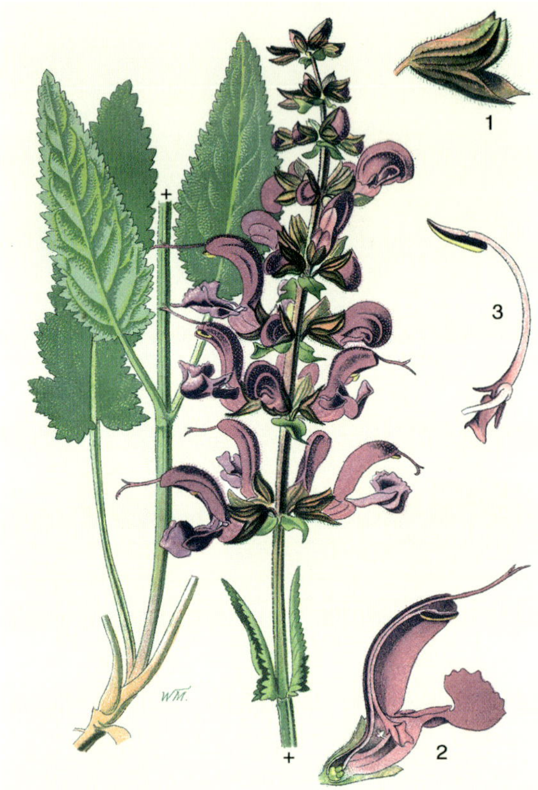

Blattkeimer, Vereintkroner

Ausdauernde **Staude**, 30-60cm hoch, die oberen Stängelteile drüsenhaarig.

Blätter: Gegenständig, dunkelgrün, runzelig, die Grundblätter sind zur Blütezeit vorhanden, die grünen Knäueltragblätter und **KelchB** drüsenhaarig, flaumig behaart, Spreite mit herzförmigem oder abgerundetem Grund.

Blüten: Violettblau, 20-30mm lang, teils zwittrig, teils etwas kleinere, nur weibliche Blüten, in Scheinquirlen. **Kelch** und **Krone** deutlich 2lippig, Kelchzähne sehr kurz, nicht begrannt, alle **KZähne** der Oberlippe gleich lang (1), nur eine der 2 **StaubB**-Hälften Pollen erzeugend, die 2 **StaubB** (3) ragen nicht aus der Krone (2), sind gelenkig und wirken wie *Schlagbaum*.
Fruchtknoten: Oberständig.
Die 4teilige **Klausenfrucht** zerfällt bei Reife in 4 einsamige Teilfrüchte (*Klausen*).

Verwendungshinweise

Der ähnliche, kultivierte **Garten-S.** (*S. officinalis*) wird vorwiegend als Gewürz verwendet. Weil weniger ätherische Öle enthaltend, eignen sich als Wildgemüse neben dem Wiesen-Salbei noch der **Quirl-S.** (*S. verticillata*) und der **Steppen- oder Hain-S.** (*S. nemorosa*).

Sammelgut: *Die Blätter von April bis August.*

Geschmack: *Aromatisch, würzig.*

Verwendung: *Roh und frisch die kleingewiegten Blätter als würzende Beigabe zu Salaten, junge Blätter aber auch in größeren Mengen für Mischsalate; weiters für spinatartige Gemüse, Aufstriche; getrocknet als Hausteeanteil, Kräuterpulver.*

Acker-TÄSCHELKRAUT (Hellerkraut)

KrS: 024

Thlaspi arvense, L.

Kreuzblütengewächse / Brassicaceae (Cruciferae)

4-9 | 3-11 | , ,

☞ ***Unkraut* in Äckern, Wiesen, Weiden, anWegrändern, im Ödland; collin bis montan; sehr häufig.**

Blattkeimer, Freikroner

Einjähriges **Kraut**, aufrecht 10-40 cm, kahl, gelbgrün, beim Zerreiben Knoblauchgeruch, Stängel kantig, schötchenfrüchtiger Kreuzblütler.

Blätter: Wechselständig, ohne grundständige **Blattrosette**, Stängelblätter lanzettlich mit pfeilförmigem Grund den **Stängel** umfassend, ganzrandig oder gezähnt.

Blüten: Weiß (1),**KronB** unzerteilt, klein, Ø 4-6mm, in endständigen Trauben, **Griffel** (fast) fehlend, nur 0,3mm lang, 6 ungeflügelte **Staubfäden**. Oberständiger **Fruchtknoten**.

Frucht: *Schötchen* (2), Ø 10-15mm, flach, fast kreisrund, breit geflügelt, oben u-förmig ausgerandet, enthält 5-6 konzentrisch-runzelige **Samen** (3, vergr.: 5) an schmaler Scheidewand (4), Fruchtfächer 5samig.

Wurzel: Tiefreichende Pfahlwurzel.

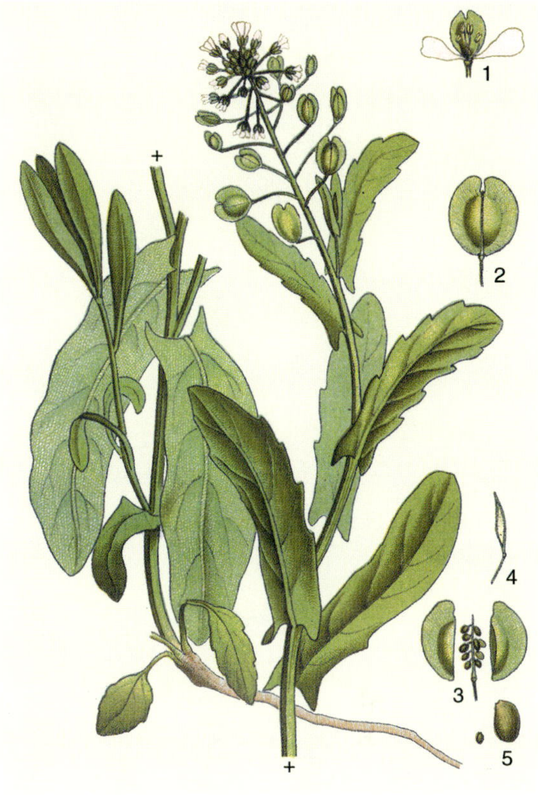

Verwendungshinweise

Wenn auf einer Pflanze ein weißer Pilzbelag erkennbar ist, sollte man vorsichtshalber auf das Sammeln verzichten!

Sammelgut: *Junge Pflanzen und Blätter der ausgewachsenen Pflanzen von März bis November.*

Geschmack: *Scharf, würzig.*

Verwendung: *Frische Blätter und junge Pflanzen mit Blütenstand als Beigabe zu Mischsalaten, feingehackt zu Käseaufstrichen; geschmort zu frischen Kartoffeln, zu Eierspeise, als Würze zu faschierten Laibchen.*

Weiße TAUBNESSEL

KrS: 129

Lamium album, L.

Lippenblütler oder Taubnesselgewächse / Lamiaceae (Labiatae)

4-10 | 3-9 | , H, , ,

An sonnigen, trockenen Stellen, bei Zäunen, auf Viehlagerplätzen, in ruderalen Staudengesellschaften(Stickstoffzeiger); **(sub)montan bis subalpin; häufig bis zerstreut.**

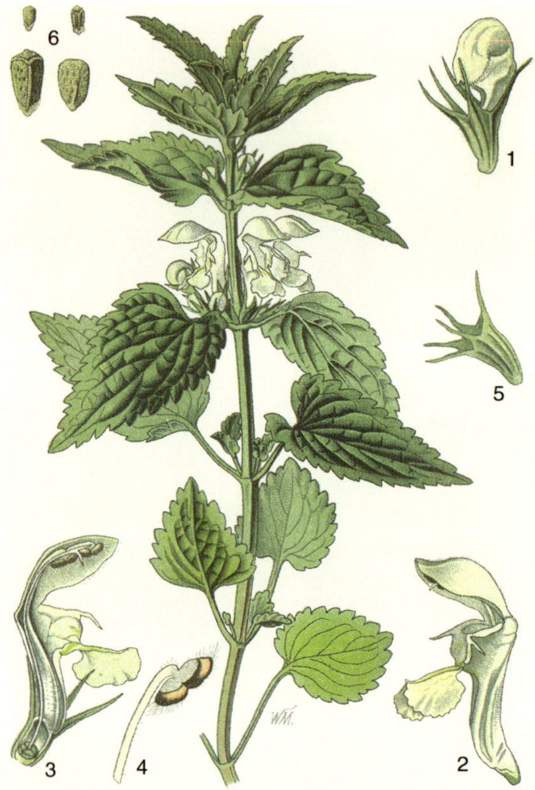

Blattkeimer, Vereintkroner

Mehrj. **Staude,** 20-50cm hoch, **Stängel** vierkantig, behaart, unterird. Ausläufer.

Blätter: Gegenständig, gestielt, lang zugespitzt (ähnlich der Brennessel), scharf gesägt, 3-7 cm lang.

Blüten: Weiße bis gelblichweiße Lippenblüten in Scheinquirlen, **Krone** 20-25 mm lang, 2-lippig, Oberlippe helmartig, darunter angeschmiegt (3) die **Staubbeutel**, bärtig behaart (4), 2 lang, 2 kurz, Unterlippe „unzerteilt", am Grunde meist mit 2 fadenförmigen Anhängseln (2), **Kronröhre** aufwärts gebogen, innen mit schrägem Haarring, am Grund meist mit violetten Flecken, sehr reich an Nektar, daher nach Honig riechend, **Kelch** 5zähnig mit beinahe gleichen Zähnen (1, 5).

Fruchtknoten: Oberständig, vierteilig, zerfällt bei Reife in 4 einsamige Teilfrüchte (*Klausen*), **Samen** kantig (6).

Verwendungshinweise

Als Wildgemüse ebenso verwertbar ist die **Kleine T.** (*L. purpureum*): ein *Unkraut* auf Äckern, in Gärten, Weingärten, bis 20 cm hoch, mit purpurroten Blüten, Seite 59.

Sammelgut: *Junge Blätter und Triebe vor der Blüte (März - Mai), Blüten oder blühendes Kraut bis August.*

Geschmack: *Mild würzig, aromatisch.*

Verwendung: *Frisch zu Mischsalaten; getrocknet als Hausteeanteil; gut geeignet als Beigabe zu Wildgemüsen und Aufläufen; verkocht zu Taubnesselspinat.*

LAUCHKRAUT (Knoblauchrauke)

KrS: 024

Alliaria petiolata, Cav. et Gr. (A. officinalis, Andr.)

Kreuzblütengewächse / Brassicaceae (Cruciferae)

5-6 | 4-11 | , , ,

☞ **Frische Unkrautfluren, ruderale Gebüsche, Auwälder, liebt schattige, feuchte, nitrathaltige Böden** (Stickstoffzeiger)**; collin bis montan; sehr häufig.**

Blattkeimer, Freikroner

Kraut, zweijähriges, schotenfrüchtiges Kreuzblütengewächs, 20-100cm hoch, aufrecht, kahl, unverzweigt.

Blätter: Wechselständig, die unteren lang gestielt, nierenförmig, buchtig gezähnt, die oberen herzförmig, spitz gezähnt, beim Zerreiben nach Knoblauch riechend.

Blüten: Klein, Ø 5-8mm, in deckblattlosen Trauben, vier weiße, kreuzförmig angeordnete **KronB**, 1 **Griffel** mit ± deutlich erkennbaren 2 **Narben.**

Fruchtknoten: Oberständig, 2-fächerig.

Frucht: *Schoten*, vierkantig, 2-3cm lang, schmal-linealisch, an aufrecht abstehenden **Stielen** (1), 2-fächrige, 2-klappig aufspringende **Kapsel** (2) mit meist silbriger Scheidewand, vielsamig.

Wurzel: Pfahlwurzel, fleischig.

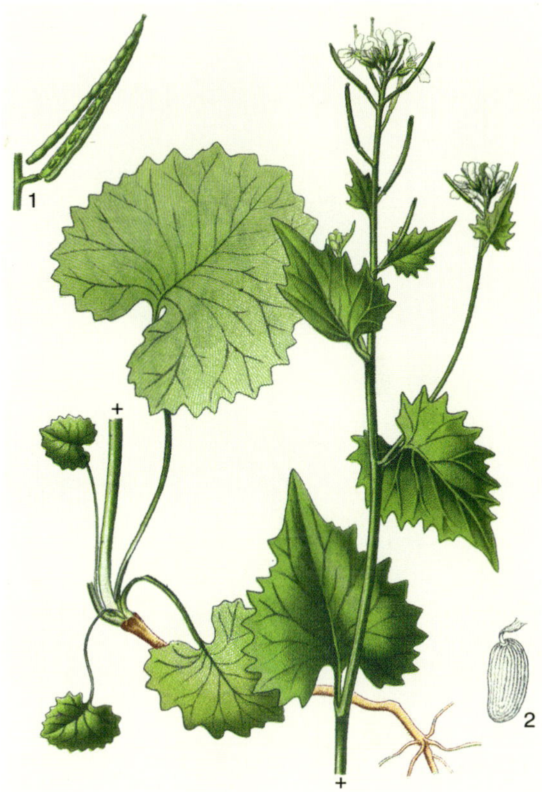

Verwendungshinweise

Wie Bärlauch, jedoch etwas schwächer nach Knoblauch schmeckend, enthält viel Vitamin C.

Sammelgut:	*Blätter und junge Triebe im Frühjahr, Blätter das ganze Jahr.*
Geschmack:	*Nach Knoblauch.*
Verwendung:	*Frisch als Gewürzkraut zu Salaten, Mischgemüsen, Suppen, Füllungen, Saucen zu Lammfleisch, die Wurzel fein geschnitten als Gewürz zu Salaten, Kartoffelgerichten, Käseaufstriche u.a.m.; getrocknet als Hausteeanteil.*

BÄRLAUCH (Waldknoblauch)

KrS: 158

Allium ursinum, L.
Liliengewächse / Liliaceae

5-6 | 3-5 | , ,

☞ **Harte Auwälder, lehmig-feuchte Edellaubwälder und Bergmischwälder; collin bis montan; häufig bis zerstreut.**

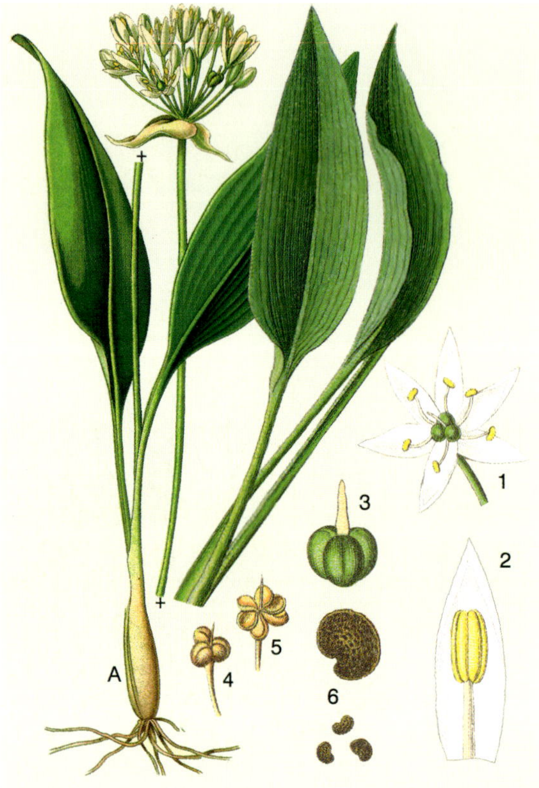

Spitzkeimer, Blütenhülle 6-zählig

Mehrjährige **Staude,** 20-50cm hoch, der Blütenstängel entspringt einer Zwiebel, ist nicht verzweigt, kahl, 2-3kantig, intensiver Knoblauchgeruch.

Blätter: Grundständig, meist 2-fach, Spreite lanzettlich-elliptisch, zugespitzt, 2-5cm breit, **Stängel** 5-15cm, stielrund, die glänzende, dunkelgrüne ***Unterseite* ist durch Drehung des Blattes am Stielansatz nach oben orientiert**, die blasse Oberseite zum Boden gerichtet, **BLeitbündel** sehr tief parallelnervig.

Blüten: In endständiger, lockerer Trugdolde aus 6-20 sternförmigen weißen Einzelblüten (1), gebildet aus 6 aufrechten, lineal-lanzettlichen **Hüllblätter**n in zwei Kreisen, 6 **Staubblätter** (1, 2). **Fruchtknoten**: Oberständig (3, 4, 5), **Narbe** einfach (3). **Frucht:** 3-fächerige **Kapsel** mit schwarzen, kantigen Samen (6). **Zwiebel (A):** Länglich, fleischig, ca. 1x4cm.

Verwendungshinweise

Achtung! Um Verwechslungen mit dem stark giftigen Maiglöckchen zu vermeiden, beachten Sie, bitte, die artunterscheidenden Merkmale: Kein Knoblauch-Geruch, glockige, wohlriechende Blüten in einseitswendiger Traube! Weitere verwendbare Laucharten sind der **Weinberg-L.** (*A. vineale*) auf sonnigen Äckern und Wiesen, der **Gemüse-L.** (*A. oleraceum*) sowie der **Alpen-Schnittlauch** (*A. schoenoprasum subsp.alpinum*).

Sammelgut: *Die Blätter bzw. ganze Pflanze vor der Blüte.*
Geschmack: *Stark nach Knoblauch, etwas herber.*
Verwendung: *Frisch zu Frühlings-Mischsalaten, gekocht zu Bärlauch-Mischgemüse, Bärlauchsauce, Spaghettisauce, zum Würzen von Aufstrichen, Kräuterbutter ...*

Gewöhnliches BARBARAKRAUT (Winterkresse)

KrS: 024

Barbarea vulgaris, R.Br.

Kreuzblütengewächse / Brassicaceae (Cruciferae)

5-6 | 9-4 | , , ,

☞ **Feuchte Äcker, Ruderalstellen, Wege, Dämme, Ufer, Kiesbänke, Flussauen; collin bis subalpin; häufig.**

Blattkeimer, Freikroner

Zweijährige, wintergrüne **Staude**, schotenfrüchtiger Kreuzblütler.

Blätter: Wechselständig, grasgrün, die oberen, stängelumfassenden Blätter mit pfeilförmigem Grund, buchtig gezähnt; die unteren, grundständigen Blätter gestielt, gefiedert, auf jeder Seite mit 2-5 ei-länglichen **Fiedern** und großer, rundlicher Endfieder.

Blüten: Gelb, Ø 7-9mm, Blütenstand in verzweigter Traube, **KronB** 2x so lang wie der kahle, 2+2zählige **Kelch**, *Schoten* aufrecht abstehend (1), 15-25mm lang, auf dünnen, 4-6mm langen Stielen (1), 1 **Griffel**, 1,5-2,5mm lang, ± deutlich 2lappige **Narben**.

Fruchtknoten: Oberständig, 2fächerige Kapsel mit Scheidewand.

Samen: Einreihig, höchstens 3mm lang, geschnäbelt.

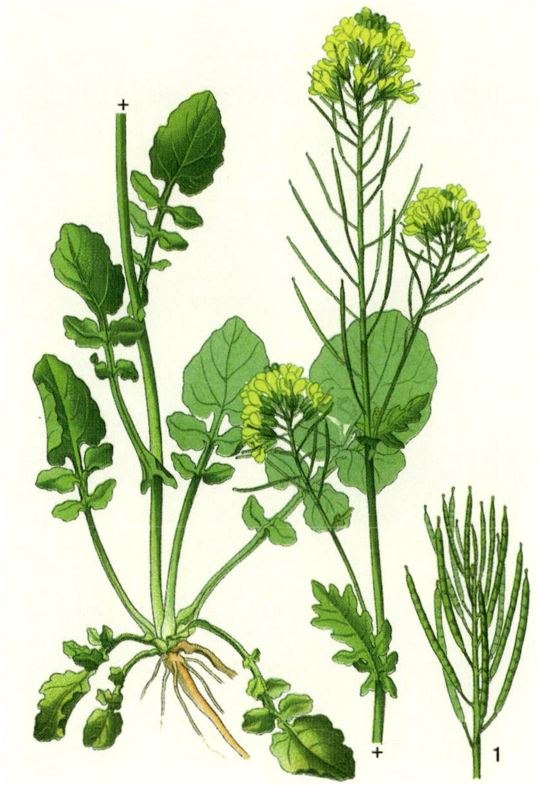

Verwendungshinweise

Da diese Pflanze winterhart ist, sollte man sie vorzugsweise in der an Wildpflanzen armen Jahreszeit sammeln und verwenden.

Sammelgut: *Junge Blätter bzw. ganze Pflanzen von September bis April.*

Geschmack: *Leicht scharfer, senfähnlicher Geschmack.*

Verwendung: *Frisch: Beimengung zu Salaten, Mischgemüse, Spinat, als Würze in Fleischsaucen, Kräuterbutter und über Bratkartoffel; getrocknet als Anteil von Haustees.*

BERBERITZE (Sauerdorn)

KrS: 046

Berberis vulgaris, L.

Berberitzengewächse / Berberidaceae

5-6 | 9-11 | , , H, , ,

☞ **Weidegebüsche, Waldränder, Auenwälder, lichte Laub- und Kiefernwälder, Lesesteinhaufen; kalkliebend; collin bis subalpin; häufig bis zerstreut.**

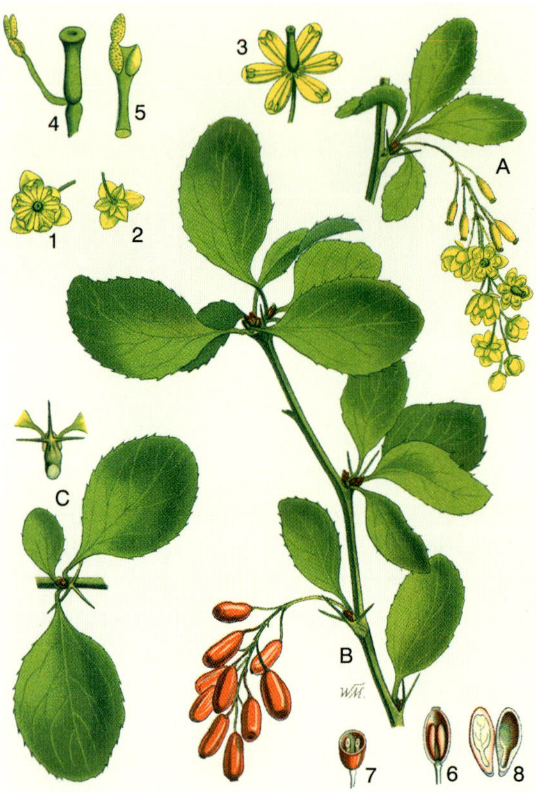

Blattkeimer, Freikroner

Strauch, sommergrün, bis 3m hoch, reich verzweigt, Zweige gefurcht, Langtriebe mit 1-7 meist 3-teiligen Blattdornen, Rinde braunrot, im Alter grau.

Blätter: Verkehrt eiförmig, 2-6cm lang, am Rande gezähnt, stehen in büscheligen **Rosetten** in den Dorn-Achsen (C).

Blüten: Gelb, 6zählig (1), in vielblütigen, hängenden Trauben (A), **Krone** aus Quirlen mit 3 gelben, kelchblattartigen **KronB** (2) und 6 **HonigB** (3), stark riechend, Blütendetail vergrößert: **Stempel** mit **Staubgefäß** (4), Staubgefäß allein (5).

Fruchtknoten: Oberständig (3).

Frucht: Orangerote, 8-11mm lange, längliche **Beere** mit Fruchtfleisch (B), (Querschnitt: 6, Längsschnitt: 7), **Same** (8).

Verwendungshinweise

Achtung!	Alle Pflanzenteile, ausgenommen die Beeren, sind schwach giftig ! Hoher Gehalt an Vitamin C, Pektin, Mineralien.
Sammelgut:	*Die reifen Früchte.*
Geschmack:	*Säuerlich, angenehm.*
Verwendung:	*Roher Saft wird zu Hausessig vergoren, als Zusatz zu Fruchtsäften, (statt Zitrone), würzige Zugabe zu Einkochobst und Marmelade.*

Gemeine FICHTE (Rottanne)

KrS: 000

Picea abies, (L.) Karsten (P. excelsa, Lk.)

Kieferngewächse / Pinaceae

5-6 | 4-5 | , H,

Auf mäßig flachgündigen und feucht-sauren Böden, allein oder in Vergesellschaftung mit anderen Nadel- oder Laubbäumen; Flachwurzler; montan bis subalpin.

Nadelnacktsamer, Nadelhölzer (*Coniferopsida*), nicht im Kreisschlüssel enthalten!

Einhäusiger immergüner **Nadelbaum**, bis 50m hoch, Stamm mit rötlichbrauner bis braungrauer Rinde, Baumkrone kegelförmig spitz.

Nadeln: 1-2cm lang, wechselständig, stechend spitz, mit verholzenden **Stielchen**, im Querschnitt rhombisch-4kantig (8), beidseitig mit Spaltöffnungen (weißliche Punkte, *Lupe!*); beim Zerreiben harzig duftend. Bei Nadelabfall bleiben die Zweigachsen wegen der Nadelstielchen raspelartig rauh.

Blüten: Erscheinen etwa ab dem 30. Lebensjahr, *männliche* Blüten kätzchenförmig (1), **StaubB** (2) viele; *weibliche* zu 2 auf später verholzenden Samenschuppen (3, 4), **BlStand** in aufrechter Zapfenform, karminrot, nach der Reife hängend; abfallend. **Samen:** Geflügelt (5, 6, 7). **Flache Wurzelscheibe.**

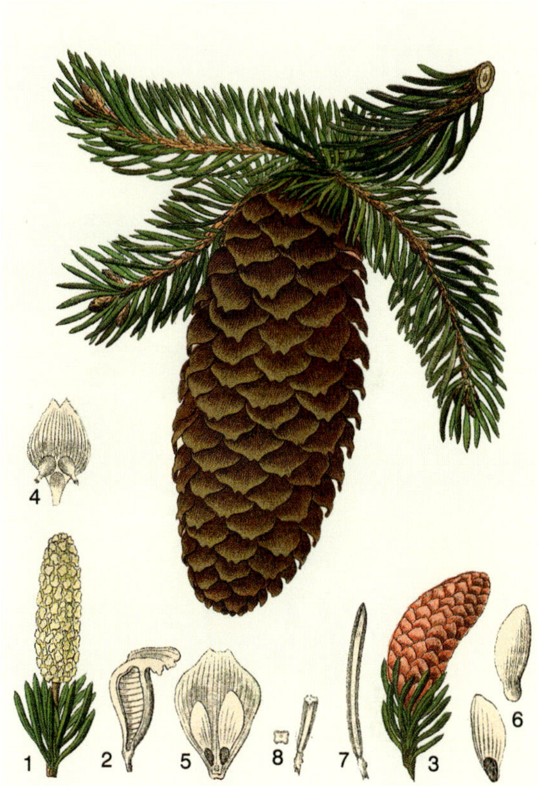

Verwendungshinweise

Die Rinde der Fichte wird als ältestes deutsches Gerbmittel angesehen. Dieser Baum liefert das meistverwendete Nutzholz und wurde daher lange Zeit hindurch artfremd in Monokulturen und auch in Tieflagen angebaut. Bedeutende Ausfälle, u.a. durch Schädlingsbefall, führten in letzter Zeit zur Besinnung.

Sammelgut: *Die jungen hellgrünen Maitriebe.*

Geschmack: *Harzig, terpentinartig, etwas bitter.*

Verwendung: *Die ganz jungen Maitriebe für die Herstellung des Fichten-Sirups.*

Zweigriffel-WEIßDORN (Stumpflappiger W.)

KrS: 006

Crataegus laevigata, (Poir.) DC. (C. oxyacantha, L.)

Rosengewächse / Rosaceae

5-6 | 4-10 | , H, , , ,

☞ **In frischen bis feuchten Edellaubwäldern, auf kalkarmen Böden, in Hecken, auf Schuttflächen, an Wald- und Wegrändern; collin bis obermontan; zerstreut.**

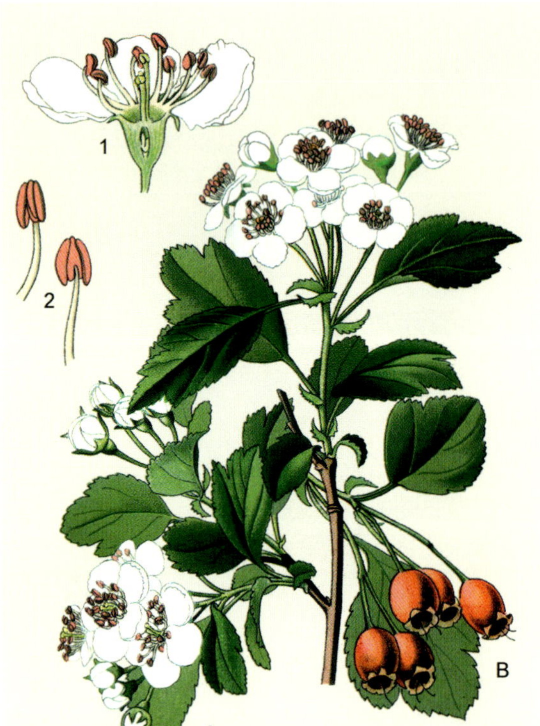

Blattkeimer, Freikroner

Sommergrüner **Strauch**, 1-8m hoch, bedornte Kurztriebe.

Blätter: Wechselständig, **Spreite** verkehrt eiförmig, schwach gelappt, mit keilförmigem Grund, glänzend dunkelgrün, **Nebenblätter** an blühenden Kurztrieben ganzrandig oder mit wenigen, groben, 3eckigen Zähnen.

Blüten: Weiß, in vielblütigen Trugdolden, Blühfolge von innen nach außen, **KronB** 5-zählig, kreisrund, **KelchB** kurz, breit 3eckig, ±stumpflich (A), meist 2-3 **Griffel**, davon einer kürzer (1), **Staubgefäße** rot, viele (2).

Fruchtknoten: Mit dem Fruchtboden verwachsen, unterständig (1).

Frucht: Sammelsteinfrucht, eiförmig-elliptisch bis gestaucht kugelig, rot, Ø 7-10mm (B).

Verwendungshinweise

Ähnlich und ebenso verwendbar ist der **Eingriffel- oder Spitzlappige W.** (*C. monogyna*) mit roten, einsteinigen Früchten.

Sammelgut: *Junge Blätter April bis Mai, Blüten bis Juni, Früchte August bis Oktober.*

Geschmack: *Blätter schmecken nussartig, die Früchte säuerlich, zusammenziehend.*

Verwendung: *Frische, junge Blätter und Blüten als Gemüse und Salat,*
Früchte als entsteintes Mus zu Früchtespeisen, Einkochobst, Gelees, u.a.m.;
getrocknete Blätter, Blüten und Früchte für Hausteemischungen.

Wald-ERDBEERE

KrS: 041

Fragaria vesca, L.

Rosengewächse / Rosaceae

5-6 | 5-7 | , H, , ,

☞ **Liebt nährstoffreiche, lehmige und feuchte Böden in Waldlichtungen, Kahlschlägen, an lichten Wald- und Wegrändern; collin bis montan; sehr häufig.**

Blattkeimer, Freikroner

Mehrj. **Staude,** 5-20cm, oberirdische, an den Knoten wurzelnde Ausläufer.

Blätter: Grund- und wechselständig, 3zählig oder gefingert, *oberseitig* grün, gleichmäßig ± dicht behaart, *unterseitig* dicht angedrückt (silbrig) behaart, **Spreite** des untersten **Hochblattes** laubblattartig, gezähnt, Blütenstiele aufwärts anliegend behaart, Nebenblätter.

Blüten: Weiß, Ø 1-1½ cm, Blütenstand 3-6(10)blütig, die **Knospe** (1), 5 **KronB**, nicht ausgerandet, Außenkelch, mit je 5 zur Fruchtzeit abstehenden oder zurückgeschlagenen **KelchB** (2), beim Pflücken der reifen Beere zurückbleibend, **StaubB** 10+ (3), ein Fruchtblatt (*Karpell*, 4).

Fruchtknoten: Oberständig, nach der Blütezeit sich stark vergrößernd.

Frucht: Vielsamige Scheinfrucht mit hartschaligen Samen (*Nüsschen*) (5).

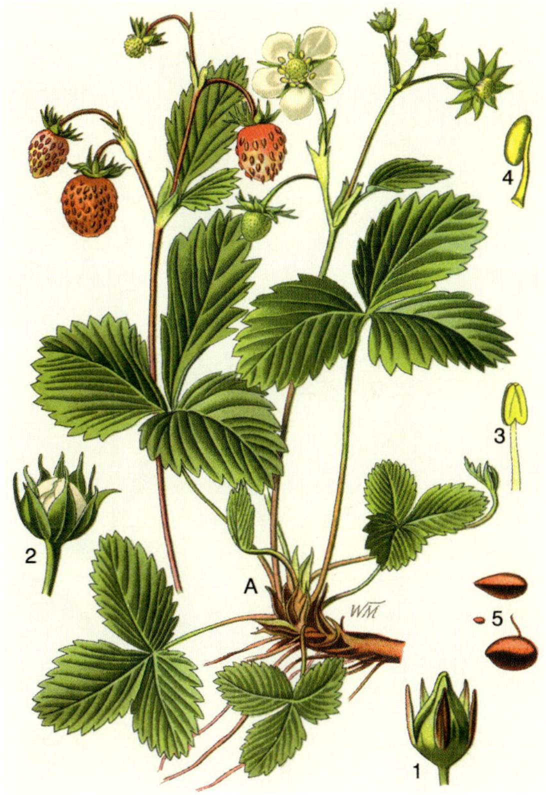

Verwendungshinweise

Frisch gepflückte Erdbeeren sollten baldmöglichst verwendet werden. Bei allergischer Disposition kann der Genuss von Erdbeeren Überempfindlichkeitsreaktionen auslösen.

Sammelgut: *Blätter oder die ganze Pflanze Mai bis Juni; die Früchte Juni und Juli.*

Geschmack: *Blätter herb, zusammenziehend, die alten bitter; Früchte sehr schmackhaft.*

Verwendung: *Frische Früchte am besten roh genießen, zum Einkochen usw. viel zu schade! Frische, junge Blätter als Bestandteil von Wildsalaten, Haustee, Gemüse; getrocknete Blätter für wohlschmeckenden Haustee, der an chinesischen Tee erinnert, jedoch nicht kreislaufanregend wirkt.*

Wiesen-GLOCKENBLUME

KrS: 100

Campanula patula, L.
Glockenblumengewächse / Campanulaceae

5-7 | 4-9 | ,

☞ **Frische nährstoffreiche Wiesen, Wegränder, Gebüschsaum; collin bis untermontan; sehr häufig.**

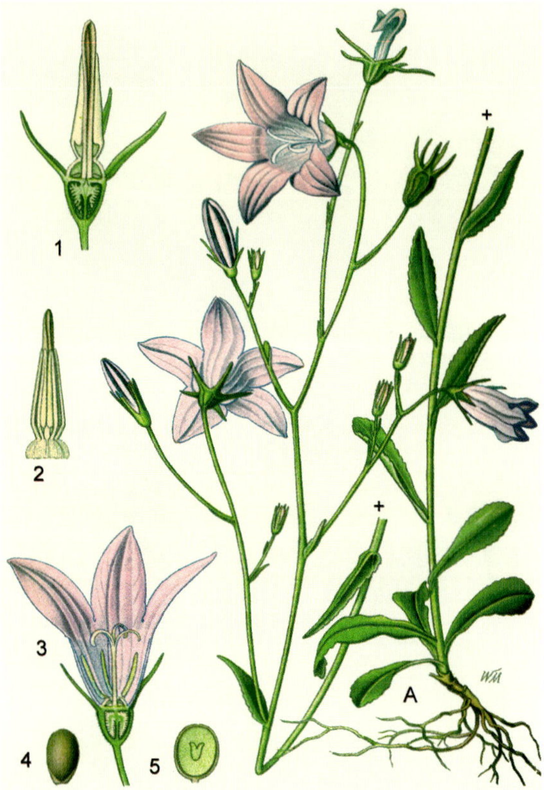

Blattkeimer, Vereintkroner

Zweijährige **Staude**, 30-60cm hoch.

Blätter: Wechselständig, **GrundB** länglich-lanzettlich bis spatelig, in den kurzen Stiel verschmälert, schon früh absterbend, **StängelB** lanzettlich, sitzend, **TragB** kürzer als die Blütenstiele.

Blüten: In locker ausgebreiteter *Rispe*, seitliche Blüten mit 2 Hochblättern, **Krone** 15-25mm lang, vor dem Aufblühen gekrümmt, dann trichterig-glockig, lila bis lilablau, bis auf die Hälfte 5spaltig, deutlich nach außen gebogen, **Kelchzipfel** (1, 3), schmal-lanzettlich, in der unteren Hälfte beidseitig 1-2 Zähnchen, 3 zurückgerollte **Narben**, ragen nicht aus der **Krone** (3), **StaubB** anliegend (2), der **Griffel** am Grunde von Drüsenring umgeben (1).

Fruchtknoten: Unterständig (1), verkehrt kegelförmig, **Frucht:** 3fächerige, vielsamige **Kapsel** (4, Schnitt: 5).

Verwendungshinweise

Ähnlich und ebenso zu verwenden ist die einseitswendige **Acker-Glockenblume** (*C. rapunculoides*) mit Ausläufern, die teils gefährdete **Rapunzel-G.** (*C. rapunculus*) u.a.m.

Sammelgut: *Blätter, Knospen, unreife Früchte von April bis September.*
Geschmack: *Mild aromatisch.*
Verwendung: *Salat, Spinat, Gemüsebrühe.*

WALDMEISTER (Duft-Labkraut)

KrS: 126

Galium odoratum, (L.) cop. (Asperula odorata)

*Kaffee- oder Krappgewächse (Labkraut-, Rötegewächse) / Rubiacea*e

5-6 | 4-6 | , , H, ,

Krautreiche Buchen- und Laubmischwälder (Edellaubwälder);
collin bis montan; häufig.

Blattkeimer, Vereintkroner

Mehrj.**Staude**, grasgrün, 15-30cm, aufrecht, während der Blüte und im welken/trockenen Zustand den „*Cumarin-/Waldmeistergeruch*" verbreitend, Stängel 4kantig, unverzweigt, kahl und glatt.

Blätter: 2 gegenständig, in Scheinquirlen, mit vergrößerten **Nebenblättern**, 6 bis 8 zählig, lanzettlich, zugespitzt, am Rande mit feinen Borsten.

Blüten: Kleine, weiße, trichterförmige, 4zipfelige **Kronen** (1), in einer Trugdolde (4), Ø 4-5mm, 2 **Griffel** (2), 4 wandständige **Staubgefäße** (3).

Fruchtknoten: Unterständig (2), dicht mit hakigen Börstchen besetzt (5), trocken, lederig.

Frucht: Nussartige Spaltfrüchte mit Widerhaken (6, 7).

Wurzel: Kriechend, aus den Knoten steigen die Sprosse auf.

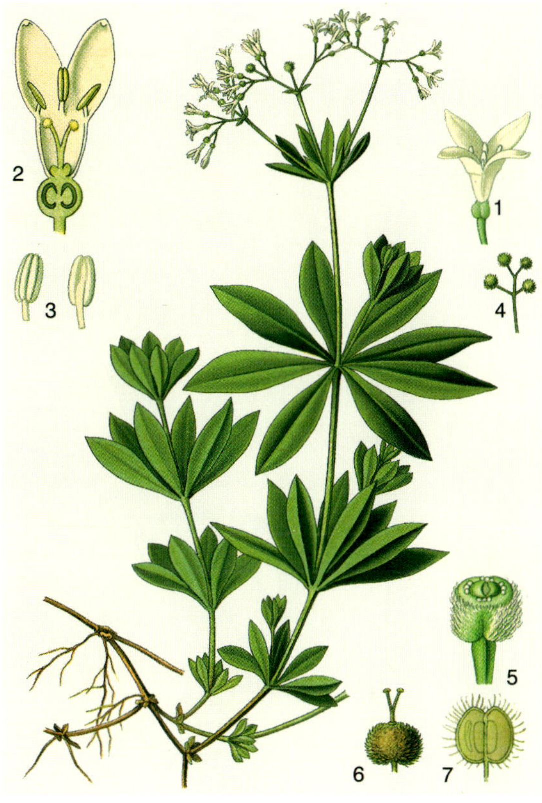

Verwendungshinweise

Vorsicht! Nur in kleinen Mengen verwenden, da ***Cumarin,*** das den typischen Waldmeisterduft verströmende Glykosid, in höherer Dosierung Nebenwirkungen verursacht, Kopfschmerzen und Schwindel auslösen kann!

Sammelgut: *Pflanze vor der Blüte, kann auch getrocknet werden.*

Geschmack: *„Waldmeistergeschmack".*

Verwendung: *Frisch in Apfelsaft etwas ziehen lassen ergibt ein belebendes Getränk; sehr bekannt auch als Teil der „Waldmeisterbowle".*

Bach-NELKENWURZ (Bach-Nelkwurz)

KrS: 041

Geum rivale, L.

Rosengewächse / Rosaceae

5-6 | 3-10 | H

☞ **Ufergesellschaften, Quellfluren, Auwälder, Hochstaudenfluren; montan bis subalpin; mäßig häufig bis zerstreut.**

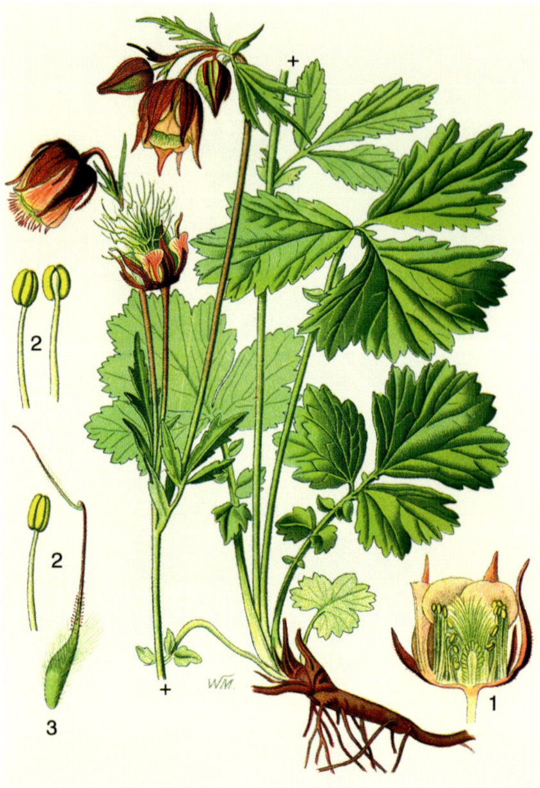

Blattkeimer, Freikroner

Mehrjährige, aufrechte **Staude**, 20-100cm, Stängel locker verzweigt.

Blätter: Grundrosette aus wechselständigen **Fiederblättern** mit 3-6 Paaren ungleicher **Seitenblättchen**, **Endblättchen** groß, rundlich, gelappt oder eingeschnitten, Ränder gesägt, die **Nebenblätter** der **Grundblätter** bilden eine mit dem **Stängel** verwachsene Scheide, obere Stängelblätter 3lappig, Blattspitzen gesägt.

Blüten: Nickende Köpfchen mit 3-5 glockenförmigen, 5zähligen (1), lang gestielten Blüten, **KronB** rosa-violett, herzförmig, innen gelblich, **KelchB** purpurfarben, dreieckig-lanzettlich zugespitzt, eng anliegend, äußere kürzer, **StaubB** 10 bis zahlreich (2).

Fruchtknoten: Oberständig, mit hakig gegliedertem Griffel (3).

Frucht: Federige Nussfrüchte.

Verwendungshinweise

Ähnlich und ebenso verwendbar ist die **Echte Nelkenwurz** (*G. urbanum*), Seite 112.

Sammelgut: *Blätter Mai bis Juni, Wurzelstock März bis April und September bis Oktober.*

Geschmack: *Wurzeln riechen nach Gewürznelken, Geschmack der Blätter leicht bitter.*

Verwendung: *Junge Blätter für Mischsalate, gekocht zu Mischgemüse; die Wurzeln gekocht und/oder getrocknet als Gewürz.*

ROBINIE (Falsche Akazie)

KrS: 056

Robinia pseudoacacia, L.

Schmetterlingsblütler / Fabaceae (Papilionaceae, Leguminosae)

5-6 | 5-6 | , H, , ,

☞ **Auf nährstoffreichen, lockeren, sandigen oder lehmigen Böden, besonders entlang von Eisenbahntrassen etc.; im pannonischen Raum häufig.**

Blattkeimer, Freikroner

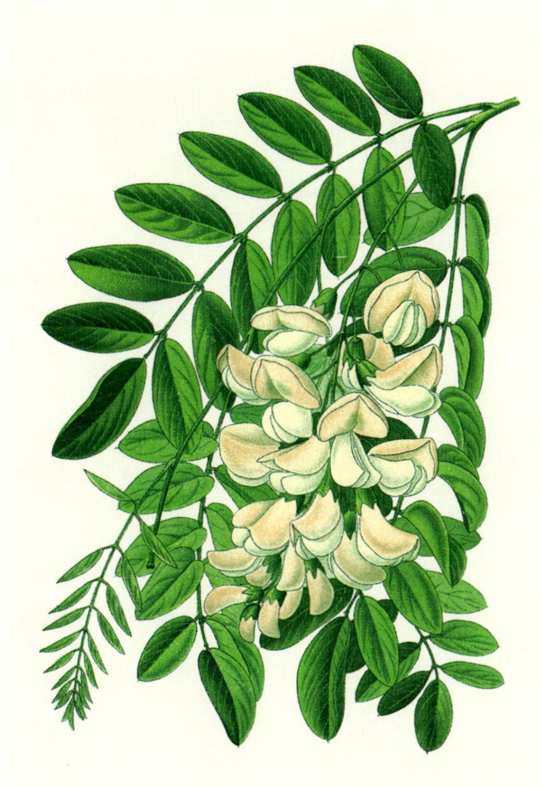

Laubbaum, 10-25m hoch, mit lichter Krone, regelmäßig verzweigt, schirmförmig, Borke grob rissig, dünn, graubraun, netzartig gefurcht.

Blätter: Wechselständig, unpaarig mit 9-19 eiförmigen Teilblättchen gefiedert, 20-30cm lang, unterseitig graugrün, mit 2 Dornen (umgebildete NebenB) am Ansatz des Blattstiels, 1-2cm lang.

Blüten: In achselständigen, erst aufrechten dann hängenden Trauben, *Schmetterlingsblüten* mit 5 weißen bis ± rosa **Kronblättern**, 1½-2cm lang, wohlriechend. **Fruchtknoten:** Oberständig. **Frucht:** Schlanke, schwarze Hülsen, 5-10cm lang, 1-2cm breit, purpurbraun, glatt, kahl, 4-10samig.

Wurzel: Führt mit Hilfe ihrer symbiontischen **Knöllchenbakterien** zu einer Überdüngung des Bodens (*Nitrate*).

Verwendungshinweise

Diese Pflanze wurde bereits am Anfang des 17. Jh. aus Nordamerika in Europa eingeführt, ist verwildert und hat sich seither über weite Landstriche hin eingebürgert. Sie ist wegen ihrer nahezu unkontrollierbaren Verbreitung und Anreicherung des Bodens ihres Standortes mit Nitraten teilweise gefürchtet. Ihr Holz wird gerne für Zaunpfähle verwendet.

Sammelgut: *Die blühenden Trauben.*

Geschmack: *Süßlich-würzig.*

Verwendung: *Die ganzen Blütentrauben werden in Backteig getaucht und wie Hollunderblüten herausgebacken. Begehrtes, witterungsresistentes Holz.*

HIMBEERE

KrS: 052

Rubus idaeus, L.

Rosengewächse / Rosaceae

5-6 | 4-10 |

☞ **Waldlichtungen, Waldschläge, Auen, lichte Schluchten, Schutthalden; Humuszehrer; collin bis subalpin; sehr häufig.**

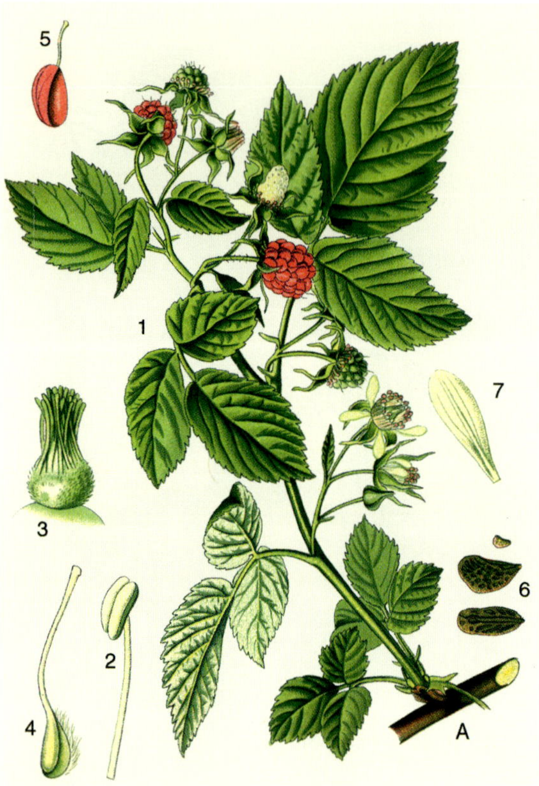

Blattkeimer, Freikroner

Zweijähriger **Halbstrauch,** 1-2m hoch, **Schösslinge** (Triebe des 1. Jahres) weichstachelig, aufrecht bis überhängend, verholzen, mit zarten, bis 5mm langen, schwarz-purpurnen **Stacheln**.

Blätter: Wechselständig, Schössling-Blätter unpaarig, 3-7zählig gefiedert, unterseits filzig behaart, Rand gesägt, teilweise bedornt.

Blüten: Weiß, 5zählig, Ø bis 3cm, Blütenstand im 2. Jahr aus Blattachseln der Schösslinge entspringend, nickend, in lockeren *Trugdolden*, **Kronblätter** schmal eiförmig, 5mm lang, 3mm breit (7), **Kelchblätter** nach der Blüte zurückgebogen (1).
Fruchtknoten: Oberständig, **Griffel** viele (3, 4), **Staubblätter** viele (2), viele kahle **Steinfrüchte**, zusammenhängend, mit rotem Fruchtfleisch (5), die sich vom Fruchtboden lösen, **Samen** (6, tlw. vergrößert).

Verwendungshinweise

Wildwachsende Himbeeren sind wesentlich gehaltvoller und schmecken viel aromatischer als die in sogenannten Beerengärten.

Sammelgut: *Blätter April bis Juni; Früchte Juli bis September, manchmal bis Oktober.*

Geschmack: *Früchte wohlschmeckend süß-säuerlich, aromatisch; Blätter zusammenziehend, aromatisch.*

Verwendung: *Roh die Früchte, als Fruchtsaft, Mus, zu Süß- oder Sauermilch;*
gekocht zu Sirup, Marmelade, Fruchtmix u.v.a.m.;
getrocknete Blätter als Hausteeanteil.

Schwarzer HOLLUNDER

KrS: 127

Sambucus nigra, L.

Geißblattgewächse / Caprifoliaceae (Neu: Holundergewächse / Sambucaceae)

✿ 5-6 | ✾ 4-10 | ⚇, H, ✗, ✕, ☐, ⚡

☞ **In frischen bis feuchten, nährstoffreichen Edellaubwäldern, besonders Auwäldern, Gebüschen, Ruderalfluren; Stickstoffanzeiger; collin bis untermontan; sehr häufig.**

Blattkeimer, Vereintkroner

Mehrjähriger **Strauch**/Baum, 3-7m hoch, sommergrün, Stamm mit ausgebreiteten Ästen und weißem **Mark**.

Blätter: Gegenständig, unpaarig gefiedert, unterseits bläulichgrün, mit meist 5 eiförmigen, länglich-zugespitzten, 5-10cm langen, fein gezähnten **FiederB** (A), **NebenB** sehr klein.

Blüten: Lange nach Blättern erscheinend, strahlig, viele kleine, gelblich-weiße, radförmig verwachsene Blüten, Ø 6-8mm (1), stehen in endständiger, flach-schirmförmiger, 10-20cm breiter *Schirmrispe* mit 5 Hauptästen, **Blütenkrone** 5zählig, **StaubB** gelblich, 3 sitzende, weiße **Narben** (2). **Fruchtknoten:** Unterständig (3), mit 3 Fächern.
Frucht (B): 3teilige Steinfrucht, beerenartig, schwarzviolett (4), mit purpur- bis violettfarbenem Saft (Schnitt: 5), **Samen** (6, Schnitt: 7).

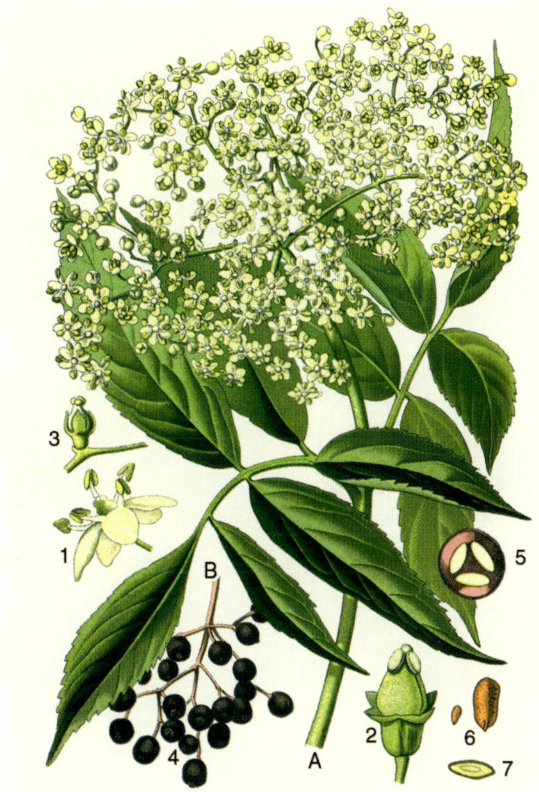

Verwendungshinweise

Die wertvollen, reifen Früchte erregen roh genossen bei vielen Menschen Brechreiz, daher nur in überkochtem Zustand verwenden!

Sammelgut: *Blüten Juni bis Juli; Blätter April bis September; reife Beeren bis Oktober.*

Geschmack: *Blüten süßlich, zerriebene Blätter und Rinde unangenehm.*

Verwendung: *Frische Blüten in Pfannkuchenteig getunkt backen, schmecken köstlich!*
Weiters verarbeitet zu Holunderblütenmilch, -sirup und Hollersekt;
getrocknete Blätter und Blüten als Hausteeanteil;
überkochte reife Früchte zu Saft, Sirup, Marmelade, Wein u.a.m.

Echte MEHLBEERE

KrS: 006

Sorbus aria, (L.) Crantz.

Rosengewächse / Rosaceae

5-6 | 9-11 | §, ,

Sonnige Misch- und Laubwälder, trockene Bergwälder, Kalkfelshänge; liebt kalkhältige, steinige Böden; collin bis montan (subalpin); häufig bis zerstreut.

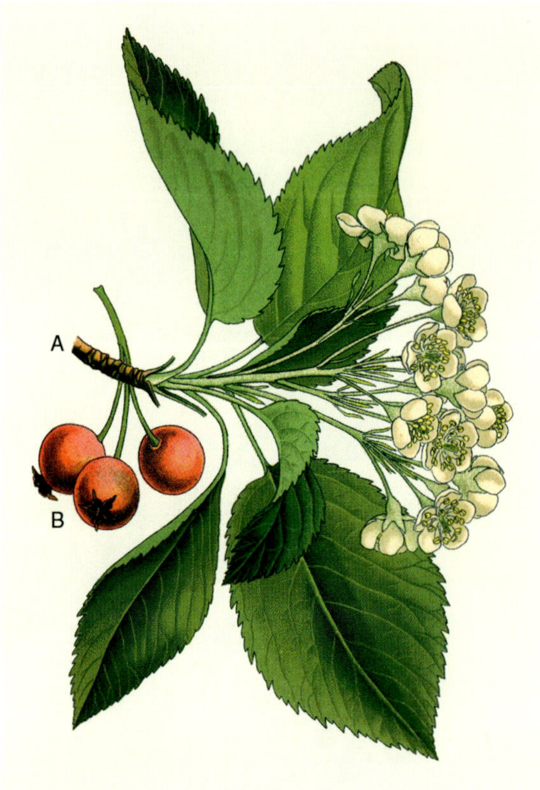

Blattkeimer, Freikroner

Strauch/Baum, 2-10m hoch, sommergrün.

Blätter: Wechselständig, eiförmig, unregelmäßig gesägt, 8-14cm lang, dunkelgrün, unterseitig grau- bis weißfilzig behaart, mit 10-14 Nervenpaaren.

Blüten: Weiß, abstehend, vielblütig in *Schirmrispen* (A), **Kronblätter** 3-5mm lang, 2 **Griffel**, **StaubB** viele.

Fruchtknoten: Mit dem Blütenboden verwachsen, unterständig.

Frucht (B): Apfelartige Sammelfrucht, rot bis orange, mehlig, kugelig-eiförmig, Fächer des Kerngehäuses mit pergamentartiger Wand.

Verwendungshinweise

Verwandt und ähnlich verwendbar ist die **Eberesche** (*S. aucuparia*), Seite 93, und die **Elsbeere** (*S. torminalis*).

Sammelgut: *Die reifen Früchte September bis November.*

Geschmack: *Süß-sauer.*

Verwendung: *Nach mehrtägiger Lagerung roh zu essen (nach den ersten Frösten schmackhafter) und als Kompott. Die Früchte eignen sich gut zum Trocknen und Dörren, dann lässt sich aus den Dörrfrüchten ein Fruchtmehl mahlen.*

EBERESCHE (Vogelbeerbaum)

KrS: 006

Sorbus aucuparia, L.

Rosengewächse / Rosaceae

5-6 | 9-11 | , H, , , , ,

☞ **Lichte Laub- und Nadelwälder, Schlagflächen; auf nährstoff- und kalkarmen Böden, tiefwurzelnde Pionierpflanze; collin bis obermontan; zerstreut bis häufig.**

Blattkeimer, Freikroner

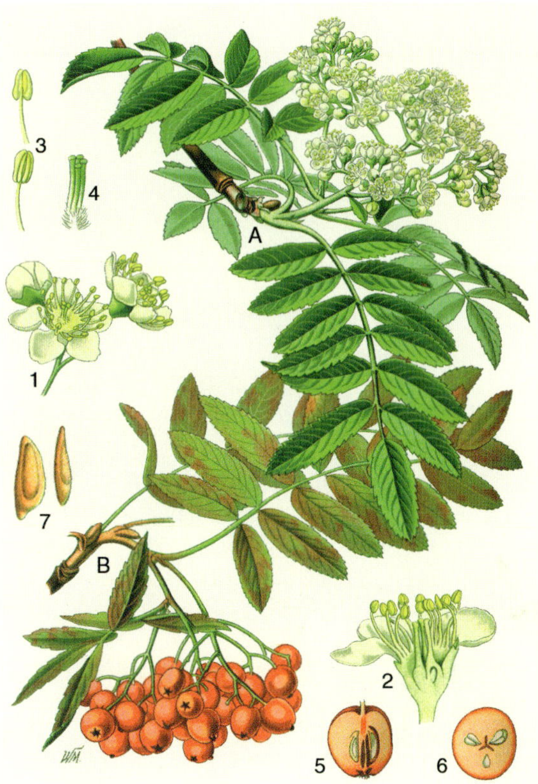

Strauch/Baum mit hellgrauer, glatter Borke, im Alter längsrissig, schwärzlich, 5-15m hoch, sommergrün, mit schwarz-filzig behaarten Blattknospen.

Blätter: Wechselständig, unpaarig gefiedert, 9-15 fast sitzende **Fiederblätter**, länglich-lanzettlich, 4-6cm lang, scharf gezähnt, unterseits behaart.

Blüten: In reichblütigen Doldentrauben, (A), **KronB** weiß, 5zählig (1), 4-5 mm lang, 5 **Kelchblätter**, 2-4 **Griffel** (4), **Staubblätter** viele (3), Geruch unangenehm.

Fruchtknoten: Unterständig, mit dem Blütenboden verwachsen (2).

Frucht: Nahezu kugelige, apfelartige, orangerote *Sammelbalgfrucht*, im Ø 8-10mm (B, L-u.QSchnitt: 5, 6), Fächer des Kerngehäuses mit pergamentartiger Wand, **Samen** (vergr.: 7).

Verwendungshinweise

Hoher Vitamin C-Gehalt! Ähnlich verwendbar und verwandt ist die **Echte Mehlbeere** (*S. aria*), Seite 92, und die **Elsbeere** (*S. torminalis*).

Sammelgut:	*Junge Blätter; ganze, sehr reife Beerenrispen im September bis November.*
Geschmack:	*Sehr sauer, zusammenziehend (nach den ersten Frösten milder).*
Verwendung:	*Roher Frischsaft (anstelle einer Zitrone), zur Herstellung von Essig, Schnaps; verkocht als Mischfruchtkompott mit Apfel, Birne, Kürbis u.a., als Mus, ... dabei das Kochwasser wegschütten! Getrocknete Blätter und Früchte für Haustee, zerkleinert zu Getreidegerichten.*

Gewöhnlicher SCHNEEBALL (Herzbeere)

KrS: 127

Viburnum opulus, L.

Geißblattgewächse / Caprifoliaceae (Neu: Holundergewächse /Sambucaceae)

5-6 | 9-10 | , , , ,

Auwälder, frische bis feuchte Wälder und Bachränder; collin bis untermontan; zerstreut bis häufig.

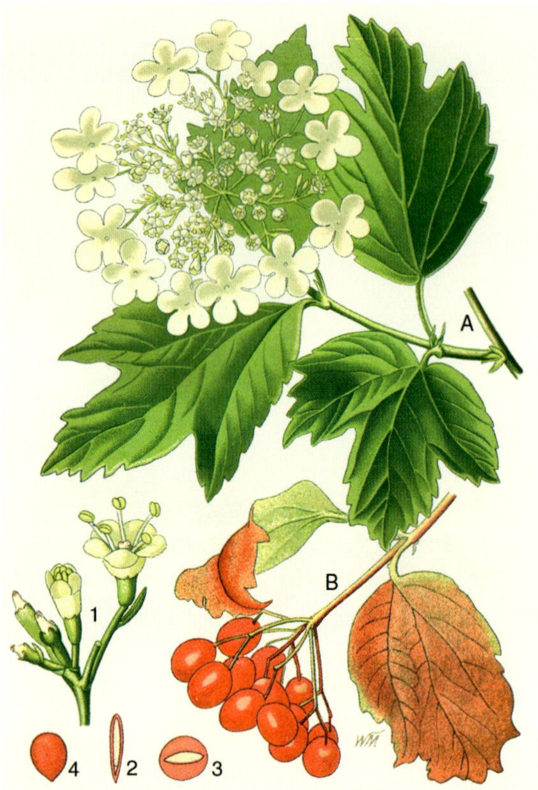

Blattkeimer, Vereintkroner

Strauch, sommergrün, 1-3(4)m hoch.

Blätter: Gegenständig, rundlich, 3-5lappig, **Blattspreite** bis 10cm lang und breit, 1½-3cm lang gestielt mit 2-4(6) sitzenden, becherförmigen **Nektardrüsen**, beiderseits kahl und grün, Abschnitte unregelmäßig gezähnt, junge ***Zweigachsen*** etwas kantig, kahl.

Blüten: Zahlreich in Schirmrispen (A), Ø 5-10cm, Blütenkrone Ø 6-8mm, weiß, die **Randblüten** unfruchtbar, mit viel größerer, unsymmetrisch-radförmiger **Krone** (Schaueinrichtung), Ø 15-25mm, strahlig, 5zählig, 3lappige, sitzende **Narbe**, 5 gelbe, aus der Blüte ragende **Staubgefäße** (1).

Fruchtknoten: Unterständig, 1 Fach.

Frucht (B): Kugelig bis eiförmig (4), zuletzt rot, Ø 8-10mm, einsamiger, herzförmiger **Steinkern** (2, 3).

Verwendungshinweise

Achtung! Die Früchte sind schwach giftig und erzeugen bei Rohgenuss Übelkeit ! Eine allfällige Verwendung ist daher nur in abgekochtem Zustand ratsam, da die als giftig einzustufenden Inhalsstoffe beim Erhitzen zerstört werden.

Sammelgut: *Die reifen Beeren von September bis Oktober in den ersten Erntetagen.*

Geschmack: *Gekocht schmackhaft.*

Verwendung: *Verkochen zu Kompott, Marmelade. Aus der Maische kann ein schmackhafter Schnaps gebrannt werden.*

Wiesen-LABKRAUT (Kleines Wiesen-Labkraut)

KrS: 126

Galium mollugo, L.

Krappgewächse (Labkraut-/Rötegewächse) / Rubiaceae

5-7 | 4-10 | , H, , ,

☞ **Fettwiesen, Wegraine, Gebüsche, Waldränder, Harte Auwälder; collin bis montan; häufig.**

Blattkeimer, Vereintkroner

Ausdauernde, 30-60cm hohe **Staude**, niederliegend, aufsteigend oder kletternd, **Stängel** 4kantig.

Blätter: Zu 6-9 quirlständig, lineal-lanzettlich, 2-8mm breit, mit aufgesetzter Spitze, auffällig dünn.

Blüten: 4zählige, flach radförmige, weiße 4zählige **Krone**, Ø 2-3mm, **Kronzipfel** grannenartig zugespitzt, in pyramiden- und *rispenartigem* Blütenstand, Blütenstiele etwas länger als die Blüte, meist 3-4mm lang, 4 **StaubB**, der **BlKronröhre** eingefügt, 2 sitzende **Narben**, **Kelch** undeutlich.

Fruchtknoten: Unterständig.

Frucht: Trocken-lederige, 2zählige *Spaltfrucht*, bei der Reife in zwei 1samige, eiförmige Teilfrüchte zerfallend.

Pfahlwurzel.

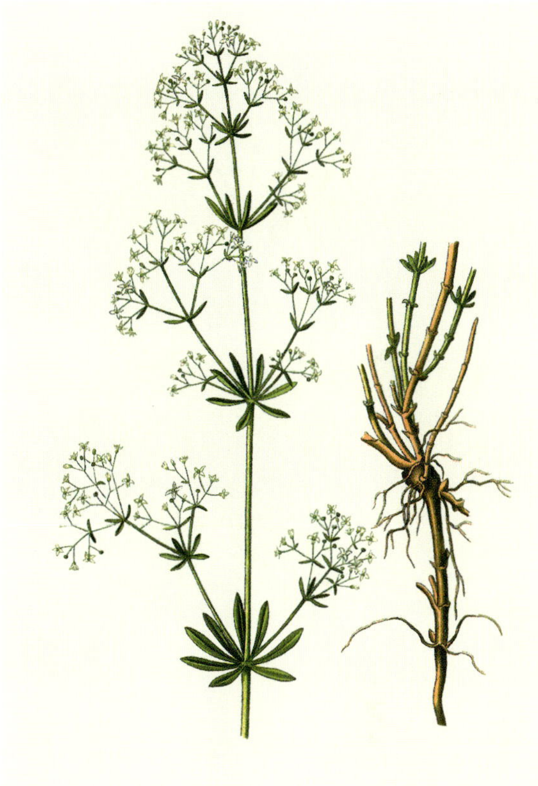

Verwendungshinweise

Als Wildgemüse ebenso geeignet ist das an sonnigen, trockenen Plätzen, Wegrändern und in lichten Wäldern vorkommende **Echte L.** (*G. verum*). Es enthält neben Gerbstoffen, Glykosiden, ätherischen Ölen u.a. ein Labferment, weshalb diese Pflanze früher zur Milchgerinnung und damit auch zur Käseerzeugung verwendet wurde.

Sammelgut: *Die oberirdischen Teile der Pflanze von April bis Oktober.*

Geschmack: *Zusammenziehend säuerlich.*

Verwendung: *Roh und frisch als Beigabe zu Mischsalaten, Spinatgemüse, Gemüsebrühe; getrocknet als Hausteeanteil.*

KREN (Meerrettich)

KrS: 024

Armoracia rusticana, L.

Kreuzblütengewächse / Brassicaceae (Cruciferae)

5-7 | 9-3 | , H, ,

☞ **Verwilderte Kulturpflanze in stickstoffreichen, sonnigen Unkrautfluren, auf nährstoffreichen Böden in Wiesen; collin bis montan; mäßig häufig bis zerstreut**

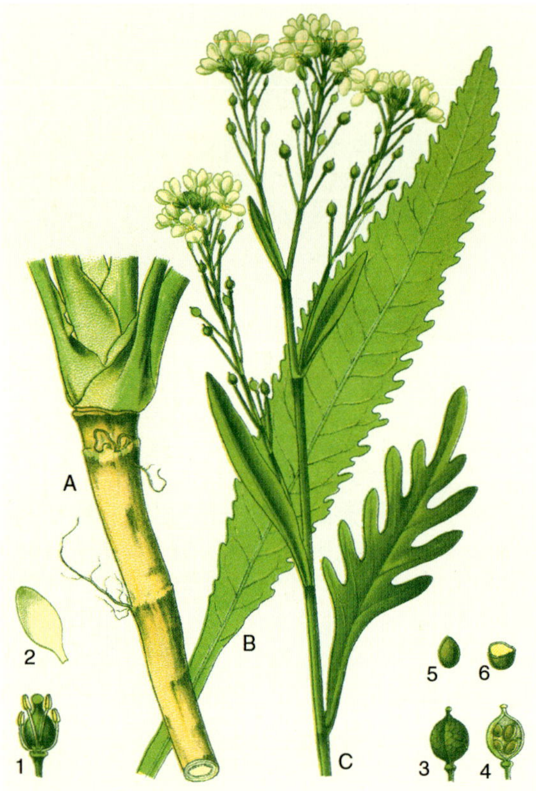

Blattkeimer, Freikroner

Mehrjährige **Staude**, ½-1½m hoch, kahl, im 2. Jahr Blütentrieb (C) mit kantig gefurchtem, verzweigtem Stiel, kurzen Seitentrieben, würzigem Duft.

Blätter: Grund- und wechselständige, langstielige **Rosette**, mit bis 1m langen, ganzrandigen bis gezähnten oder gesägten **Blättern** (B), nur die oberen **Stängelblätter** tiefer eingeschnitten (C).

Blüten: In dichtblütigen Trauben (C), strahlig, 4 **KronB**, klein (2), weiß, mit 1 kurzen **Griffel** (1), 6 **StaubB**, davon 4 mächtiger und 2 kürzer.

Fruchtknoten: Oberständig (1).

Frucht: Kugelig, in abgeflachten, rundlichen **Schötchen** (3, Schnitt: 4), in kühleren Klimabereichen meist nicht ausreifend, Samen rundlich bis gespitzt eiförmig (5, Schnitt: 6). Mächtige **Pfahlwurzel** (A).

Verwendungshinweise

Ursprünglich aus Südosteuropa und Westasien stammend; enthält stechend riechende Senföle sowie Glykoside, Kalium und Vitamin C. Zur Aufbewahrung werden die im 2. Jahr geernteten Wurzelstümpfe liegend unter erdfeuchtem Sand eingelagert.

Sammelgut: *Die einjährige Wurzel von September bis in die Wintermonate.*

Geschmack: *Stark aromatisch.*

Verwendung: *Die frisch aufgeriebene Wurzel als Beilage zu Fleischspeisen, Wurst, Fisch, Salaten und Aufstrichen; als Würze zu Saucen und verschiedensten Speisen.*

Ährige TEUFELSKRALLE (Rapunzel)

KrS: 100

Phyteuma spicatum, L.

Glockenblumengewächse / Campanulaceae

5-7 | 4-9 | ,

☞ **Frische lehm- und krautreiche Edellaubwälder, Hochstaudenfluren und Bergwiesen; submontan bis untermontan; mäßig häufig.**

Blattkeimer, Vereintkroner

Mehrjähr. **Staude**, aufrecht, 20-60cm hoch.

Blätter: Grundblätter wechselständig, lang gestielt, oft dunkel gefleckt, mit tief-herzförmigem Grund, Rand kerbgesägt, **Stängelblätter** etwas schmäler, die unteren gestielt, die oberen sitzend.

Blüten: Dicht in endständiger, 4-10 cm langer, walziger Ähre, **Krone** gelbgrünlich-weiß bis hellblau, 1 bis 1½cm lang, bis fast zum Grund in schmallinealische Zipfel zerteilt (2), im oberen Teil röhrig verbunden, später sich trennend (5), vor dem Aufblühen deutlich gekrümmt (1), 2 **Narben**, nur 5 **StaubB** (4) am Grunde frei, zuletzt zurückgerollt. **Fruchtknoten**: Unterständig (3). **Frucht:** 3fächrige, vielsamige **Kapsel** (vergr.: 6, QSchnitt: 7), **Samen** (vergr.: 8, QSchnitt: 9).

Wurzel: Fleischige Pfahlwurzel.

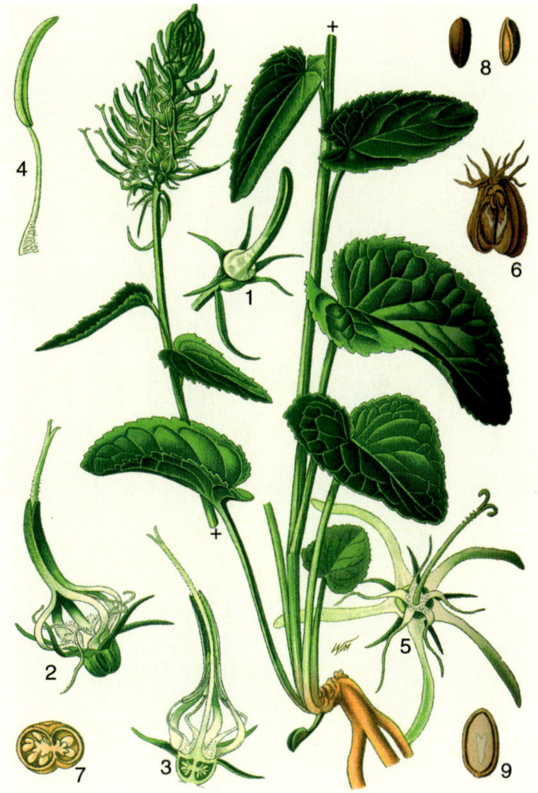

Verwendungshinweise

Ohne bereits entwickelten Blütenstand ist die Pflanze im Frühling schwer zu erkennen.

Sammelgut:	*Junge Blütenähren und Blätter bis Juli; Wurzeln im April oder im Herbst.*
Geschmack:	*Mild, süßlich, würzig.*
Verwendung:	*Frisch und roh zu Mischsalaten; verkocht zu Spinatgemüse, Gemüsesuppen.*

Wiesen-KNÖTERICH (Schlangenknöterich)

KrS: 030

Persicaria bistorta, (L.) Samp. (Polygonum bistorta)

Knöterichgewächse / Polygonaceae

5-7 | 4-9 | , , ,

☞ **Feuchte Wiesen, Hochstaudenfluren, Bachufer, Auenwälder; collin bis subalpin; zerstreut.**

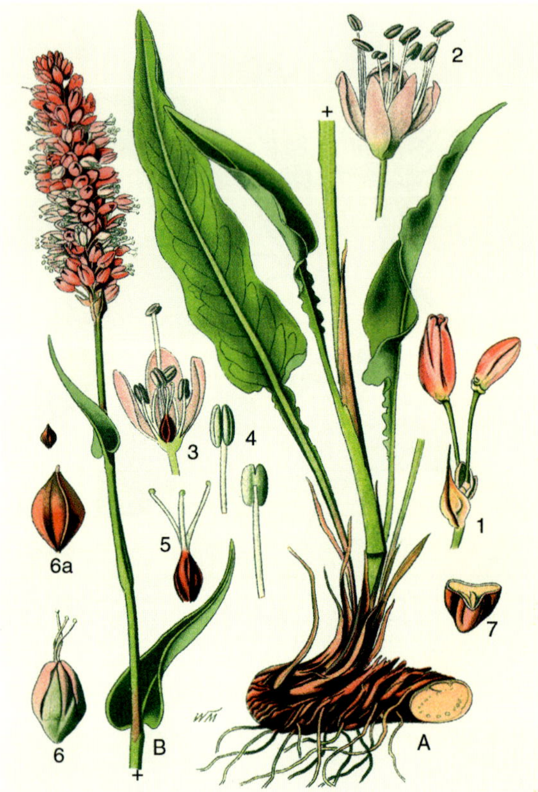

Blattkeimer, Freikroner

Staude, ausdauernd, 30-120cm hoch, verzweigt, **Stängel** später oft rötlich.

Blätter: Wechselständig, Grund mit tütenförmiger *Scheide* um den **Stängel**, untere mit geflügelten **Stielen**, länglich-eiförmiger **Spreite**, etwas wellig, 10-16cm lang, obere sitzend, **Blattscheiden** lang, spitz, unterseits bläulichgrün.

Blüten: In endständigen (B), dichten *Scheinähren*, 1-2cm breit, bestehend aus büscheligen *Wickeln*, 5 elliptische **Hüllblätter**, meist rosa (1), selten weiß, 5 **KronB**, 4-5mm lang, 3 Narben (5), **StaubB** (4) über die Blütenhülle ragend (2). **Fruchtknoten:** Oberständig (3). **Frucht:** Dreisamige, mit Fruchtschale verwachsene **Nussfrucht** (6, 6a, Schnitt: 7).
Wurzel: Schlangenartig gewundenes, fingerdickes Rhizom (A) mit Ausläufern.

Verwendungshinweise

Die Wurzeln enthalten neben Gerbstoff große Mengen an Stärke, auch Eiweis.

Sammelgut:	*Junge Blätter mit Stängel von April bis August, Wurzeln bis September.*
Geschmack:	*Blätter süßlich, etwas zusammenziehend.*
Verwendung:	*Frisch zu Mischsalaten, Frischpresssaft; verkocht zu Spinatgemüse, Gemüsesuppe; die Wurzel getrocknet, zerkleinert (gemahlen) zu Haustee-Mischungen.*

Gänse-FINGERKRAUT (Anserine)

KrS: 041

Potentilla anserina, L.

Rosengewächse / Rosaceae

5-7 | 4-10 | , H, , ,

☞ **Wegränder, nährstoffreiche Ruderalfluren, als *"Unkraut"* in Gärten und Äckern; stickstoffliebend, etwas salztolerant; collin bis subalpin; häufig.**

Blattkeimer, Freikroner

Kraut, einjährig, mit grundständiger **Blattrosette** und bis zu 80cm langen, oberirdischen, oft rötlichen **Ausläufer**n (A), an deren Knoten Wurzeln schlagend.

Blätter: Wechselständig, **Grundblätter** 7-12paarig gefiedert, gestielt, 5-25cm lang, mit abwechselnd größeren und kleineren **Fiederpaaren**, **Fiedern** länglich, grob gezähnt, oberseits grün, unterseits silberhaarig.

Blüten: Einzeln, gelb, Ø 2-3cm, auf langen, grundständigen Blütenstielen, 5zählig, rundliche **Kronblätter**, **Kelch**- und Außenkelchblätter halb so lang (1), mehr als 8 **Stempel** (4), bei Fruchtreife abfallend, **StaubB** (3) zahlreich. **Fruchtknoten:** Oberständig (2), Blüten schließen sich nachts ganz, bei Regen halb.

Frucht: Einsamige Nüsschen.

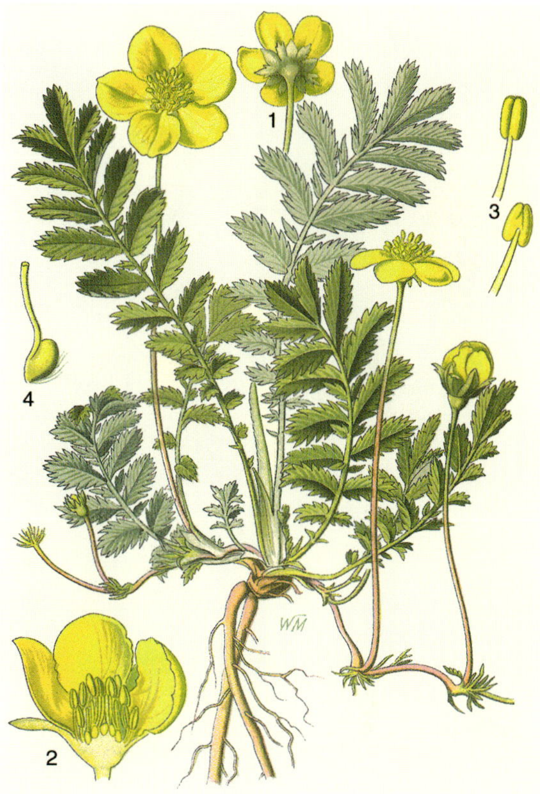

Verwendungshinweise

Inhaltsstoffe sind vor allem Gerbstoffe, Tormentol, etwas Bitterstoffe, Glykoside. Neben anderen Zubereitungen ist diese Pflanze auch in der Küche seit altersher in Verwendung.

Sammelgut: *Blätter und Blüten von April bis Oktober, Wurzeln im Herbst und Frühjahr.*

Geschmack: *Herb und zusammenziehend, leicht schleimig.*

Verwendung: *Frisch in Anteilen bis etwa 10% (weil bitter) zu Mischsalaten; verkocht im gleichen Verhältnis zu Spinatgemüse, Suppen etc.; getrocknet als Haustee-Anteil.*

Wiesen-SAUERAMPFER (Gewöhnlicher Sauerampfer)

KrS: 018

Rumex acetosa, L.

Knöterichgewächse / Polygonaceae

5-7 | 4-10 | , , H, ,

☞ **Auf meist feuchten und lehmigen Fettwiesen, Weiden, Wegraine, Bachufer; häufig, oft massenhaft auftretend.**

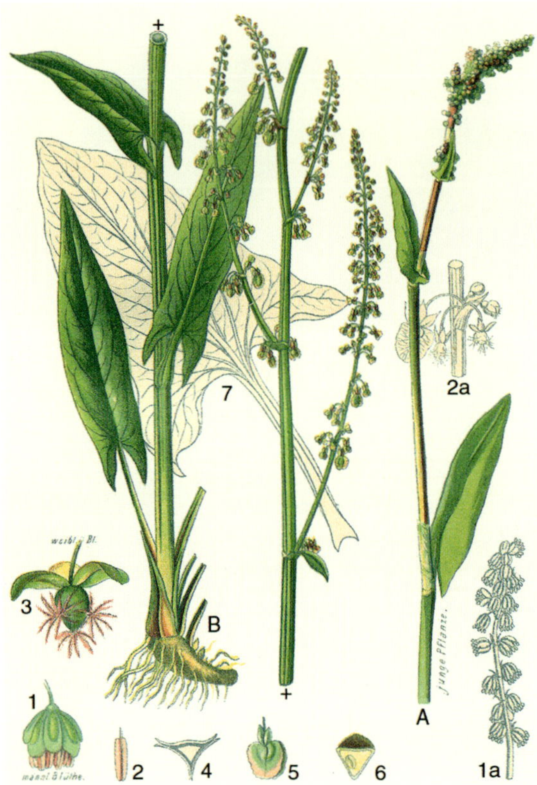

Blattkeimer, Freikroner

Kraut, 30-100cm hoch, ausdauernd, <u>*zweihäusig*</u>: Es gibt also *rein männliche* und *rein weibliche* Pflanzen (B). Aussehen der jungen Pflanze (A).

Blätter: Wechselständig, **Grundblätter** lang gestielt, saftig, pfeil- oder spießförmig, obere **Blätter** sitzend, **Blattscheiden** zerschlitzt oder gezähnt.

Blüten: Unscheinbar, klein, rötlich, Blütenstand verzweigt, in großer lockerer Rispe, wie **Stängel** meist rot überlaufen oder rot, deren Äste meist unverzweigt; 6 **PerigonB**, die *äußeren* 3 zur Fruchtzeit zurückgeschlagen (3), am Grunde verwachsen, die *inneren* 3-4 mm lang, rundlich, nicht gezähnt. <u>*Weibliche*</u> Blüten (3, 5, QSchnitt: 4), in Halbwirtel (2a), 3 büschelige **Narben.** <u>*Männliche*</u> Blüten (1), in Trauben (1a), 6 **StaubB** (2). **Fruchtknoten**: Oberständig, 1 Fach. **Frucht:** Schwarzbraun glänzend (QSchnitt: 6).

Verwendungshinweise

<u>Achtung:</u> Pflanze enthält Oxalsäure, Kaliumbioxalat, Vitamin C: Also nicht zu häufig und nicht in zu großen Mengen essen, da die Oxalsäure und das Kleesalz dann mehr schädigen als gesundheitlich wohltuend wirken könnten! Ebenso können verwendet werden: der **Alpen-A.** (*R. alpinus*), auf Weidealmen bis 2.000m Höhe, und der **Schild-Ampfer** (*R. scutatus*), basenliebend, auf sonnigen, steinigen Abhängen.

Sammelgut: *Junge Blätter von April bis Oktober möglich.*

Geschmack: *Blätter und Stängel schmecken stark säuerlich, sehr aromatisch.*

Verwendung: *Frisch zu Mischsalaten (höchstens 10%), kleingeschnitten zu Aufstrichen; überkocht zu bekannten sauren Suppen.*

BEINWELL

KrS: 112

Symphytum officinale, L.

Rauhblatt- oder Boretschgewächse / Boraginaceae

5-7 | 4-3 | , H, , ,

In feuchten, nährstoffreichen Uferstaudenfluren: Nasse Fettwiesen, Auwälder, Gräben; collin bis montan; häufig bis zerstreut.

Blattkeimer, Vereintkroner

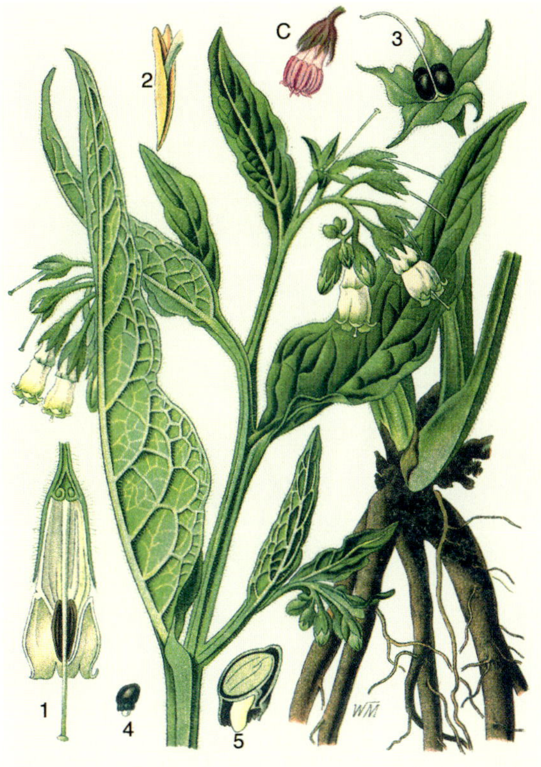

Staude, ausdauernd, 10-90cm aufsteigend, verzweigte Halbrosette.

Blätter: StängelB wechselständig, nicht den hohlen Stängel umfassend, **GrundB** in Büscheln, schmal-lanzettlich, obere bis zum nächsten Blatt herablaufend, **Stängel** daher breit geflügelt, ± dicht rauhhaarig.

Blüten: Strahlig, gelblichweiß oder rotviolett (C), in nickenden Trugdolden, die 5 **KronB** sind glockig verwachsen, innen mit 5 spitzen, kegelförmig zusammenneigenden Schlundschuppen zwischen den **StaubB** (2), Blüte (LSchnitt: 1). **Fruchtknoten**: Oberständig, 4teilig, 1 **Griffel** zwischen den 4 Teilen grundständig.

Frucht: 4 glatte, glänzende Teilfrüchte (3, Schnitt:5), mit je 1 schwarzen **Nuss** (4).

Wurzelstock: Kräftig, ausbreitend.

Verwendungshinweise

Die Pflanze enthält u.a. Gerbstoff, *Allantoin*, *Cumarin*, Schleimstoffe, einige Vitamine, Kalium und auch *Pyrrolizidinalkaloide!* Daher ist **Vorsicht** geboten! Die bisherigen Untersuchungsergebnisse weisen auf eine kumulative Giftwirkung der aufgenommenen Substanzmenge hin, *sodass einige Autoren von einer Verwendung als Wildgemüse abraten* !

Sammelgut: *Die jungen Triebe und Blätter im April bis August; die Wurzeln vom Herbst bis in das Frühjahr.*

Geschmack: *Schwach würzig, etwas dumpf, schleimig.*

Verwendung: *Rohe Blätter und Wurzeln in Mischsalaten; ganz junge Triebe wie Spargel oder Schwarzwurzel kurz überbrüht; Blätter in Gemüsesuppen.*

Wiesen-BOCKSBART

KrS: 102

Tragopogon pratensis, L.

Korbblütengewächse / Asteraceae (Compositae)

5-7 | 4-9 |

☞ **In mäßig trockenen Fettwiesen** (Glatthaferwiesen), **Wegränder, Halbtrockenrasen; collin bis subalpin; häufig.**

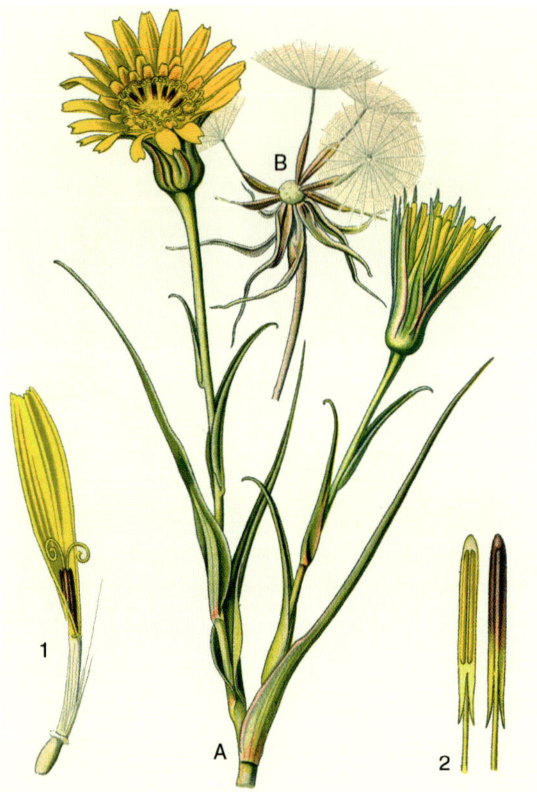

Blattkeimer, Vereintkroner

Ausdauernde **Staude**, 30-70cm aufragend, Stiele unter den Blütenköpfen kaum verdickt, graugrün, fast kahl, nicht oder nur wenig verzweigt.

Blätter: Sitzend, wechselständig, aus breitem Grund schmal-lanzettlich, gekielt, lang zugespitzt, ganzrandig, Basis umfasst den Stängel (A).

Blüten: In endständigen, gold- bis hellgelben Köpfchen, an deren Basis 8 kelchähnliche **HüllB**, 2-3cm lang, über dem Grund eingeschnürt und verwachsen, Blütenköpfe Ø 3-5cm, nur aus ca. 40 **Zungenblüten** (1), öffnen am frühen Morgen, schließen am frühen Nachmittag, **StaubB** unten gelb, oben schwarzviolett (2). **Fruchtknoten**: Unterständig, 1 Fach, mit nacktem Fruchtboden. **Frucht:** Nussfrüchtchen, geschnäbelt, mit schirmartiger Flugeinrichtung (*Pappus*, B).

Verwendungshinweise

Ein fast schon in Vergessenheit geratenes, herrliches Wildgemüse. Wurzeln und Blätter enthalten viel Zucker. Sämtliche Pflanzenteile können roh, eingelegt, gekocht oder geröstet verwendet werden. Des guten, milden Geschmacks wegen ist die Pflanze ausgezeichnet für Mischungen mit herben und etwas bitteren Kräutern geeignet.

Sammelgut: *Junge Pflanzen mit Knospen bis Juni, Wurzeln im September und Oktober.*

Geschmack: *Mild und etwas süßlich.*

Verwendung: *Roh die Pflanzen mit Knospen als Wildsalat; gekocht als spargelähnliches Gemüse; die Wurzeln werden wie Schwarzwurzeln zubereitet.*

Gemeiner FRAUENMANTEL (Silbermantel)

KrS: 021

Alchemilla vulgaris, L. (A. xanthochlora, Rothm.)

Rosengewächse / Rosaceae

❀ 5-8 | ✾ 4-9 | 👪, H, ☕, ✂

☞ **Fettwiesen, Quellfluren, Gräben, Hochstaudenfluren, Läger und Ruderalfluren, Straßenböschungen; nährstoffliebend; collin bis subalpin; häufig.**

Blattkeimer, Freikroner

Mehrjährige **Staude**, 20-50cm hoch, Stängel aufrecht, büschelig verzweigt, ± waagrecht abstehend behaart.

Blätter: Erinnern an pelerinenartigen Mantel; scheiden an den Rändern in feuchten Nächten Wasser aus, dieses sammelt sich in der Blattmitte in großen Tropfen an. **GrundB** gestielt, in wechselständiger Rosette, **StängelB** ungestielt, junge Blätter gefaltet, **Spreite** rund, groß, Ø 2-12cm, mit 7-11 runden, treppig bis unregelmäßigen Lappen, 7-12 fach gezähnt (4), bis zur Hälfte eingeschnitten, mit **NebB**.

Blüten: Strahlig, unscheinbar, Ø 2½ bis 3mm, grüngelb, in doldigen Rispen, **KronB** fehlen, 4 z.Tl. verwachsene **Kelch-** und **Außen-KB** (1, 2), **Kelchbecher** (3) kahl, nur selten behaart.

Fruchtknoten: Oberständig.

Frucht: Klettige Nüsschen.

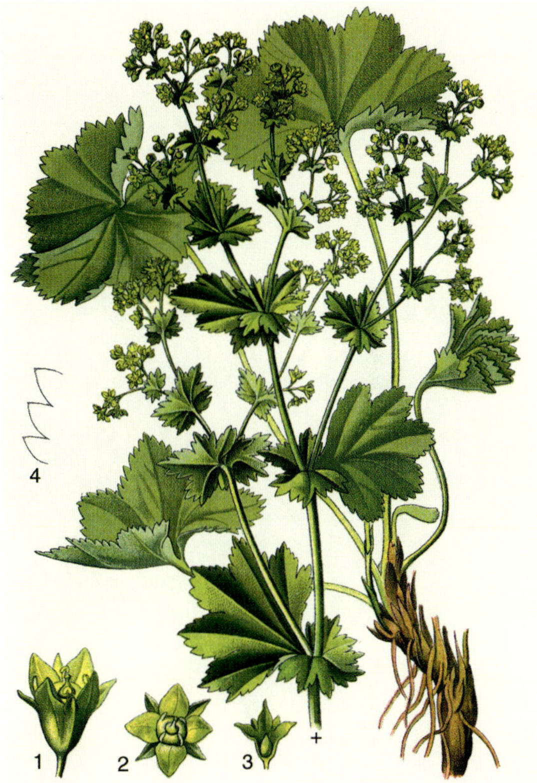

Verwendungshinweise

Die Pflanze gehört zu einer artenreichen Gattung mit über 60 kaum unterscheidbaren Kleinarten. Ebenso verwendbar sind andere, vermehrt auftretende Arten oder Unterarten der Gattung Frauen- oder Silbermantel.

Sammelgut: *Junge Blätter ab April, die blühende Pflanze bis September.*

Geschmack: *Leicht zusammenziehend, bitter.*

Verwendung: *Frisch die jungen Blätter in kleineren Mengen zu Mischsalaten, zu Presssäften und gut als Zugabe zu Kräutersuppen und Mischgemüse; getrocknet für Haustee-Mischungen.*

Wiesen-KERBEL (Wilder Kerbel, Waldkerbel)

KrS: 012

Anthriscus sylvestris, (L.) Hoffm.

Doldengewächse / Apiaceae (Umbelliferae)

✿ 5-8 | ✾ 4-10 | ✋, 👪, ✂

☞ **Nährstoffreiche Fettwiesen, Hochstaudenfluren, Ruderalfluren, Waldränder, Gebüsche; düngerliebend; collin bis untermontan (submontan); sehr häufig.**

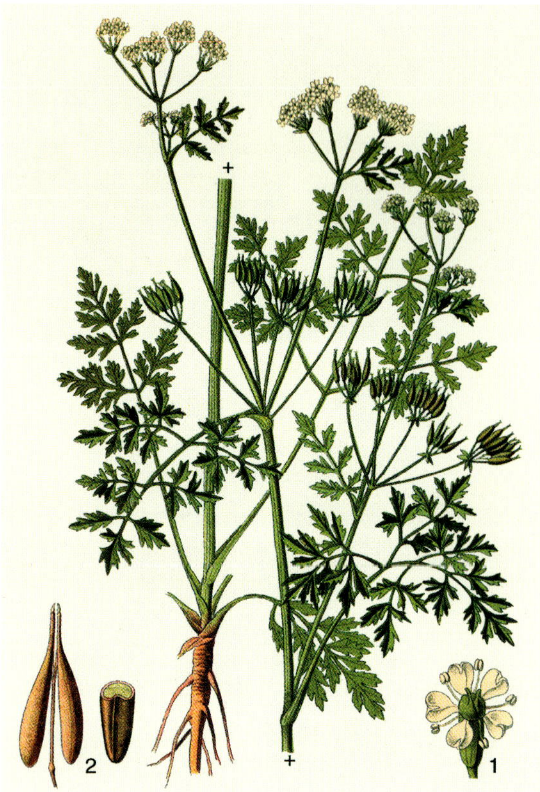

Blattkeimer, Freikroner

Mehrjährige **Staude**, 60-150cm hoch, ohne Kerbelgeruch, Stängel kantig oder gefurcht, besonders unten grau, weil dicht kurz-steifhaarig.

Blätter: Wechselständig, 2-3fach gefiedert, ein- bis mehrfach 3zählig zusammengesetzt, **Fiederblättchen** lanzettlich zugespitzt.

Blüten: In endständigen *Doppeldolden*, oft von Seitentrieben überragt, ohne **HüllB**, Blütendöldchen 8-15 strahlig, deren 4-8 **Hüllblättchen** 2-5mm lang, lanzettlich, plötzlich lang zugespitzt, am Rand gewimpert, **Krone** weiß, **KronB** gleich groß, 5zählig, 2 **Griffel**. **Fruchtknoten:** Unterständig, 5 Staubgefäße (1).

Frucht: 6-10mm lang, gefurcht (2), mit dünnem, 1-2mm langem **Schnabel**, je 2 an einem Fruchthalter, von diesem kurz überragt (QSchnitt: 2).

Pfahlwurzel: Verdickt.

Verwendungshinweise

Ebenso verwendbar der einjährige, wilde **Echte Kerbel** (*A. cerefolium*), in Gebüschen, lichten, trockenen Wäldern, an Weingartenrändern; Wildsippe mit aromatischem Geruch.

Achtung! Besondere Vorsicht vor Verwechslungen mit giftigen Doldengewächsen ist geboten ! Eine Verwendung setzt genaue Artenkenntnis voraus ! Unangenehm riechend: *Hundspetersilie*, der *Giftwasserschirling* u.a.m.

Sammelgut: *Blätter das ganze Jahr über, Wurzeln im Herbst.*

Geschmack: *Angenehm würzig duftend, Geschmack bitter, würzig.*

Verwendung: *Roh bis zu 10% zu Mischsalaten; gekocht zu Spinatgemüse; Gemüsebrühe.*

WUNDKLEE („Katzenprankerl“)

KrS: 031

Anthyllis vulneraria, L.

Schmetterlingsblütler / Fabaceae (Papilionaceae/Leguminosae)

5-8 | 3-9 | , ,

Kalkmagerrasen, trockene Kiefernwälder, alpine Steinrasen; Rohbodenfestiger, als Pionier auf Erdanrissen, Straßenböschungen; collin bis alpin; häufig.

Blattkeimer, Freikroner

Mehrjährige **Staude**, 15-40cm aufragend, mit **HochB** vor dem kopfigen Blütenstand, sehr formenreich.

Blätter: Wechselständig, unpaarig gefiedert, Endfieder größer, seitliche **FiederB** oval bis lanzettlich, **GrundB** oft nur mit Endfieder.

Blüten: Hälftige *Schmetterlingsblüte*, **KronB** 5zählig: das obere, große (*Fahne*), 2 seitliche (*Flügel*) und 2 ± zusammenhängende untere (*Schiffchen*); endständig in vielblütigen doldigen **Köpfchen**, umgeben von fingerförmig zerschlitzten **HüllB**, **Krone** 5zählig, 1-2cm lang, hell- bis orangegelb, aus flaschenförmig verwachsenem, 5zähnigem **Kelch** (3, 4) ragend, der nach der Blüte bauchig anschwillt, 10 **StaubB**, zu einer Röhre verwachsen (1, 2).
Fruchtknoten: Oberständig, 1 **Narbe**, einsamige **Schließfrucht**/*Nuss* (5).
Wurzelstock: Kurz, ± ästig.

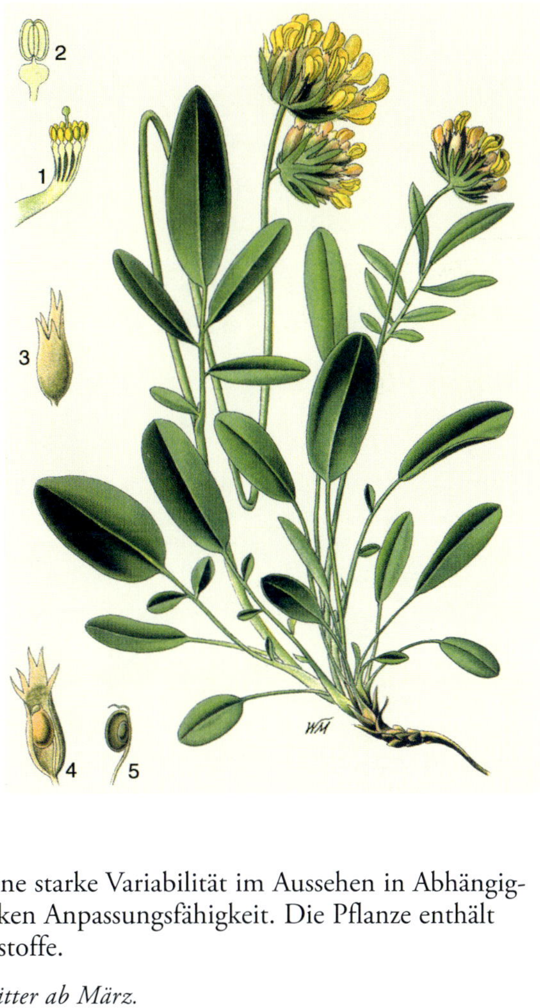

Verwendungshinweise

Eine Besonderheit des Wundklees ist seine starke Variabilität im Aussehen in Abhängigkeit vom Standort, Ausdruck seiner starken Anpassungsfähigkeit. Die Pflanze enthält Gerbstoffe, *Saponine*, Schleim und Farbstoffe.

Sammelgut: *Die Blüten und junge Blätter ab März.*

Geschmack: *Zusammenziehend, leicht bitter.*

Verwendung: *Die getrockneten Blüten und Blätter als Hausteeanteil.*

Kriechender GÜNSEL

KrS: 129

Ajuga reptans, L.

Lippenblütler oder Taubnesselgewächse / Lamiaceae (Labiatae)

5-8 | 1-12 |, H,

☞ **Auf feuchten Fettwiesen, an Wegrändern, in frischen Edellaubwäldern, vorwiegend auf lehmigen, nährstoffreichen Böden; collin bis montan; häufig.**

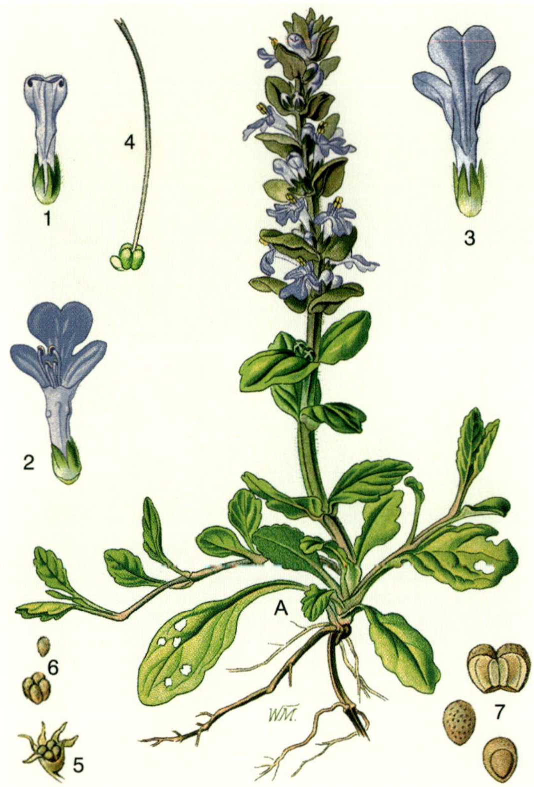

Blattkeimer, Vereintkroner

Mehrj. **Staude**, 10-30cm hoch, Stängel vierkantig, oben 2seitig spärlich behaart; beblätterte, oberirdische Ausläufer, die Wurzeln schlagen.

Blätter: Gegenständig, die unteren mit geflügeltem Stiel, 4-8cm lang, spatelförmig, die oberen kreuzgegenständig, sitzend, verkehrt eiförmig, ganzrandig bis stumpf gezähnt.

Blüten: Hälftig, stehen in blattachselständigen Scheinquirlen aus 6-12 Einzelblüten (1, 2): 5 röhrenförmig verwachsene, leuchtend blaue **KronB**, Krone 2lippig, innen mit einem Haarring, die Oberlippe sehr kurz, 2lappig, die Unterlippe 3lappig, mit weißen Linien, 5 **KelchB**, 1 **Griffel** (5) mit 4fächrigem, oberständigen **Fruchtknoten** (3), 4 **StaubB**, 2 kurz, 2 lang (4, 6), mit 4 einsamigen **Teilfrüchten,** *Klausen* genannt (7).

Verwendungshinweise

Die Pflanze enthält ätherische Öle, Gerb- und Bitterstoffe sowie Substanzen, die dem Digitaliswirkstoff ähnlich sind.

Sammelgut: *Junge Sprosse das ganze Jahr über.*

Geschmack: *Leicht bitter, würzig.*

Verwendung: *Roh als Beigabe zu Wildsalaten; verkocht zu Spinat- und Wildgemüse; getrocknet als Hausteeanteil.*

BROMBEERE

KrS: 052

Rubus fruticosus, L. (sect. Rubus)

Rosengewächse / Rosaceae

5-8 | 1-12 |

☞ **In der Sonne oder im Halbschatten: Wälder, Hecken, Kahlschläge, Heiden, liebt nährstoffreiche, kalkarme Böden; collin bis montan; häufig.**

Blattkeimer, Freikroner

Mehrjährige **Staude**, 50-200cm, die je nach Standort sehr stark variiert, **Stängel** bogig, kriechend oder nickend, bis aufrecht, dicht besetzt mit hakigen **Stacheln** unterschiedlichster Form.

Blätter: Wechselständig, unpaarig 3-7fach gefiedert, oft wintergrün, die **Fiedern** spitz-eiförmig, ungleich groß, Rand gezähnt, sitzend bis gestielt (B), **NebenB** fädlich.

Blüten: Strahlig, 5zählig, in aufrechten Trauben (Trugdolden) (A) an den Triebspitzen, **KronB** weiß bis blassrosa, **Kelch** 5spaltig, **StaubB** und **Griffel** zahlreich, schwach duftend.

Fruchtknoten: Viele, oberständig.

Frucht: Schwarz gänzende Sammelfrucht aus 20-50 kleinen Steinfrüchtchen bestehend, die mit dem Blütenboden abgehen (C).

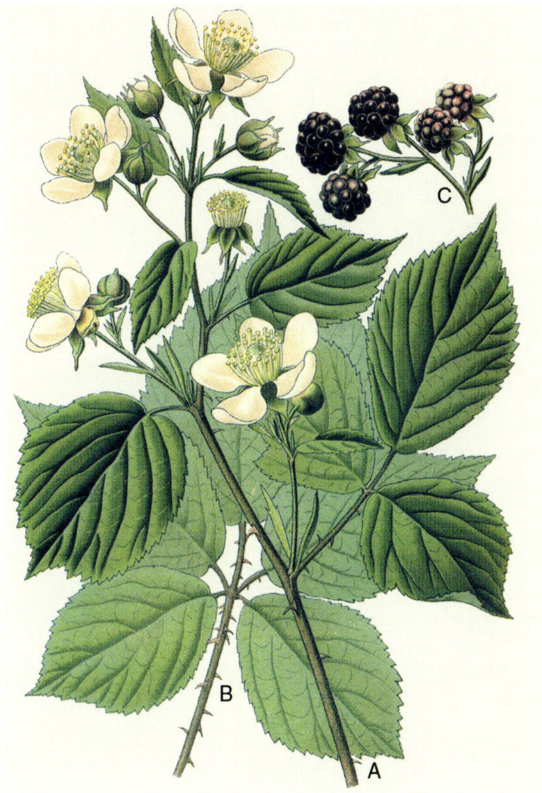

Verwendungshinweise

Extrem formenreiche Sammelart mit rund 70 Kleinarten, die aber alle zu verwenden sind. Inhaltsstoffe der Beeren: vor allem Zucker, Vitamin C und andere; der Blätter: Gerbstoffe, organische Säuren u.a.m.

Sammelgut:	*Blätter das ganze Jahr, die Beeren August bis etwa Oktober.*
Geschmack:	*Herb aromatisch, die reifen Beeren süß und sehr aromatisch.*
Verwendung:	*Die Blätter roh und aufgeschnitten zu Mischsalaten; getrocknet für Haustee; verkocht wie andere Wildfrüchte zu Gelee, Marmelade, Kompott, etc. Die Beeren sind roh genossen besonders wertvoll.*

Kleiner WIESENKNOPF (Bibernelle)

KrS: 021

Sanguisorba minor, Scop. (Poterium sanguisorba, Lam.)

Rosengewächse / Rosaceae

5-8 | 4-9 |

☞ **Wärmeliebend, auf kalkreichen, trockenen Böden; Trockenwälder, Gebüsche, lückige Magerrasen, Wegränder, Böschungen; collin bis montan; häufig.**

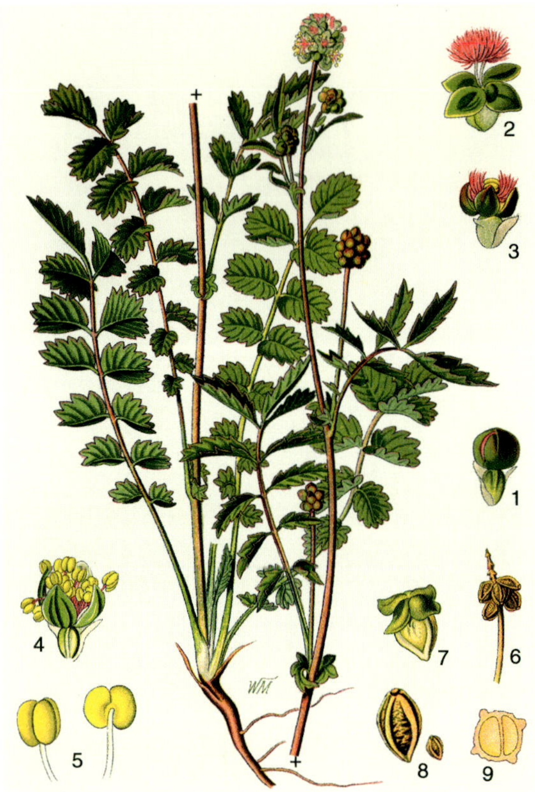

Blattkeimer, Freikroner

Mehrjährige **Staude,** 20-60cm hoch.

Blätter: Unpaarig gefiedert, grundständige Blattrosette und wechselständige **StängelB**, mit 3-12 ovalen, gleich großen Fiederpaaren mit 3-9 groben, spitzen Zähnen auf jeder Seite, **NebenB** mit Stielen verwachsen.

Blüten: In endständigen, grünen, kugeligen, 1-1½cm langen, zweihäusigen Blütenköpfchen; Knospen (1), die unteren, *männlich*en Blüten blühen zuerst auf, sind mit gelben **StaubB** (3, 4) auf schlaff hängenden **Staubfäden** (4, 5) viel länger als der Kelch, die mittleren zweigeschlechtig (3), die oberen *weiblich*, **Griffel** rot, mit pinselförmiger Narbe (2), ohne Nektarring (*Windbestäubung!*), 1 **DeckB**, 2 **VorB**, **Kelch** becherförmig, früh abfallend (1, 2), **KronB** fehlen. **Fruchtknoten:** Oberständig. **Frucht:** Gerippte, 4kantige Nüsschen (6, 7, 8, QSchnitt: 9).

Verwendungshinweise

Ebenso verwendbar und ähnlich ist der **Große Wiesenknopf** (*S. officinalis*), auf Seite 170, bei dem die Eignung als Gewürzpflanze etwas weniger ausgeprägt ist.

Sammelgut: *Die Vitamin C-reichen Blättchen vor der Blüte, frische Wurzeln.*

Geschmack: *Angenehm würzig-scharf, nussartig.*

Verwendung: *Roh und frisch zu Wildsalaten und Aufstrichen, Beigabe zu Kräuterbutter; verkocht zu Gemüsesuppen, Mischgemüsen; als Gewürz zu Knödeln etc.; getrocknet als Hausteeanteil.*

PREISELBEERE („Granten")

KrS: 103

Vaccinium vitis-idea, L.

Heidekrautgewächse / Ericaceae

5-8 | 1-12 | , , , ,

☞ **Bodensaure, trockene Nadelwälder, Magerweiden, Moore, Heiden, Zwergstrauchgesellschaften; kalkmeidend; montan bis unteralpin; häufig.**

Blattkeimer, Vereintkroner

Wintergrüner **Zwergstrauch**, 20-30cm aufrecht bis aufsteigend, wintergrün, Zweigachsen stielrund.

Blätter: Wechselständig, kahl, oberseits lederig, dunkelgrün, unterseits hellgrün, nicht netzaderig, locker drüsig punktiert, 1-2mm lang gestielt, schmal-verkehrt-eiförmig, ganzrandig bis schwach gekerbt oder gezähnelt, Rand meist deutlich nach unten gerollt.

Blüten: In endständigen, dichten, 5-10 blütigen Trauben, **Krone** weiß bis rötlich, **KronB** glockig verwachsen, Kronzipfel zurückgeschlagen, 4-6 mm lang, 4-5zählig, 8-10 **Staubfäden**, behaart.

Fruchtknoten: Unterständig, 1 tief zerteilte, sitzende **Narbe** (1).

Frucht: Beere, in der Reife scharlachrot (2, LSchnitt: 3), **Samen** (4, in natürlicher Größe und vergrößert).

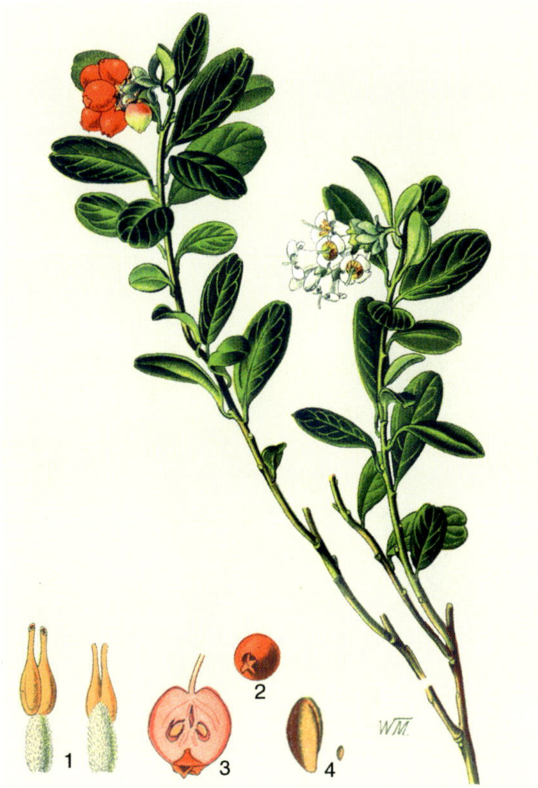

Verwendungshinweise

Die Blätter sind im Haustee wegen eines besser verträglichen Gerbstoffanteils und des besseren Geschmacks den Blättern der **Bärentraube** (*Arctostaphylos uva-ursi*) vorzuziehen.

Sammelgut:	*Die Blätter das ganze Jahr, die Beeren im August bis Oktober.*
Geschmack:	*Blätter zusammenziehend; Beeren aromatisch, herb-säuerlich.*
Verwendung:	*Die Beeren als „Ungekochte Preiselbeermarmelade"; verkocht zu Konfitüre, Mus, Fruchtsirup oder als Anteil von Fruchtsäften, Kompott u.v.a.m.; getrocknet die Blätter als Haustee-Anteil.*

Echte OCHSENZUNGE

KrS: 112

Anchusa officinalis, L.

Rauhblatt- oder Boretschgewächse / Boraginaceae

5-9 | 4-8 |

Liebt trockene, kalkarme Sand- oder Kiesböden; Schuttflächen, Wege, Wiesen, Felder, Dämme und Unkrautfluren; collin bis montan; zerstreut bis selten.

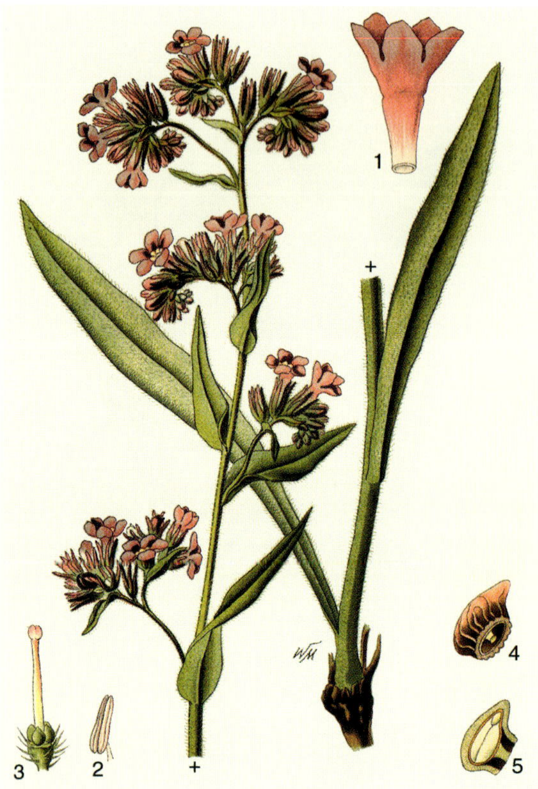

Blattkeimer, Vereintkroner

Mehrj. **Staude**, 30-90cm hoch, behaart.

Blätter: Die grundständigen gestielt, **StängelB** wechselständig, linealisch-lanzettlich, die oberen den **Stängel** z.T. umfassend, mit herzförmiger Basis, am Rande oft gewellt, graugrün, 10-20cm breit.

Blüten: Stehen in reichblütigen Doppelwickeln in Rispen vereinigt, 5 **KronB** sind trichterförmig zu langer, gerader Röhre verwachsen (1), deren Schlund ist mit eiförmigen, samtigen Schuppen verschlossen, Kronzipfel frei, blau bis purpurn, **Kelch** unten zu $^1/_3$ verwachsen, mit spitzen Zipfeln, 5 **StaubB** ohne Zipfel (2). **Fruchtknoten**: Oberständig, 1 **Griffel** (3) inmitten der 4 einsamigen, schuppigen Teilfrüchte (4).

Frucht: Je ein ei- bis hakenförmiges Nüsschen in einer Teilfrucht, von ausgehöhltem Ring umgeben (5, Schnitt).

Verwendungshinweise

Wegen ihres Gehaltes an *Pyrrolizidinalkaloiden* ist **Vorsicht** geboten! Junge Pflanzenteile und nur in kleineren Mengen verwenden! Die bisherigen Untersuchungsergebnisse weisen auf eine kumulative Giftwirkung der aufgenommenen Substanzmenge hin, *sodass einige Autoren von einer Verwendung als Wildgemüse abraten* ! Seit alters her wurde aus der Wurzel ein starker Farbstoff gewonnen. In Österreich gebietsweise geschützt.

Sammelgut: *Junge Blätter und Triebspitzen vor der Blüte, die Blüten von Mai bis September.*

Geschmack: *Mild würzig.*

Verwendung: *Verkocht zu spinatartigem Gemüse; die Blüten als Verzierung am Teller; getrocknet als Hausteeanteil.*

Echte KAMILLE

KrS: 124

Matricaria chamomilla, (L.) Rauschert (Chamomilla recutita)
Korbblütengewächse / Asteraceae (Compositae)

5-9 | 4-8 | , H, , , , ,

Auf nähr- und stickstoffreichen, kalkarmen / lehmreichen Böden, an sonnigen Feldrändern, Wegen, auf Ruderal- und Salzfluren; collin bis submontan; zstr.

Blattkeimer, Vereintkroner

Einjähriges **Kraut**, 15-50cm hoch.

Blätter: Wechselständig, 2-3fach fiederteilig, mit linealischen, fast fädlichen Zipfeln.

Blüten: Mit stark aromatischem Duft, die einzelnen Blütenköpfchen an langen Stielenden, die weißen, oft nach unten zurückgeschlagenen **Zungenblüten** (2) sind *weiblich*, die gelben, röhrigen, 5zähligen Knospen (3) und **Scheibenblüten** (4, Schnitt: 5) sind *zwittrig* und stehen auf einem hohlen, kegelförmigen Korbboden (1), **HüllB** sind stumpf und randhäutig (6), 5 **StaubB** sind zu einer Röhre verwachsen, durch die der **Griffel** führt, der eine 2teilige **Narbe** trägt (5).

Fruchtknoten: Unterständig (4).

Frucht: Einsamige Nuss (*Achäne)*, am oberen Ende mit einem häutigen Rand (7, Schnitt: 8).

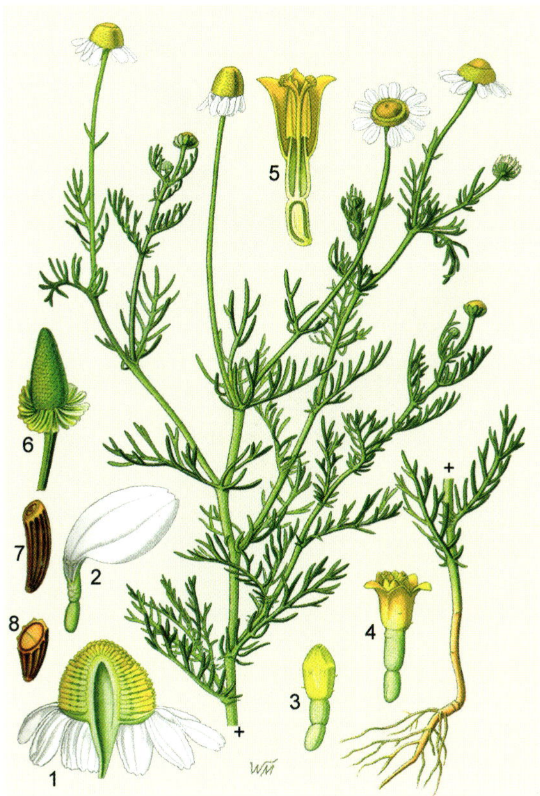

Verwendungshinweise

Ähnlich sind als Wildgemüse und für Haustee verwendbar: Die **Strahllose Kamille** (*M. matricaroides*), die **Duftlose Kamille** (*M. inodora*) und die **Acker-Hundskamille** (*Anthemis arvensis*).

Sammelgut:	*Obere Stängelblätter und Knospen von April bis August, Blütenköpfchen.*
Geschmack:	*Duft kamillentypisch aromatisch; schmeckt würzig und ziemlich bitter.*
Verwendung:	*Kleine Mengen in Salate, Spinat, Gemüsebrühe; getrocknet als Hausteeanteil.*

Echte NELKENWURZ

KrS: 029

Geum urbanum, L.

Rosengewächse / Rosaceae

5-9 | 3-10 | , H, , , ,

Stickstoffliebend, auf ruderalen, schattig-feuchten Fluren, in Gebüschen, Laubwäldern und an Wegen; collin bis obermontan; häufig.

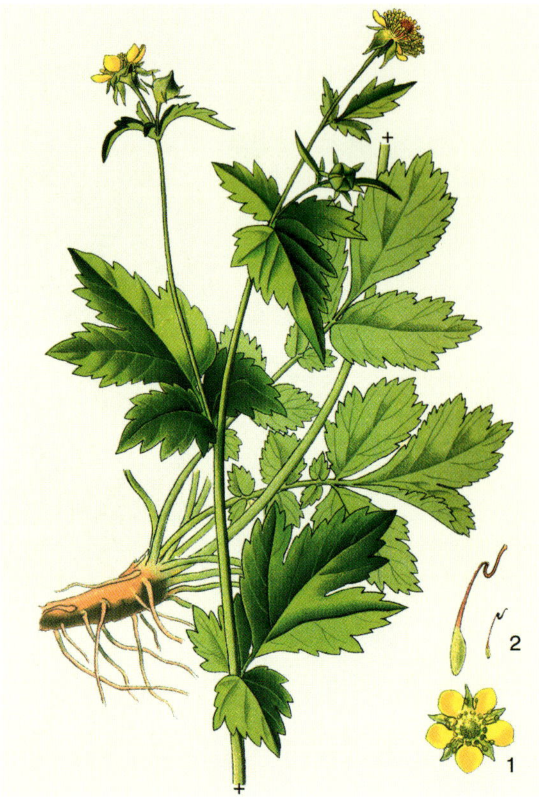

Blattkeimer, Freikroner

Mehrjährige, verästelte **Staude**, aufrecht, 60-130cm hoch, mit dünnen, etwas gebogenen, feinkantigen und behaarten **Stängel**n, die den Grundblattachseln entspringen.

Blätter: Wechselständig; in grundständiger Rosette kurz gestielt, die gefiederte **Spreite** mit 2-10 ungleich doppelt gezähnten **FiederB** und einem großen, rundlichen, tief gelappten **Endblättchen**, die **Stängelblätter** 1-5fach geteilt, oft dreiteilig, mit gezähntem Rand, **NebenB** rund oder nierenförmig, ungleich gezähnt.

Blüten: An Stielenden in lockeren Blütenständen, 5zählig, **KronB** rundlich, gelb, **KelchB** lanzettlich, später zurückgeschlagen (1), 1 **Griffel** nach der Blüte oben hakig gegliedert, bei Fruchtreife abfallend. **Fruchtknoten**: Oberständig. **Frucht:** Nuss mit purpurnen, hakenförmigen Borsten (2).

Verwendungshinweise

Ähnlich und ebenso verwendbar ist die **Bach-Nelkenwurz** (*G. rivale*), Seite 88.

Sammelgut:	*Blätter Mai bis Juni, Wurzelstock März bis April und September bis Oktober.*
Geschmack:	*Wurzeln riechen nach Gewürznelken, Geschmack der Blätter leicht bitter.*
Verwendung:	*Junge Blätter für Mischsalate; gekocht zu Mischgemüse, Spinat, Gemüsebrühe; getrocknet als Hausteeanteil; die Wurzeln gekocht und/oder getrocknet als Gewürz.*

Acker-RETTICH (Hederich)

KrS: 024

Raphanus raphanistrum, L.

Kreuzblütengewächse / Brassicaceae (Cruciferae)

5-9 | 4-9| H,

☞ **Sandige, lehmige Äcker, Getreidefelder, Schuttplätze, Wegränder, Kulturwiesen, kalkmeidend, Acker- „Unkraut"; collin bis montan; häufig.**

Blattkeimer, Freikroner

Einjähriges **Kraut**, 30-60cm hoch, rauhhaarig.

Blätter: Wechselständig, die unteren mit schmalen Fiederlappen und großem Endlappen, die oberen ungeteilt, nicht stängelumfassend.

Blüten: Strahlig, **KronB** hellgelb (2) oder weiß, meist violett geadert, über 1cm lang, **Krone** 4zählig, Ø 2-3cm, endständig in lockerer Traube, **KelchB** 2+2, frei, aufrecht, meist borstenhaarig (1), 6 **StaubB**, 1 **Griffel.**

Fruchtknoten: Oberständig.

Frucht: Gliederschoten, 2-10cm , d.h. länger als der Fruchtstiel, perlschnurartig eingeschnürt (3), dickwandig (QSchnitt: 4), mit langem, samenlosem Schnabel, in einsamige Bruchstücke zerfallend, Same: (5).

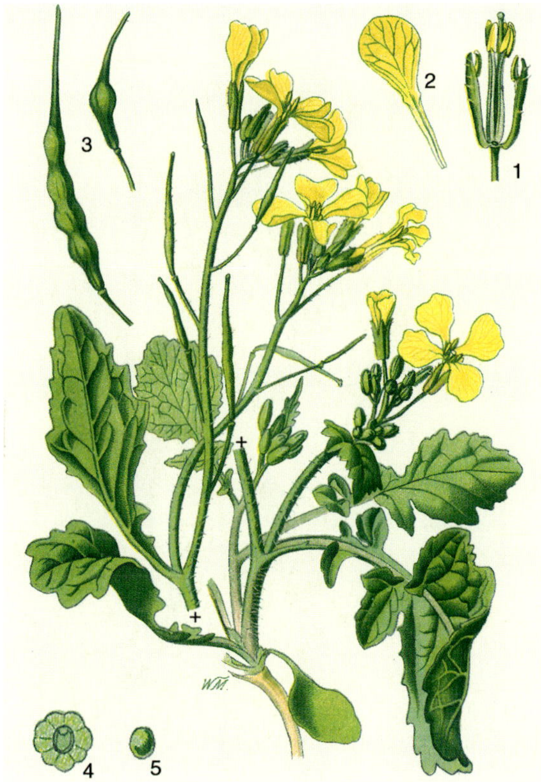

Verwendungshinweise

Ähnlich wie der **Kren** (*Armoratia rusticana*) zu verwenden.

Sammelgut: *Blätter und Triebe nur ganz junger Pflanzen, möglichst vor der Blüte von April bis Mai, Wurzeln im August bis September.*

Geschmack: *Stechend unangenehmer Geruch, beißend scharfer Geschmack, manchmal aber auch nur modrig, je nach Jahreszeit mit scharfem Nachgeschmack.*

Verwendung: *Jedenfalls vor Gebrauch abschmecken! Feingeschnitten geeignet als scharfwürzige Beigabe zu grünen und gemischten Salaten, die Wurzel gerieben oder im Mixer zerkleinert wie Kren, Seite 96.*

Gemeines LEIMKRAUT (Klatschnelke, Taubenkropf)

KrS: 088

Silene vulgaris, (Moench) Garke

Nelkengewächse / Caryophyllaceae

5-9 | 4-10 | ,

☞ **Pionierpflanze; Wege, Böschungen, Geröll, Steinbrüche, Gebüschsäume, Magerrasen, Acker- „Unkraut"; collin bis subalpin; sehr häufig.**

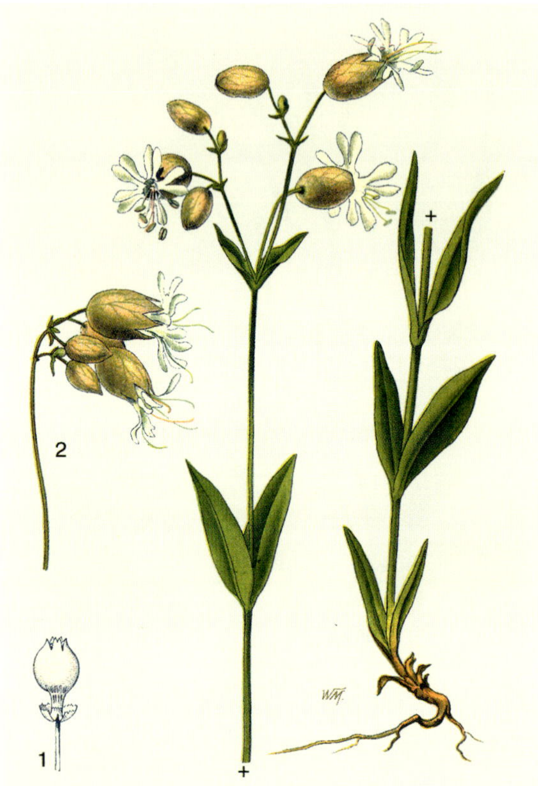

Blattkeimer, Freikroner

Ausdauernde **Staude**, 10-50cm hoch, formenreiche Sammelart mit vielen Kleinarten.

Blätter: Gegenständig, eiförmig-lanzettlich bis breit eiförmig, blaugrün, meist kahl, **GrundB** 1-4cm, **StengelB** 2-7cm lang.

Blüten: Strahlig, zwittrig, in rispigem BlStand, reichblütig, **BlStiele** 10-40mm lang, **Kelch** kugelig aufgeblasen, 12-19mm lang, deutlich netzaderig, 20nervig, KronB weiß, 5zählig, tief 2teilig, 3 **Griffel**, 5+5 **StaubB** (in einigen Blüten fehlend: 2).

Fruchtknoten: Oberständig, **Kapsel** mehrfächerig, in der Reife mit 6-10 aufrechten bis abstehenden Zähnchen aufspringend (1).

Samen: Ø 1-2mm, papillös bis glatt, fein stachelig.

Verwendungshinweise

Die Pflanze enthält Saponine und Zucker, daher gilt sie als sehr schmackhafte Wildpflanze.

Sammelgut: *Blätter und junge Triebe von April bis Oktober, grundständige Blätter das ganze Jahr über.*

Geschmack: *Wohlschmeckend, mild.*

Verwendung: *Vor allem als sehr schmackhafter Rohsalat, aber auch als Frischpresssaft; verkocht zu Spinat und Gemüsebrühe.*

Bach-EHRENPREIS (Bachbunge)

KrS: 130

Veronica beccabunga, L.

Rachenblütler oder Braunwurzgewächse / Scrophulariaceae

5-9 | 4-9 | , H, , ,

In ± nährstoffreichen Quellfluren, Gräben, im Saum fließender Gewässer; besonders auf kalkarmen Böden; collin bis subalpin; häufig.

Blattkeimer, Vereintkroner

Ausdauernde **Staude**, 20-60cm hoch, fleischig, kahl, Stängel rund, kriechend bis aufsteigend oder aufrecht, an den Knoten wurzelnd.

Blätter: Gegenständig, länglich-elliptisch bis rundlich, 1-4cm lang, kurz gestielt, unregelmäßig stumpf gesägt, dicklich bis fleischig, ± glänzend, dunkelgrün.

Blüten: In lockeren, gegenständigen blattachselständigen Trauben, **Krone** 4zählig (1, 2), **KelchB** immer unzerteilt, frei (3), **KronB** kräftig bis himmelblau, hälftig, nahezu symmetrisch-radförmig, 2 fruchtbare **StaubB**, 1 **Griffel**.

Fruchtknoten: Oberständig (4), mit 2 Fächern.

Frucht: 2-fächerige **Kapsel** (5), höchstens 5mm breit, **Samen** viele (6).

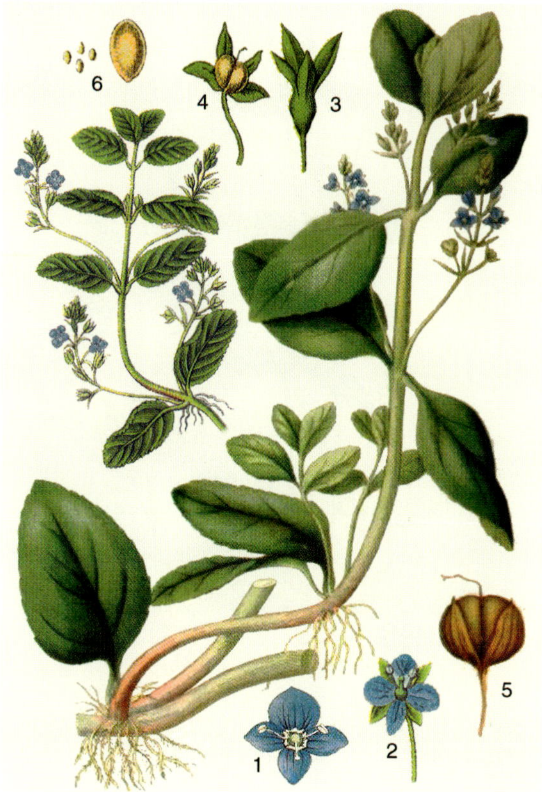

Verwendungshinweise

Ähnlich und ebenso verwendbar sind andere Ehrenpreis-Arten mit vierkantigem Stängel.

Sammelgut: *Junge Blätter und Triebe vor und während der Blüte April bis September. Blätter sind das ganze Jahr über zu finden.*

Geschmack: *Schwach, etwas scharf, bitterlich.*

Verwendung: *Frisch und roh zu Mischsalaten, Frischpresssaft; verkocht zu Gemüsesuppen, Spinatgemüse; getrocknet als Hausteeanteil.*

FRANZOSENKRAUT (Kleinblütiges Knopfkraut)

KrS: 124

Galinsoga parviflora, Cav.

Korbblütengewächse / Asteraceae (Compositae)

❀ 5-10 | ✾ 5-10 | ✕

☞ **Sandige, lehmige, stickstoffreiche Äcker, Gärten, Weingärten, Ruderalplätze; Tiefwurzler, Nährstoffzehrer; in warmen Lagen; collin bis untermontan; häufig.**

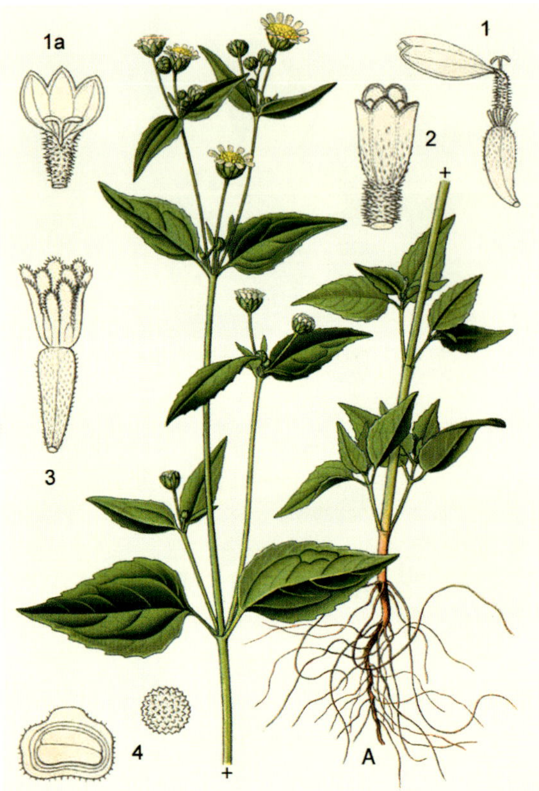

Blattkeimer, Vereintkroner

Einjähriges **Kraut,** 10-60cm hoch, **Stängel** kahl oder nur zerstreut behaart.

Blätter: Gegenständig, eiförmig, spitz, unzerteilt, fein gezähnt.

Blüten: Kleine Körbchen sind trugdoldig angeordnet, Körbchen-Ø 5-8 mm,

außen meist 5 kurze, weiße **Strahlenblüten**, nur *weiblich*, mit 2teiliger **Narbe** (1), Zunge nach vorne verbreitert, meist 3lappig (1a), *Pappus* aus Schuppenborsten bestehend (3),

innen die gelben, *zwittrigen* **Röhren-/Scheibenblüten** (2), 5 **StaubB** zu einer Röhre verwachsen.

Fruchtknoten: Unterständig (1, 3).

Frucht: Einsamige Nuss (4).

Verwendungshinweise

Heimat dieser Pflanze ist das westliche Südamerika. In Europa ist sie, aus botanischen Gärten verwildert, heute vielerorts als *„lästiges Unkraut“* häufig anzutreffen.

Sammelgut: *Junge Blätter und Triebe ab Mai bis Oktober.*

Geschmack: *Schmeckt mild würzig.*

Verwendung: *Roh als Salat bzw. zu Mischsalaten; verkocht zu Spinatgemüse, Gemüsesuppen, Mischgemüsen.*

Edel-KASTANIE (Maronibaum)

KrS: 008

Castanea sativa, Mill.

Buchengewächse / Fagaceae

6-6 | 8-10 | , H, , , , B

☞ **Tief wurzelnd, in kalkarmen bis ± bodensauren Laub-, Eichen-, Föhrenwäldern sommerwarmer Gebiete eingebürgert; collin bis untermontan; mäßig häufig.**

Blattkeimer, Freikroner

Laubbaum, sommergrün, bis 30m hoch, mit rissiger Rinde, einhäusig.

Blätter: Wechselständig, länglich-lanzettlich, gestielt, stachelspitzig gezähnt, kahl, etwas lederig, bis 25cm lang, oberseitig glänzend grün, unterseitig matt, im Herbst abfallend.

Blüten: An gemeinsamen, nach den Blättern erscheinenden, langen, aufrechten, bis 20cm langen Blütenständen, die *männlichen* Bl in ährenförmigen, vielblütigen, aufrechten Kätzchen, **BlHülle** 4-6zählig, gelblichweiß, stark riechend (*Insektenbestäubung!*), **StaubB** viele (1), die *weiblichen* Bl (2), unscheinbar, 6zählig, meist zu 3 am Grund der Kätzchen (A), von schuppiger Hülle umgeben (3), **Narben** 3-6, 1 unterständiger **Fruchtknoten**, die **Früchte** (5, Nüsse), Ø 2-3cm, in geschlossenem, stachelspitzigem, drei- bis vierklappigem Fruchtbecher (4).

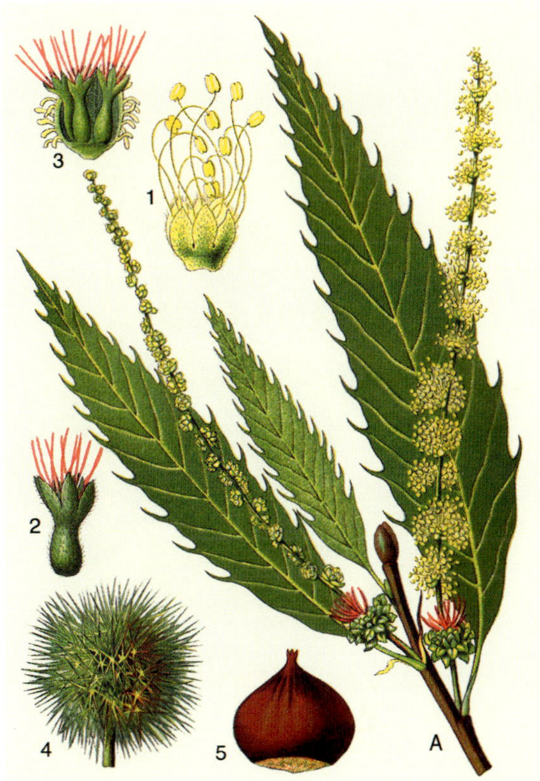

Verwendungshinweise

Ursprüngliche Heimat: Südeuropa und Kleinasien, dort seit über 3.000 Jahren kultiviert. Sie enthält viel Stärke (27%), Rohrzucker (14%), Eiweiß (3%), Vitamin C und B.

Sammelgut: *Die reifen Kastanien/Maroni.*

Geschmack: *Roh: pelzig, zusammenziehend; geröstet oder gekocht: süß, angenehm.*

Verwendung: *Die gerösteten oder verkochten Früchte in vielfältiger und allgemein bekannter Weise; weiters als Mehl, und geröstet auch als Kaffee-Ersatz; getrocknete Blätter und Rinde als Hausteeanteil.*
Das ***Holz*** *ist sehr feuchtigkeitsbeständig, wird für Fassdauben u.a.m. verwendet.*

HUNDSROSE (Hagebutte)

KrS: 055

Rosa canina, L.

Rosengewächse / Rosaceae

6-6 | 4-12 | , H, , , , B

☞ **Auf warmen, frischen, mäßig trockenen, tiefgründigen Böden: in Hecken, an Waldrändern, Weidefluren, Steinhaufen; collin bis montan; häufig.**

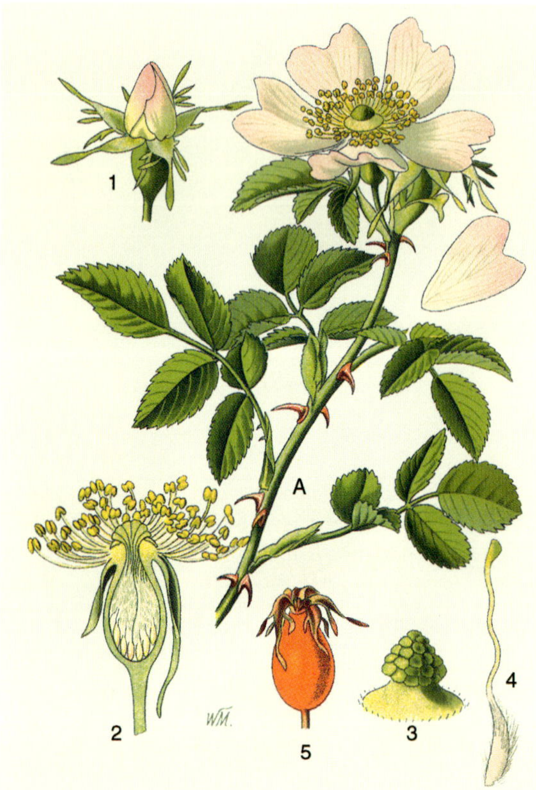

Blattkeimer, Freikroner

Sommergrüner **Strauch**, 1-3m hoch, überhängende Äste mit kräftigen, gekrümmten **Stacheln**.

Blätter: Wechselständig, unpaarig gefiedert, mit 5-7 elliptischen **Fiedern**, oberhalb dunkel glänzend, unterhalb heller, einfach gesägt, Stiele kahl.

Blüten: Einzeln, zu 2 oder 3, strahlig, der Blütenboden ist krugförmig vertieft, **KronB** 5zählig, weiß bis rosafarben, **Knospe** (1), 5 **KelchB**, zahlreiche **Griffel** (4), reichen nur wenig durch einen schmalen Griffelkanal (2), wo die **Narben** zu einem halbkugeligen Köpfchen vereinigt sind (3). **Fruchtknoten**: Oberständig (2).

Frucht: Sammelnussfrüchte (5, *Hagebutten*), an 10-20mm langen, kahlen Stielen, verbleiben den Winter über am Zweig, die Nüsschen steifhaarig.

Verwendungshinweise

In den roten, fleischigen Fruchtwänden viel Vitamin C (wirkt wegen seiner vielfältigen Begleitstoffe wesentlich besser als chemisch reines Vitamin C aus der Apotheke!), das auch in getrocknetem oder verarbeitetem Zustand noch enthalten ist.

Sammelgut: *Die Blätter bis August, reife Früchte bis Dezember (nach erstem Frost).*

Geschmack: *Blüten duften oft stark und süß, die Früchte sind wohlschmeckend säuerlich, aromatisch, die Kerne (Nüsschen) etwas bitter, zusammenziehend, vanilleartig.*

Verwendung: *Hagebuttenmark, Fruchtkonfitüre; Haustee aus Blättern und entsamten Früchten (zum Trocknen die Früchte halbieren, nicht über 50°C erwärmen!).*

Echtes MÄDESÜß (Spierstaude, Wiesengeißbart)

KrS: 029

Filipendula ulmaria, (L.) Maxim. (Spiraea ulmaria, L.)

Rosengewächse / Rosaceae

6-7 | 4-10 | , , H, ,

Nass- und Moorwiesen, Streuwiesen, Bachläufe, Schluchten, Ufer, Auwälder, Ufergebüsche; collin bis subalpin; häufig.

Blattkeimer, Freikroner

Mehrjährige **Staude**, ½-1½m hoch.

Blätter: Wechselständig, mit **NebenB**, unterbrochen gefiedert, Grundblätter lang gestielt, **Fiederblätter** aus 2-5 Paaren spitz-eiförmiger, doppelt gezähnter, 3-8cm langer Blättchen; zwischen diesen sitzen kleine Blättchen, die endständigen, 3-5 lappigen **Fieder** sind unterseits filzig behaart.

Blüten: Endständig, an langen Stielen (A), in großen, dichtblütigen *Rispen*, versprühen ein süßliches Mandelaroma, **Knospen** (1), klein, 5 bis 6 gelblichweiße **KroB** (2), 2-5mm lang, 5 **KelchB** (4), Staubgefäße (3) viele. **Fruchtknoten:** Oberständig , zu 6 und mehr, mit je 1 nach außen gewendeten **Griffel** mit kopfförmiger **Narbe** (5); sie drehen sich nach der Blüte schraubig zusammen (6) und werden in der Reife zu braunen **Kapseln** (7) mit glatten **Samen**.
Wurzel: Braun, schuppig.

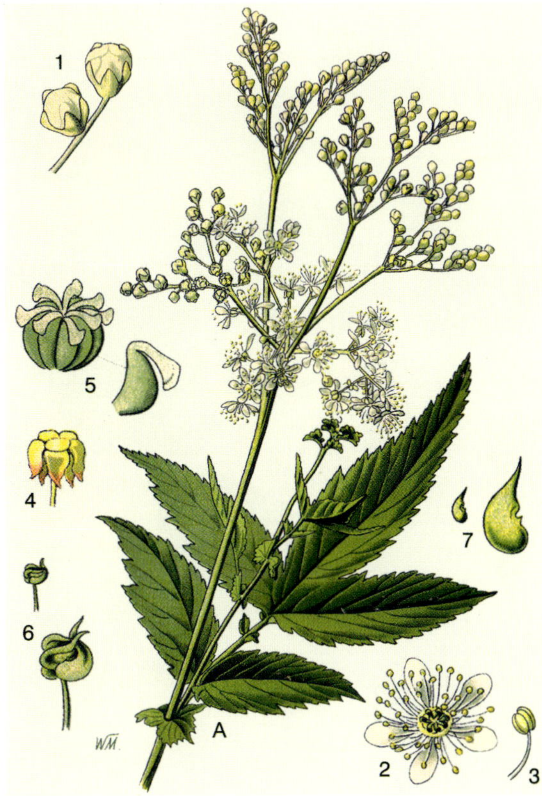

Verwendungshinweise

Die *Filipendula*-Arten sollen wegen ihres Gehaltes an *Salicylat* mit Vorsicht, jedenfalls nicht in zu großen Mengen angewendet werden; sie werden als schwach giftig eingestuft!

Sammelgut: *Junge Blätter April bis Juni; die Blüten; Wurzeln im Frühjahr und Herbst.*

Geschmack: *Blüten duften stark bittermandelartig.*

Verwendung: *Roh als Salat zusammen mit etwas milderen Kräutern; verkocht zu spinatartigem Gemüse; als Würze geeignet für Bowlen; die Wurzeln in kleinen Mengen zu Wurzelgemüse sowie als Gewürz im Met.*

Sommer-LINDE

KrS: 053

Tilia platyphyllos, Scop. (Tilia grandifolia, Ehrh.)

Lindengewächse / Tiliaceae

6-7 | 4-10 | , H, , , , ,

In mäßig frischen, luftfeuchten und wintermilden Edellaubwäldern, auch als Zier- und Straßenbaum kultiviert; collin bis montan; zerstreut.

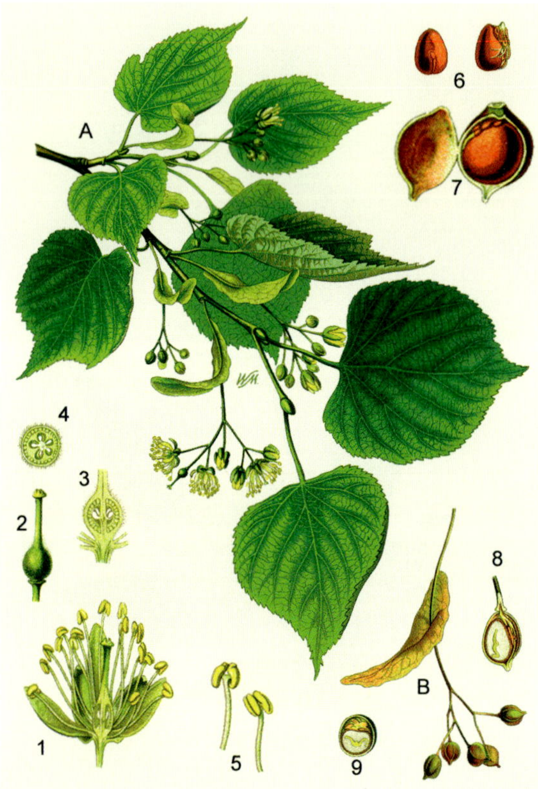

Blattkeimer, Freikroner

Sommergrüner **Baum**, 25-40m hoch, Zweige des laufenden Jahres behaart, gegenüber Luftverschmutzung sehr empfindlich.

Blätter: Wechselständig, herzförmig, 5-15cm breit, lang gestielt, einfach kerbgesägt, oberseits kurzhaarig, matt dunkelgrün, unterseits hell und flächig behaart, **Nerven** hervortretend, in den Nervenwinkeln weiß-bärtig, sonst kahl.

Blüten: Strahlig, meist 3-5 blütig (A), hängend, Blütenstiel ist mit einem **HochB** bis zur Hälfte zu einer *Flugeinrichtung* verwachsen (A), 5 **KronB**, je 5 **KelchB**, **StaubB** (5) zu 5 in Bündeln vereinigt (1), 1 **Griffel**. **Fruchtknoten:** Oberständig (2, 3, 4). **Schließfrucht:** Nüsschen (B: 8, 9), undeutlich kantig (6, vergr.: 7), zwischen den Fingern nicht zerdrückbar (Unterschied zur Winterlinde).

Verwendungshinweise

Die Früchte haben mit 20% einen hohen Ölgehalt. Dieses Öl ist ein dem Olivenöl vergleichbares, wertvolles Speiseöl.

Sammelgut: *Die jungen Blätter April bis Juni; Blüten Juni und Juli; Früchte bis Oktober.*

Geschmack: *Die Blüten duften intensiv süßlich, die Blätter schmecken leicht herb.*

Verwendung: *Roh die frischen, jungen Blätter für Wildsalat, Spinatgemüse, Gemüsesuppen; getrocknet die Blätter und Blüten als Haustee; die getrockneten Früchte zur Ölgewinnung (kalte Pressung).*
Das Holz wird gerne zum Drechseln und Schnitzen verwendet.

Wiesen-STORCHSCHNABEL

KrS: 073

Geranium pratense, L.

Storchschnabelgewächse / Geraniaceae

6-8 | 4-8 | , , ,

Frische lehmreiche Fettwiesen, Wegraine; Nährstoffanzeiger; collin bis montan; zerstreut bis häufig.

Blattkeimer, Freikroner

Ausdauernde **Staude**, 30-60cm hoch, oberwärts schwach drüsig behaart, der **Stängel** beblättert (A), reicht weit über die Grundblätter (B).

Blätter: Gegenständig, meist 7teilig, mit handförmig schmalen, fiederspaltigen Abschnitten, im Umriss rundlich.

Blüten: BlüStiele (*Zymen*) meist zweiblütig, mit 12-20mm langen, lilablauen, flach ausgebreiteten, verkehrt eiförmigen 5 **KronB** (1), 5 **KelchB** mit 2-4 mm langer Granne, 10 **Staubfäden** am Grunde 3eckig und abrupt auf 1-2 mm verbreitert, 5 **Griffel**, 6-8mm lang, zu Fruchtschnabel verbunden; die drüsenhaarigen **Blütenstiele** sind nach dem Verblühen abwärts gebogen und zur Fruchtreife oft wieder aufwärts gerichtet. **Fruchtknoten:** Oberständig, die Fruchtklappen dicht drüsenhaarig. **Frucht:** Kapsel, 5spaltig, ruckartig aufspringend (Samenschleuder). **FrKlappen** bleiben bogig nach oben hängen.

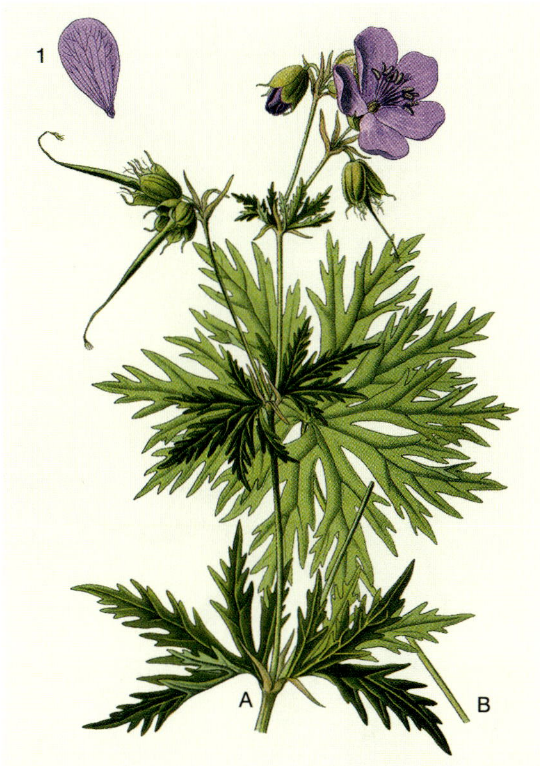

Verwendungshinweise

Ähnlich und ebenso als Wildgemüse verwendbar sind der **Wald-St.** (*G. sylvaticum*) mit purpurroten Blüten, der **Pyrenäen-St.** (*G. pyrenaicum*) in krautreichen Ruderalfluren mit lila bis violettroten Blüten und der **Kleine St.** (*G. pusillum*) mit kleinen rotvioletten Blüten.

Sammelgut: *Die jungen Blätter, auch Knospen und Blüten von April bis August.*

Geschmack: *Zusammenziehend, mild säuerlich.*

Verwendung: *Roh und frisch die Blätter und Knospen zu Mischsalaten; verkocht zu Spinat- und Mischgemüse, Gemüsesuppen.*

GEIẞFUẞ (Giersch, Erdholler)

KrS: 012

Aegopodium podagraria, L.

Doldengewächse / Apiaceae (Umbelliferae)

6-8 | 3-9 | H

Schattig-feuchte Gebüsche, Auwälder, feuchte Wälder, Wiesen, Gärten; stickstoffliebender Nährstoffanzeiger; collin bis montan; häufig.

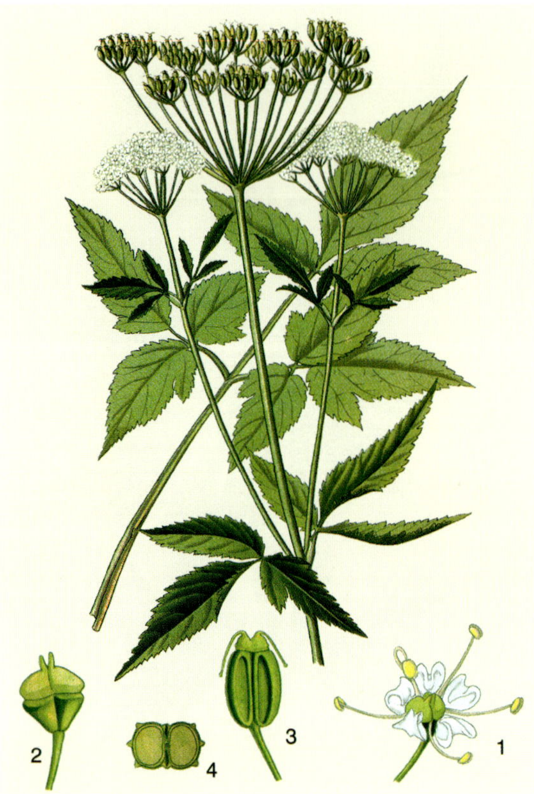

Blattkeimer, Freikroner

Ausdauernde **Staude**, ½-1m hoch, **Stängel** aufrecht, kantig gefurcht, hohl, oben ästig verzweigt.

Blätter: Wechselständig, **GrundB** doppelt 3zählig gefiedert, gestielt, Rand fein gesägt, unterseitig zerstreut kurz behaart, **Fieder** eiförmig bis eilänglich zugespitzt.

Blüten: In großen Doppeldolden, ohne Hülle, **Krone** 5zählig, **KronB** weiß, selten rosa, verkehrt herzförmig, am Grund keilförmig (1), zwittrig oder männlich, 2 kurze **Griffel**, einem *Griffelpolster* aufsitzend.

Fruchtknoten: Unterständig (2).

Frucht: In 2 bräunliche **Teilfrüchte** mit hellen Längsrippen zerspaltend (3, Schnitt: 4).

Wurzel: Bildet lange unterirdische Ausläufer.

Verwendungshinweise

Hartnäckige Wildpflanze, die oft größere Bestände bildet.

Sammelgut:	*Junge, noch nicht ganz entfaltete Blätter für Salate März bis Mai; Blätter als Würze und für Gemüse bis September; Wurzeln im Frühjahr.*
Geschmack:	*Scharf, würzig, aromatisch, jung etwas süßlich, erinnert an Petersilie.*
Verwendung:	*Roh für Mischsalate, Frischpresssaft, Kräuterbutter, Kräuterpesto; verkocht besonders gut als Spinatgemüse, auch für Gemüsebrühe; ganz allgemein als gutes Würzkraut zu Fleisch- und Gemüsegerichten.*

Kriech-QUECKE (Acker-Quecke, „Baier“, „*Weißwurzn*“)

KrS: 161

Elymus repens, (L.) Gould (Agropyron repens, (L.) P.B.)

Süßgräser / Gramineae (Poaceae)

6-8 | 9-5 |

Auf Äckern, in Gärten, auf Ruderalstellen, auf Dämmen, in Uferbereichen, Flussauen; etwas kalkmeidend; collin bis montan; häufig.

Spitzkeimer, Graspflanze

Ausdauerndes **Süßgras**, 30-150cm hoch, mit langem, ausläuferartigem, weißlich-bleichem, durch Knoten gegliedertem Wurzelstock, aufrechtem und glattem **Stängel** (A).

Blätter: Grün bis blaugrün, grasartig, schmal und linealisch, mit glatten **Blattscheiden**. Sie sind zunächst (im Jugendalter) behaart und später kahl, 3-8mm breit, am Grund haben sie zwei lange, spitze, stängelumfassende Öhrchen (B).

Blüten: Unscheinbar, in 2zeiliger, recht langer **Ähre**, mit wechselständigen Ährchen, die Breitseite der Ährenachse zugewandt, mit zwei 6-11 mm langen, kurzbegrannten **Hüllspelzen** am Grund und 3-6 blütentragenden, 8-11 mm langen **Deckspelzen**, ohne **Grannen** (1) und begrannt (2), **StaubB** 2-3. **Fruchtknoten**: Oberständig.

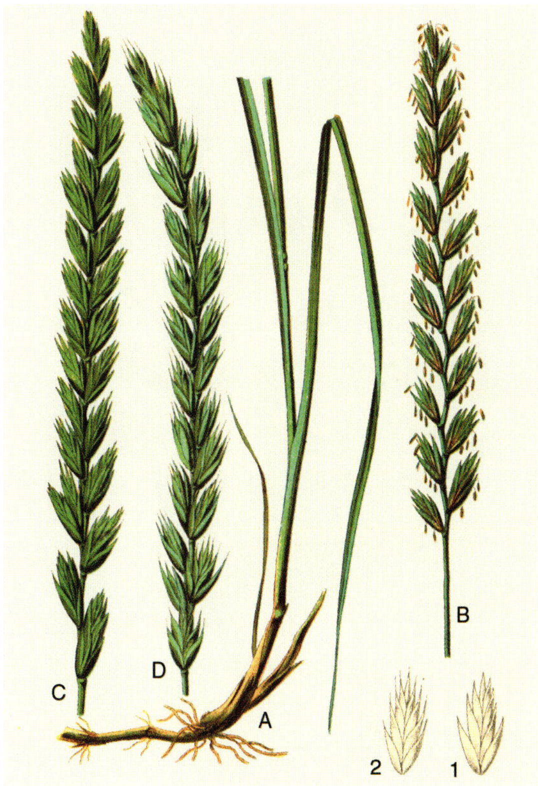

Verwendungshinweise

Diese Pflanze, ein vielerorts lästiges „*Unkraut*“, wurde seit altersher wegen ihres Gehaltes an Zucker, Stärke, Eiweiß, Vitamin A und B1, organischen Säuren, Kieselsäure, Kalium, Eisen u.a.m. sehr geschätzt. Mehrere Unterarten, z.B. nur kurz begrannte (C) oder stachelspitz begrannte (D).

Sammelgut: *Die Wurzeln September bis Oktober; Samen Ende Juli; Blätter dazwischen.*

Geschmack: *Die Wurzeln süßlich-bitter und schleimig, ohne Eigengeruch.*

Verwendung: *Die getrockneten und zerkleinerten Wurzeln als Hausteeanteil (rundet den Geschmack ab); gemahlen liefern die Wurzeln ein wertvolles Mehl.*

BORETSCH (Gurkenkraut)

KrS: 112

Borago officinalis, L.

Rauhblatt- oder Boretschgewächse / Boraginaceae

6-8 | 5-10 | H

Aus Südeuropa eingebürgerte Kulturpflanze, in wintermilden Weinbergen, Ruderalplätzen, Gebüschen, verwildert; häufig in Gärten gepflanzt.

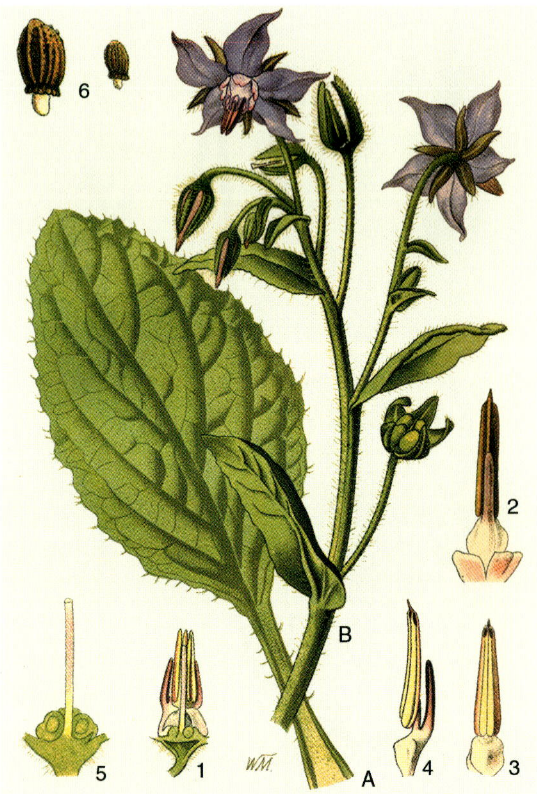

Blattkeimer, Vereintkroner

Einjähriges **Kraut**, 15-60cm hoch, stark verzweigt, **Stängel** hohl, rauh behaart, duftet nach Gurken.

Blätter: Wechselständig, die unteren lang gestielt, die oberen sitzend, **Spreite** eiförmig bis lanzettlich, zugespitzt, Rand leicht ausgebuchtet, borstig behaart (A, B).

Blüten: In lockeren, nickenden, in Doppelwickel angeordneten Blütenständen, **Krone** strahlig, sternförmig, Ø 2-3cm, mit 5 spitzen, leuchtend blauvioletten **KronB**, z.Tl. zurückgeschlagen, mit weißen Schlundschuppen, **KelchB** spitz, schmal lanzettlich, violett, wie auch die **BlStiele** behaart, die schwarz-violetten **StaubB** bilden eine hervorstehende Säule (2, 3, 4), 1 kürzerer **Griffel** mit 2lappiger **Narbe. Fruchtknoten**: Oberständig (1, 5). **Frucht:** Nüsschen, vier einsamige, runzelige Teilfrüchte (6). **Pfahlwurzel.**

Verwendungshinweise

Das Kraut und die Blüten enthalten Gerbstoffe, Schleimstoffe, ätherisches Öl, Asparagin, organische Säuren, mehrere Mineralsalze u.a.m.

Sammelgut: *Die oberirdischen Teile der Pflanze von Mai bis Oktober.*

Geschmack: *Gurkenähnlich, mild würzig, leicht zusammenziehend, aromatisch.*

Verwendung: *Kann als Hauptbestandteil von Wildsalaten dienen; Würzkraut für Salate, Käseaufstriche, gedünstetes und gekochtes Gemüse, Gemüsebrühe etc., frische Blätter als Gurkengewürz.*

Blauer NATTERNKOPF (Gewöhnlicher N.)

KrS: 112

Echium vulgare, L.

Rauhblatt- oder Boretschgewächse / Boraginaceae

6-8 | 5-9 | , , ,

☞ **Er liebt kalkreiche Böden, auf trockenem Grasland, sonnigen Unkrautfluren, an Wegen, in Kiesgruben, Steinbrüchen; collin bis montan; häufig.**

Blattkeimer, Vereintkroner

Zweijährige **Staude**, 30-80cm aufreichend, Stängel stielrund, mit dunkelroten Flecken, steif-borstig behaart.

Blätter: Wechselständig, lineal-lanzettlich, beidseitig filzig behaart, die grundständigen Blätter gestielt, die StängelB sitzend, mit abgerundetem Grund.

Blüten: Stehen in schneckenförmig eingerollten Wickeln, **Krone** hälftig, unregelmäßig, 2lippig, 15-20mm lang, die Blütenknospen rot, die Blüte später blauviolett, **KronB** trichterförmig verwachsen, 5 unterschiedlich große Zipfel, **StaubB** (4) ungleich lang herausragend (1, 2), 1 diese überragender **Griffel**, am Ende 2lappig.

Fruchtknoten: Oberständig (3).

Nussfrüchte (6): Runzelig, dreikantig-spitz, zwischen Kelchzipfeln verborgen (5). **Wurzel:** Spindelförmig, senkrecht, verzweigt, äußerlich braun.

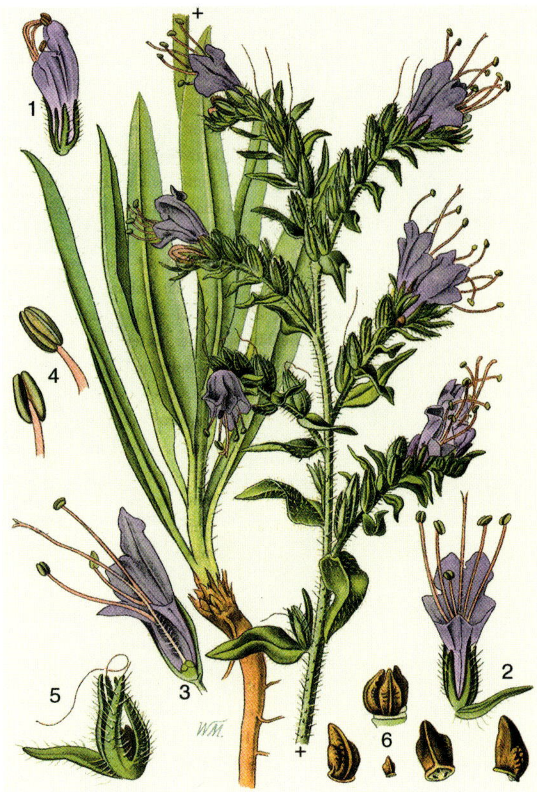

Verwendungshinweise

Dieses stattliche Rauhblattgewächs ist wegen der schönen Blüten eine Zierde am Tisch und gleichzeitig wegen des milden Geschmacks auch eine willkommene Salatbeilage.

Sammelgut: *Junge Blätter von April bis Juni; die Blüten von Juni bis September; die Stängelspitzen und Blätter von April bis Juli zu Spinat.*

Geschmack: *Mild, würzig.*

Verwendung: *Roh die jungen Blätter und Blüten zu Wildsalaten, als Verzierung oder als Beilage; verkocht zu verschiedenen Mischgemüsen; die getrockneten Blätter als Hausteeanteil.*

BLUTWURZ (Tormentille, Aufrechtes Fingerkraut)

KrS: 041

Potentilla erecta, (L.) Räusch.

Rosengewächse / Rosaceae

6-8 | 4-9 | , H, , , , ,

Auf meist wechselfeuchten bis feuchten Magerwiesen und -weiden, Sumpfwiesen, an Waldrändern; kalkmeidend; collin bis subalpin; häufig.

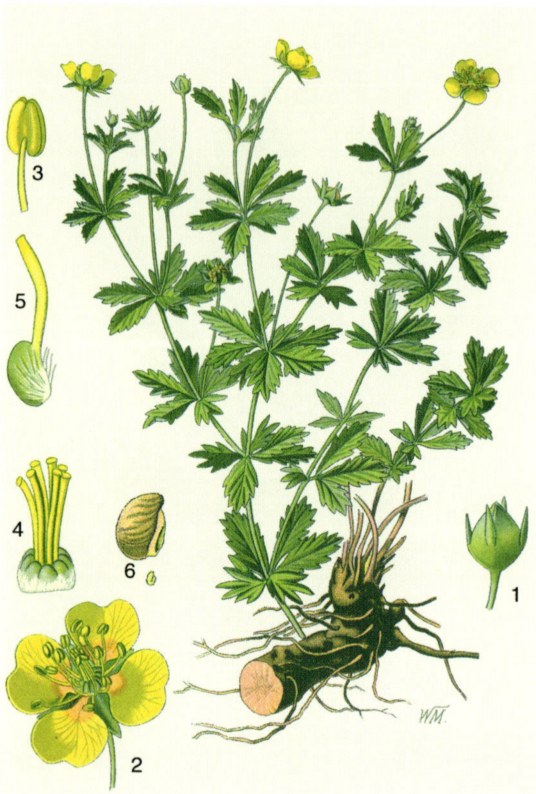

Blattkeimer, Freikroner

Ausdauernde **Staude**, 10-30cm, kriechend, **Stängel** aufsteigend bis aufrecht, nie wurzelnd.

Blätter: Wechselständig, mit 3 keilförmigen, 3-4fach grob gezähnten **FiederB** und großen, fingerig gelappten **NebenB** (nur scheinbar mehrzählig!), **StängelB** sitzend oder bis 5mm gestielt.

Blüten: Strahlig, gelb, meist 4zählig, (*Unterschied* zu den anderen Fingerkrautarten, die alle 5 KronB besitzen), lang gestielt, **KronB** ei-herzförmig, 4-5mm lang (2), **Stempel** 4-8 (4, 5), **StauB** (3)viele, Knospe mit Kelch (1).

Fruchtknoten: Oberständig (4).

Frucht: Einsamige Nüsschen (in natürl. Größe und vergrößert: 6).

Wurzel: Verdickt, innen weißlich, nach dem Anschneiden rot anlaufend.

Verwendungshinweise

Wegen ihres Gehaltes an verschiedenen Gerbstoffen und Glycosiden sollte die Beimengung zurückhaltend erfolgen.

Sammelgut: *Blätter und Blüten von April bis September.*

Geschmack: *Herb würzig, zusammenziehend.*

Verwendung: *Roh und frisch in nicht zu großem Anteil (bis 20%) zu Mischsalaten; verkocht zu spinatartigem Mischgemüse, zu Gemüsebrühe etc.; getrocknet als Anteil von Hausteemischungen.*

HAINSALAT

KrS: 120

Aposeris foetida, L.

Korbblütengewächse / Asteraceae (Compositae)

❀ 6-8 | ✾ 1-12 | 👪, H, 🎗, ✕, ☕, ⚡,

☞ **Bergmischwälder, frische Edellaub- und (Fichten-Tannen-)Buchenwälder; kalkstet; montan bis subalpin; zerstreut bis mäßig häufig.**

Blattkeimer, Vereintkroner

Ausdauernde **Staude**, 5-25cm, Stängel blattlos, einköpfig, **Milchsaft** führend, mit Geruch nach rohen Kartoffeln.

Blätter: Grund- und wechselständig, eine **Rosette** bildend, löwenzahnartig, schrotsägeförmig fiederteilig, mit fast rhombischen Seitenlappen und dreieckigen Endlappen.

Blüten: Goldgelbe **Korbblüte**, nur aus Zungenblüten (Zungenblütler), aus 5 verwachsenen **KronB** gebildet, Korbboden nackt, umgeben von 6-10 **Hüllblättern**, 5 **Staubblätter** zu einer Röhre verwachsen, durch die der **Griffel** mit 2teiliger **Narbe** führt.

Fruchtknoten: Unterständig.

Frucht: Einsamige Nuss (*Achäne*) ohne haarige Flugeinrichtung (*Pappus*).

Wurzel: Kräftige Hauptwurzel.

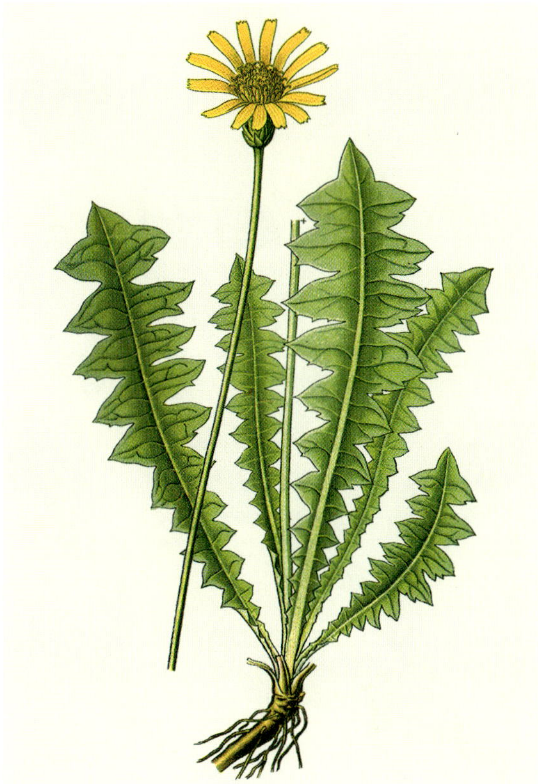

Verwendungshinweise

Ebenso als Wildgemüse verwendbar sind der ähnlich aussehende **Löwenzahn** (*Taraxacum officinale*), Seite 75, und der **Herbst-Löwenzahn** (*Leontodon autumnalis*), Seite 166.

Sammelgut:	*Die jungen Blätter von April bis Juni; die Wurzeln von September bis März.*
Geschmack:	*Bitter und würzig-frisch.*
Verwendung:	*Roh und frisch die jungen Blätter zu Mischsalaten (zuvor etwa 2 Stunden zum Entzug der Bitterstoffe in gesalzenem Wasser einweichen!); die Wurzeln frisch geschält zu Kochgemüse; getrocknet und geröstet und gemahlen zur Kaffeebereitung.*

NACHTKERZE (Schinkenkraut)

KrS: 005

Oenothera biennis, L.

Nachtkerzengewächse / Onagraceae (Oenotheraceae)

6-8 | 1-12| H,

☞ **Sandige, kiesige Plätze, Dämme, Böschungen, Steinbrüche, Trockenrasen, schotterige Flussufer; collin; häufig.**

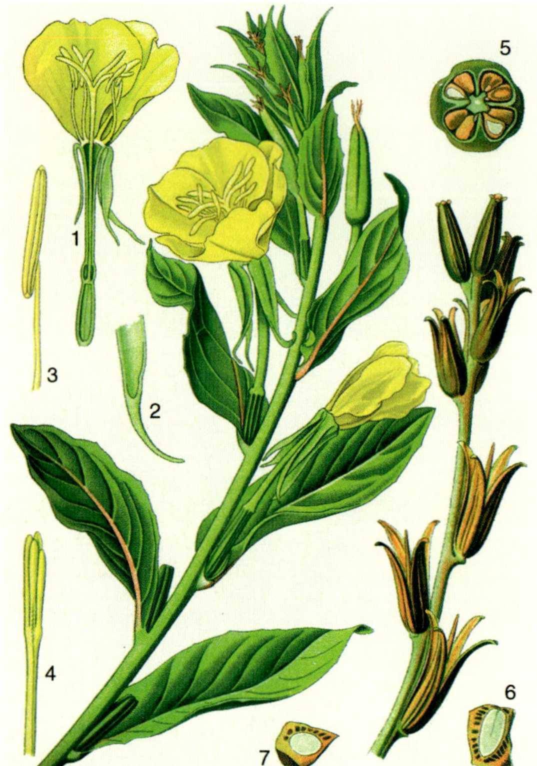

Blattkeimer, Freikroner

Zweijährige **Staude**, 80-150cm hoch, **Stängel** selten verzweigt, behaart, rund oder leicht kantig.

Blätter: Wechselständig, im 1. Jahr nur **Rosette** mit langen Stielen, verkehrt eiförmiger **Spreite**, stumpf zugespitzt, buchtig oder schwach gezähnt; im 2. Jahr am Blütenspross kurzstielig oder sitzend, länglich-lanzettlich, spitz, klein gesägt, 8-15cm, Mittelnerv unterseitig rot.

Blüten: Einzeln in den Blattwinkeln, 4 leuchtendgelbe **KronB**, Ø 2-4cm, herz- oder eiförmig, öffnen sich erst am frühen Abend, duftend, verwelken bereits am nächsten Vormittag, 4 lang zugespitzte **KelchB** (2), zurückgeschlagen, **Blütenröhre** 2-5cm lang (1), **Narbe** 4teilig (4), 8 **StaubB** (3). **Fruchtknoten**: Unterständig, bis 3cm lang. **Frucht:** Mit 4 Klappen aufspringende **Kapsel** (5) mit länglichen, behaarten, braunen **Samen** (6, 7). **Rübenwurzel.**

Verwendungshinweise

Formenreiche Sammelart mit mehreren Kleinarten, stammt ursprünglich aus Nordamerika. Die Wurzel enthält Gerbstoff, Stärke, Mineralstoffe, Schleim; die Blätter auch Zuckerstoffe; die Samen enthalten 15% fettes Öl, 13% Rohprotein, organische Säuren („*Primrose Oil*").

Sammelgut: *Die Blätter der Rosette das ganze Jahr; Stängelblätter und Blütenknospen Mai bis September; Wurzeln im Herbst oder 2. Frühjahr; Samen ab Juli.*

Geschmack: *Mild und wohlschmeckend, besonders das weiche Stängelmark.*

Verwendung: *Die rohen Blätter und Knospen eignen sich gut zu Salatmischungen mit herben Kräutern; die Wurzeln roh, gedünstet oder gekocht.*

Knollige PLATTERBSE (Erdnuss-Platterbse, Ackernuss)

KrS: 031

Lathyrus tuberosus, L.

Schmetterlingsblütler / Fabaceae (Papilionaceae/Leguminosae)

6-8 | 6-9 |

Feld- „Unkraut" in Getreideäckern (Winterweizen), auf lehmigen, grasigen Stellen, Feldwegen, Fluss- und Bahndämmen, in Hecken, collin bis untermontan; häufig.

Blattkeimer, Freikroner

Ausdauernde **Staude**, bis 1m lang kletternd oder niederliegend, Stängel vierkantig, nicht geflügelt.

Blätter: Wechselständig, ein- bis vielpaarig gefiedert, **Fieder** elliptisch bis verkehrt eiförmig, unterseits mit Netznerven, die **Blattspindel** in einer Ranke endend.

Blüten: Prächtig purpurrote Schmetterlingsblüte (**KronB**: Fahne, Flügel, Schiffchen), in 2-5 blütigen Trauben, duftend (Rosen), 9 zu einer **Röhre** verwachsene, gleich lange **Staubfäden**, der kurze **Griffel** am Ende verbreitert.

Fruchtknoten: Oberständig. **Frucht:** Zweiklappig aufspringende, wenigsamige Schote (1).

Wurzel: Aus der Hauptwurzel entspringen dünne, unterirdische Ausläufer mit **Wurzelknollen** (2).

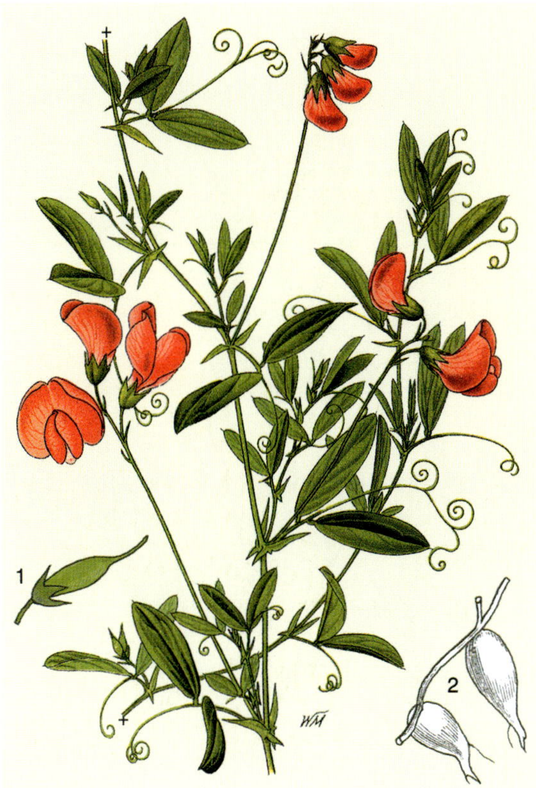

Verwendungshinweise

Die wohlschmeckenden Knollen enthalten etwa 16% Stärke, 6% Zuckerstoffe, 3% Eiweiß, die Blätter Asparagin. Ebenso verwertbar sind die oberirdischen Teile (keine Wurzelknollen) von der erst rot, dann blau blühenden **Frühlings-P.** (*L. vernus*), von der erst rot, dann hellblau blühenden **Berg-P.** (*L. montanus*) und von der gelb blühenden **Wiesen-P.** (*L. pratensis*).

Sammelgut: *Wurzelknollen im Frühjahr und Herbst; Blätter und Triebe Juni bis Sept.*

Geschmack: *Die Knollen wohlschmeckend, die Blätter und Triebe samt Blüten mild.*

Verwendung: *Die jungen Triebe und Wurzelknollen roh als Bestandteil von Mischsalaten; verkocht zu Mischgemüse, Gemüsebrühe, etc.*

Wilder SALAT (Stachelsalat)

KrS: 102

Lactuca serriola, L.

Korbblütengewächse / Asteraceae (Compositae)

6-8 | 4-6 |

Auf trockenen bis mäßig trockenen Ruderalstellen; ± kalkliebend, wärme- und lichtliebend; collin bis montan; häufig bis zerstreut.

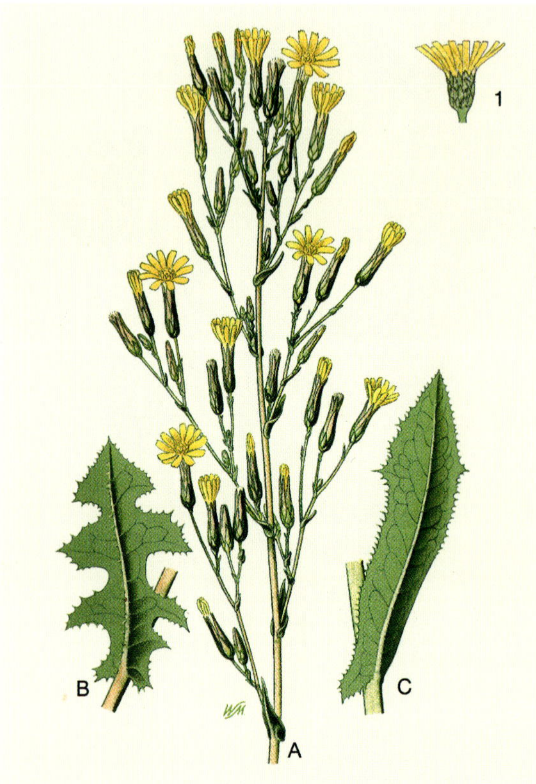

Blattkeimer, Vereintkroner

Kraut, ein- bis zweijährig, 60-120cm aufragend, mit Milchsaft, **Stängel** gelblichweiß, knochenartig fest, markig.

Blätter: Wechselständig, **StängelB** pfeilförmig stängelumfassend, fast senkrecht und in Nord-Süd Richtung gestellt (*Kompasspflanze*), länglich bis verkehrt eiförmig, fiederlappig bis -spaltig, seltener unzerteilt (B, C), **Blattrand** und untere **Mittelrippe** bestachelt.

Blüten: In endständigen *Rispen* (A), jeder Abgang eines Blumenstiels durch ein Deckblättchen gestützt, Körbe 10-16blütig, **HüllB** ziegeldachartig angeordnet (1), **Krone** gelb, nur Zungenblüten. **Fruchtknoten**: Unterständig. Geschnäbelte **Schließfrucht**: Bräunlichgrau, mit gestieltem Flugorgan (*Pappus*), **Nüsschen** an der Spitze kurzhaarig, beiderseits mehrrippig.

Wurzel: Bis zu 2m tief, viele Fasern.

Verwendungshinweise

Diese Pflanze, wahrscheinlich der Urtyp unserer unterschiedlichsten Salatpflanzen, hat in Steppengebieten Südeuropas und Vorderasiens ihre Heimat. Sie gilt seit altersher als Nahrungspflanze, scheidet einen bitteren Milchsaft aus, der u.a. geringe Mengen *Lactucarium* enthält. Es ist somit mengenmäßig bei rohem Verzehr Zurückhaltung geboten!

Sammelgut: *Die jungen Blätter vor der Blüte.*

Geschmack: *Junge Blätter frisch-aromatisch, mit zunehmendem Alter bitter.*

Verwendung: *Rohe, junge Blätter zu Mischsalaten; verkocht zu Mischgemüse u. dgl.*

Felsen-FETTHENNE (Mauerpfeffer, Tripmadam)

KrS: 028

Sedum reflexum, L. (S. rupestre, L.)

Dickblattgewächse / Crassulaceae

❀ 6-8 | ✿ 4-7 | ✝✝✝, ✕

☞ **Trocken-warme, lückige Rasen, Felsfluren, Mauern, sandige Ruderalfluren; kalkliebend; collin bis montan; zerstreut.**

Blattkeimer, Freikroner

Ausdauernde **Staude**, am Grund verholzt, 15-35cm bogig aufsteigend, mit sterilen, kriechenden, am Ende dicht beblätterten **Ausläufer**n.

Blätter: Wechselständig, linealisch, stielrund, ± fleischig, 1-2cm lang, stachelspitz, am Grund gespornt, blaugrün, die nichtblühenden **Triebe** dicht, die blühenden Triebe nur locker beblättert.

Blüten: Blütenstand doldenartig, 5-6 **KronB**, zitronengelb, 6-7mm lang (1), **KelchB** kahl, 3-4mm lang (3), 10-12 **StaubB** (doppelt so viele wie KronB), gänzlich frei (2).

Fruchtknoten: Vier, meist fünf, aber auch sechs, oberständig (4, vergrößert: 5).

Frucht: Sammelbalg.

Wurzel: Mit oberirdischen Ausläufern (A).

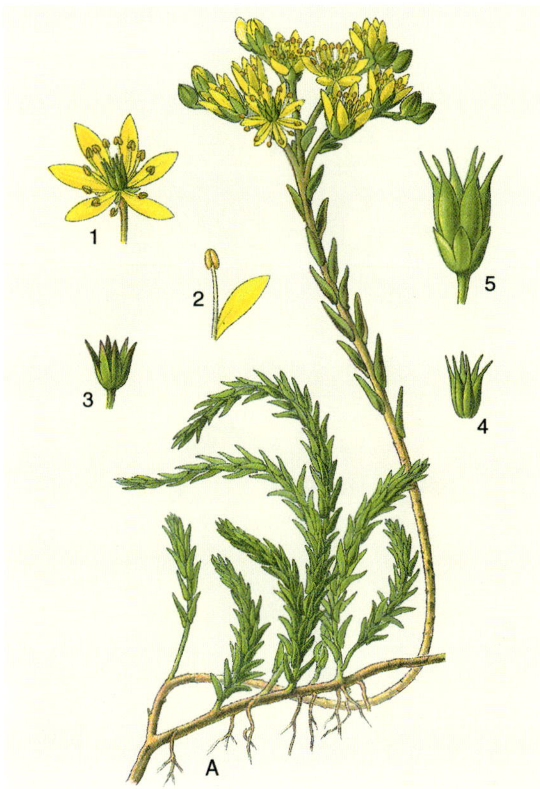

Verwendungshinweise

Die als *Tripmadam* seit altersher geschätzte und auch über längere Zeit kultivierte Pflanze ist ein wohlschmeckender Vitaminspender im Frühling.

Sammelgut: *Die jungen Sprosse mit ihren sukkulenten Blättern von April bis Juli.*

Geschmack: *Die Blätter schmecken erfrischend säuerlich und leicht bitter.*

Verwendung: *Sie passen gut zu Salaten, Wildkräutersuppen, Kräuterdressings und -dips und zu Mischgemüse und Soßen.*

Acker-GLOCKENBLUME

KrS: 100

Campanula rapunculoides, L.

Glockenblumengewächse / Campanulaceae

❀ 6-8 | ✂ 4-10 | 👪, 🍴

☞ **Lehmige Äcker, Ruderalfluren, Waldschläge, Wegränder, etwas kalkliebend, lichte Laubwälder; Wurzel-Kriechpionier; collin bis montan; sehr häufig.**

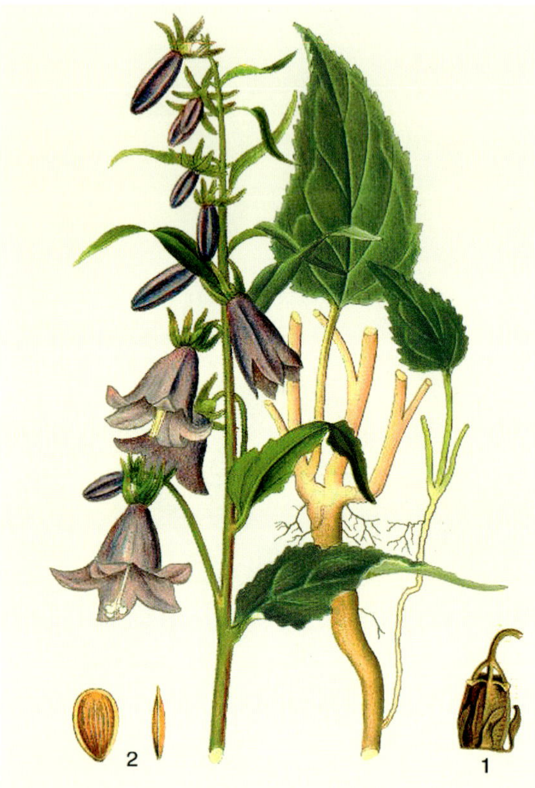

Blattkeimer, Vereintkroner

Zweijährige **Staude**, 30-80cm aufragend, mit **Ausläufer**n, **Stängel** stumpfkantig, kahl bis kurz rauhhaarig.

Blätter: Wechselständig, die unteren gestielt, breit bis länglich-eiförmig, mit seicht herzförmigem bis abgerundetem **Spreitengrund**, die oberen schmäler kurz gestielt bis sitzend, an der Blattunterseite kurz rauhhaarig.

Blüten: In selten verzweigtem, traubigem, einseitswendigem Blütenstand, **Krone** nickend, 2-3½cm lang, gestielt, 5zählig, trichterförmig, lilablau, am Rand meist bewimpert. **KelchB** oft schon vor der Blühzeit waagrecht abstehend bis deutlich zurückgekrümmt, 1 **Griffel**, nicht aus der Krone ragend, 3 **Narben**. **Fruchtknoten:** Unterständig. **Frucht:** Verkehrt kegelig, 3fächrige **Kapsel**, öffnet sich mit 3 seitlichen Löchern (1). **Samen:** Viele (2).

Verwendungshinweise

Die Hauptwirkstoffe sind Gerbstoffe und *Inulin*. Die angenehm mild schmeckende Wurzel ist in Frankreich und England ein geschätztes Gemüse. Ähnlich und ebenso verwendbar sind auch andere, häufiger vorkommende Glockenblumenarten, wie etwa die auf trockeneren Standorten wachsende, zart wirkende **Rundblättrige G.** (*C. rotundifolia*). Selten gewordene Arten soll man jedoch rücksichtsvoll behandeln, also unberührt lassen!

Sammelgut: *Blätter, Knospen, junge Sprosse und unreife Früchte April bis September; die Wurzeln vom Herbst bis in die Wintermonate.*

Geschmack: *Mild und würzig.*

Verwendung: *Roh als Salatbeigabe; Wurzeln zu Mischgemüse; junge Sprosse wie Spargel.*

Weg-MALVE (Kleine Käsepappel)

KrS: 044

Malva neglecta, Wallr.

Malvengewächse / Malvaceae

❀ 6-9 | ✻ 5-10| 👪, ✕

☞ **Besonders auf *dörflichen*, ± trockenen Ruderalfluren, in Gärten, an Wegen, Mauern, Ackerrändern; Stickstoffanzeiger; collin bis montan; häufig.**

Blattkeimer, Freikroner

Ein- bis mehrjährige **Staude**, 10-40cm aufragend.

Blätter: Wechselständig, rundlich, mit 3-5 gerundeten Lappen.

Blüten: Strahlig, mehrere Blüten blattachselständig, 5 **KronB**, tief ausgerandet, von blasslila über hellrosa bis weiß, 8-13mm lang, **KelchB** halb so lang, KZipfel flach. Zahlreiche **Staubgefäße** (2) sind zu einer **Röhre** verwachsen, aus der die **Narben** zahlreicher Griffel ragen (1).

Fruchtknoten: Oberständig, ebensoviele wie **Griffel**, kreisförmig an den Rand des Fruchtbodens gereiht.

Frucht: Spaltfrucht mit zahlreichen, am Rücken fast glatten Teilfrüchten (4), **Fruchtstiele** waagrecht abstehend bis abwärts gebogen (3), die Frucht aufrecht (3).

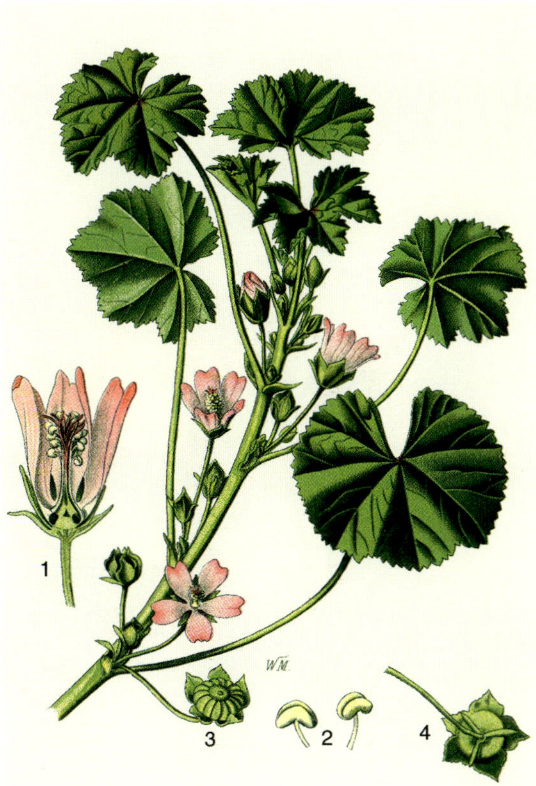

Verwendungshinweise

Einige Malvenarten haben im Volkskulturgut seit altersher eine besondere Wertschätzung erfahren. Als Wildgemüse ebenso geeignet ist die ähnliche **Wilde Malve** (*M. sylvestris*), Seite 148. Beide Arten enthalten vor allem Schleimstoffe, weiters Stärke, ätherisches Öl, Gerbstoffe u.a.m.

Sammelgut: *Die jungen Blätter, Triebe und Blüten von Mai bis Oktober sowie die Früchte ab Juli.*

Geschmack: *Fade und etwas schleimig.*

Verwendung: *Roh und frisch die Blätter als Salatanteil, zu Misch- und Spinatgemüse; die Früchte in mildem Essig eingelegt als kapernartige Würze zu Saucen.*

Dorf-GÄNSEFUß (Guter Heinrich, Wilder Spinat)

KrS: 036

Chenopodium bonus-henricus, L.

Gänsefußgewächse / Chenopodiaceae

6-9 | 4-9 | ,

In der Umgebung von Siedlungen; Zäune, Unkrautfluren, Wege, Viehläger; auf stickstoffreichen, lehmig-frischen Böden; collin bis subalpin; mäßig häufig.

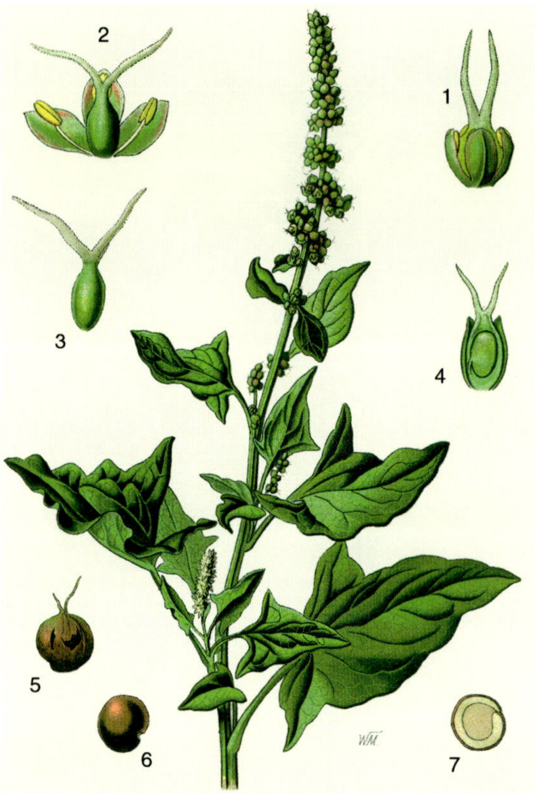

Blattkeimer, Freikroner

Ausdauernde **Staude**, aufrecht, 15-60cm hoch, mit bogig aufsteigendem, kantigem, knotenlosem **Stängel**, verzweigt. Blasenhaare erzeugen ein leicht mehlig bestäubtes Aussehen.

Blätter: Wechselständig, die unteren Blattstiele geflügelt, die Spreite dreieckig bis spießförmig, mattgrün, am Rand leicht eingebuchtet, 5-10cm lang, saftig-fleischig.

Blüten: Zwittrig, klein, unscheinbar, grün, stehen knäuelig an Haupt- und Seitenzweigen, in langen end- und achselständigen, blattlosen, oft nickenden Scheinähren, Blütenhülle mit 3-5 Zipfeln (1, 2).
Fruchtknoten: Oberständig (3, 4).

Frucht: Dunkelbraune oder schwarze, in der Fruchthülle eingeschlossene Samen (Nuss: 5, 6, Schnitt: 7).

Wurzel: Stark ausgebildet.

Verwendungshinweise

Dies ist eine alte, fast in Vergessenheit geratene Gemüsepflanze mit herbem Aroma. Junge Blätter und Triebe enthalten viele Mineralstoffe (Eisen etc.) und Vitamine. Die Knospen gelten vielerorts als Delikatesse.

Sammelgut: *Junge Blätter und Triebe von April bis September; am besten vor der Blüte.*

Geschmack: *Würzig pikant, der wohlriechende Duft ist ein Unterscheidungsmerkmal zu anderen, oft sehr ähnlichen Arten.*

Verwendung: *Blätter und Triebe roh zu Mischsalaten, Frischpresssaft; verkocht zu Spinatgemüse, Gemüsebrühe u.a.m.*

Wilde MÖHRE

KrS: 012

Daucus carota, L.

Doldengewächse / Apiaceae (Umbelliferae)

❀ 6-9 | ⚘ 5-9| 👪,✂

☞ **Halbtrockenrasen, Brachland, Wegränder, Steinbrüche, Acker- „Unkraut", halbruderale Wiesen; collin bis montan;sehr häufig.**

Blattkeimer, Freikroner

Zweijährige **Staude**, 30-100cm hoch, **Stängel** gefurcht, abstehend behaart.

Blätter: Wechselständig, 2-3fach gefiedert, behaart.

Blüten: 5zählig, in Doppeldolden, zur Blütezeit flach bis gewölbt, dann im Reifestadium in der Mitte eingesenkt, nestförmig, sich nur bei trockenem Wetter öffnend, **HüllB** der Dolde groß, drei- oder fiederteilig, bewimpert, **HüllchenB** meist einfach (3), randständige Blüten weiß, strahlig vergrößert, **KronB** bis 4mm lang (2), außen kahl, die Blüten im Mittelpunkt der Doppeldolde meist mit dunkel-purpurner Krone. Das **Döldchen** (1). **Fruchtknoten**: Unterständig.

Frucht: 2-5mm lang (4, Querschnitt: 5), mit hakigen Borsten, ohne Schnabel.

Wurzel: Dünn spindelförmig, hellbeige, hart, zäh, scharf schmeckend.

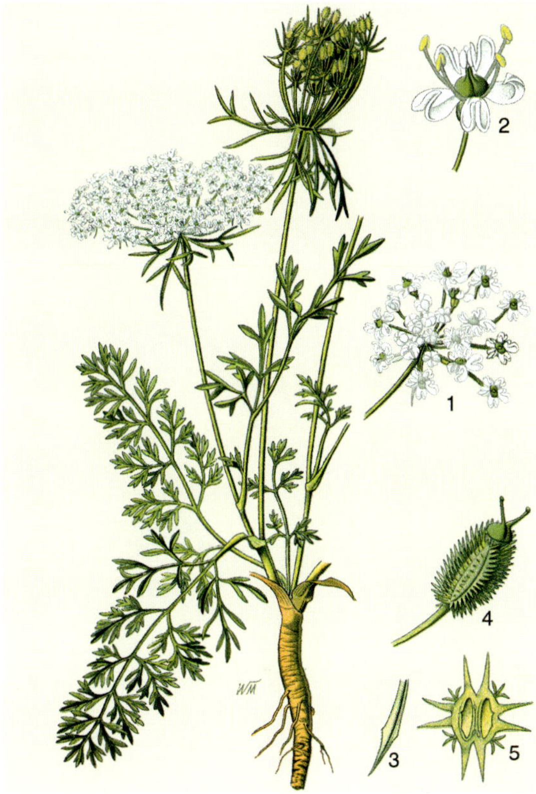

Verwendungshinweise

Diese Wildpflanze wurde in großer Artenvielfalt kultiviert. Die oberirdischen Teile sind zu Mischsalaten und -gemüse ein wertvoller Vitaminspender. Die oft zähen Wurzeln enthalten viele organische Säuren, Mineralstoffe und Vitamine: Vom allfällig holzigen Kern befreien und zerkleinern!

Sammelgut:	*Die Blätter Mai bis September, die Wurzel im 1. Jahr Juli bis September.*
Geschmack:	*Die Wurzel scharf, im 2. Jahr nicht genießbar (im Gegensatz zur Kulturform!).*
Verwendung:	*Die rohen oberirdischen Teile zu Mischsalaten, als Frischpresssaft; verkocht zu Mischgemüse, Spinatanteil.*

Schmalblättriger DOPPELSAME (Senf-Rauke)

KrS: 024

Diplotaxis tenuifolia, (L.) DC. (Sinapis ten.)

Kreuzblütengewächse / Brassicaceae (Cruciferae)

6-9 | 4-6 |

Unkrautgesellschaften, trockene Ruderalstellen, Wegränder, Bahndämme, Pflasterritzen; collin; häufig.

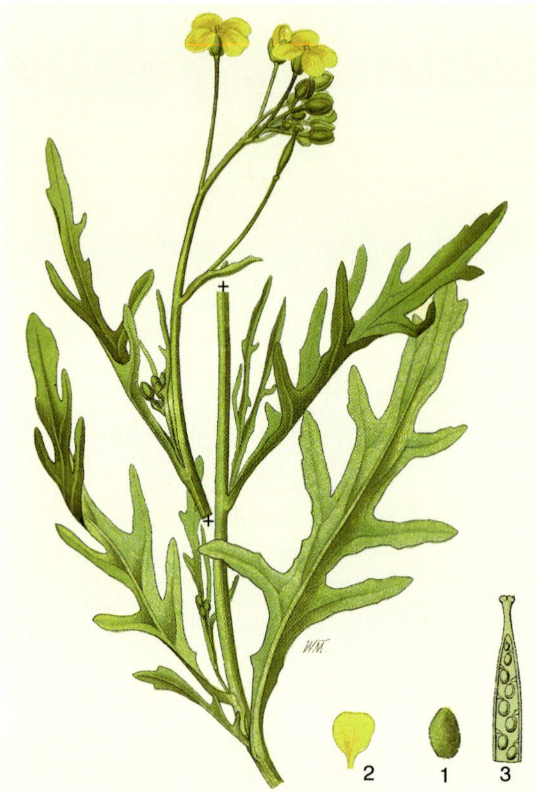

Blattkeimer, Freikroner

Ausdauernde (2jährige) **Staude**, 30-80cm hoch, am Grunde verholzend, **Stängel** reich beblättert.

Blätter: Wechselständig, tief fiederteilig, mit schmalen ganzrandigen oder gezähnten, schräg nach vorne gerichteten Abschnitten, kahl, etwas blaugrün, beim Zerreiben eigenartiger „*Schweinsbraten*"-Geruch.

Blüten: Zitronengelb, endständig in deckblattloser Traube, 4 **KelchB** (1), 4 **KronB** (2), meist 6 **StbB**, 1 **Griffel** mit deutlich 2lappiger **Narbe.**

Fruchtknoten: Oberständig.

Frucht: 2-6cm lange, sich mit 2 Längsklappen öffnende **Schoten**, an ebenso langen **Stielen**, 1-3mm lang geschnäbelt (3), die eiförmigen oder walzlichen **Samen** in 2 Längsreihen in jedem Schotenfach angeordnet.

Verwendungshinweise

Sehr ähnlich und ebenso verwendbar wie der verwildert selten zu findende Raukensenf, italienisch „**Rucola**" (*Eruca sativa*).

Sammelgut:	*Die jungen Blätter und weichen Triebe vor der Blüte April bis Juni.*
Geschmack:	*Arttypisch herb-aromatisch.*
Verwendung:	*Roh und frisch als Würze zu Mischsalaten, Blatt- und Mischgemüsen.*

Wiesen-BÄRENKLAU

KrS: 012

Heracleum sphondylium, L.

Doldengewächse / Apiaceae (Umbelliferae)

6-9 | 4-10 | , ,

☞ **Frische Fettwiesen, Ufersäume, Gebüsche, Waldlichtungen, Hochstaudenfluren, Waldschläge; liebt feuchten Boden; collin bis montan; sehr häufig.**

Blattkeimer, Freikroner

Ausdauernde **Staude**, 30-150cm hoch, borstig behaart, **Stängel** 5-20mm dick, knotig, hohl, gefurcht, reich an ätherischen Ölen.

Blätter: Wechselständig, GrundB im Umriss rundlich oder eiförmig, 20-50 cm lang, gefiedert, die **Fiederblättchen** sind gelappt und grob gezähnt. Blattstängel lang und saftig, oberhalb mit einer Wasserrinne, am Stängelansatz große, aufgeblasene Blattscheiden.

Blüten: Weiß, in großen Doppeldolden, die Dolden 15-30strahlig, Randblüten mit asymmetrischen **KronB**, 5mm lang, 5zählig, 2 **Griffel** einem Griffelpolster aufsitzend. **Fruchtknoten**: Unterständig (1). **Frucht:** Kahl oder weichhaarig, **TeilFr** mit breitem Randflügel (2), höchstens 12mm lang, ohne Schnabel (3, 4, Querschnitt: 5).

Wurzel: Mächtig.

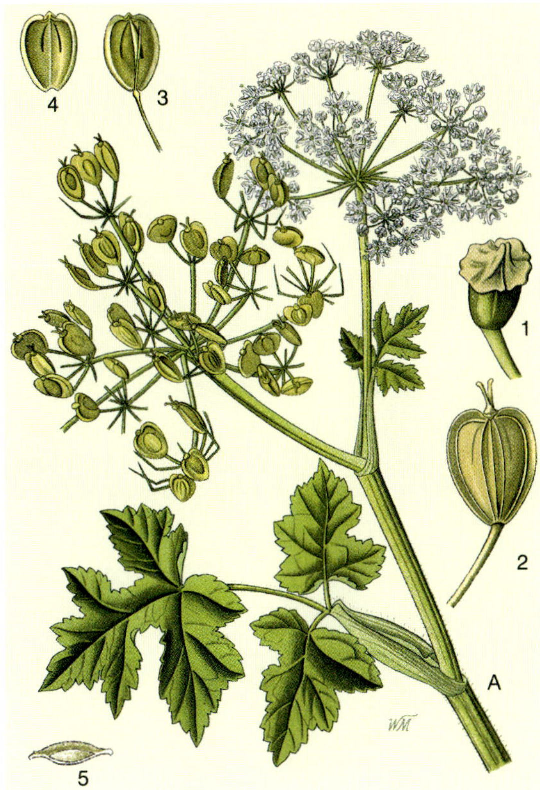

Verwendungshinweise

Vorsicht!	Manche Riesenformen (bis 3m) in Garten- und Parkanlagen sind giftig!
Sammelgut:	*Junge Blätter und Blattstiele April bis Oktober.*
Geschmack:	*Riecht stark aromatisch, etwas unangenehm; Geschmack sehr würzig, etwas süß.*
Verwendung:	*Gut vor allem zu Mischgemüsen: Am Anfang sparsam verwenden, um sich an den Geschmack zu gewöhnen! Die Blätter (sehr mild und würzig!) in Pfannkuchenteig backen; Gemüsebrühe, Spinatgemüse.*

HOPFENKLEE (Gelbklee, Hopfen-Luzerne)

KrS: 031

Medicago lupulina, L.

Schmetterlingsblütler / Fabaceae (Papilionaceae, Leguminosae)

6-9 | 5-10| , H, ,

Fettwiesen, Ruderalfluren, Wegränder, Äcker und Magerrasen; collin bis subalpin; selten als Futterpflanze kultiviert; sehr häufig.

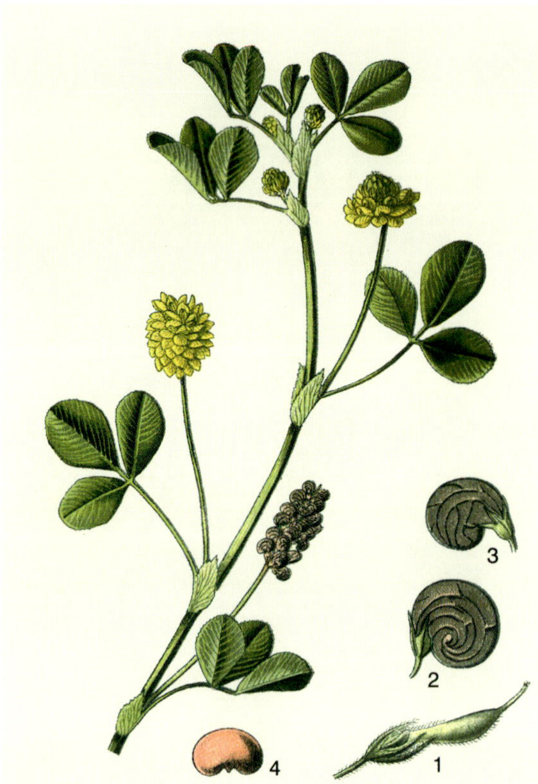

Blattkeimer, Freikroner

Ein- bis mehrjährige **Staude**, Stängel niederliegend bis aufsteigend, 10-50 cm lang.

Blätter: Deutlich 3zählig, schraubig, unterseits ± kahl bis anliegend behaart, die Blättchen mit einem Spitzchen, in der vorderen Hälfte gezähnt bis gesägt, die **NebenB** ganzrandig oder schwach gezähnt.

Blüten: Endständige, lang gestielte erst kugelige, später verlängerte Blütenköpfchen mit 10 bis 50 3-5mm langen, gelben ***Schmetterlingsblüten***: 5 **KronB** (*Fahne, Flügel, Schiffchen*), 5 **KelchB**, verwachsen, behaart, **KZipfel** 3eckig-lanzettlich, 9 **StaubB** zu einer Röhre verwachsen, 1 **Griffel**, kurz, 1 **Narbe**, 1 **Fruchtknoten,** oberständig. **Frucht:** Jung (1), später spiralig eingerollt (2, 3), fast nierenförmig, Ø 2-3mm, stachellos, mit 3-5 starken Nerven, braunschwarz, **Samen** (4).

Verwendungshinweise

Ähnlich zu verwenden wie die als Wildgemüse ebenso geeigneten Kleearten: **Wiesen-Klee** (*Trifolium pratense*), Seite 146, **Kriechender Klee** (*T. repens*), **Luzerne** (*M. sativa*) u.a.m.

Sammelgut: *Die jungen Blätter und Sprosse Mai bis Juni; die Blüten von Mai bis September; die Samen von September bis Oktober.*

Geschmack: *Scharf und etwas bitter.*

Verwendung: *Roh und frisch als würzige Beigabe zu Wildsalaten, Saucen, Suppen und Aufstrichen; getrocknete Blüten und Blätter zum Würzen von Süßspeisen, wie auch für Wild- und Fischgerichte. Samen zum Keimen bzw. auch roh.*

Echter STEINKLEE (Gelber Steinklee)

KrS: 031

Melilotus officinalis, (L.) Pall.

Schmetterlingsblütler / Fabaceae (Papilionaceae/Leguminosae)

6-9 | 5-9| , H, , , , ,

Auf trockenen Ruderalflächen, Schotterfluren, an Bahndämmen, Acker- und Wegrändern; kalkliebend, anspruchslos; collin bis montan; sehr häufig.

Blattkeimer, Freikroner

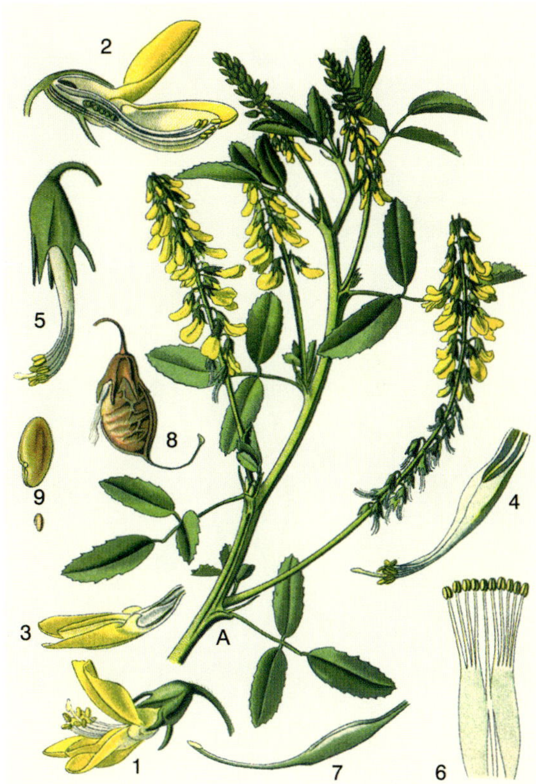

Zweijähriges **Kraut**, 30-100cm hoch, **Stängel** hohl, kantig gerippt, verästelt, wenn trocken: *Waldmeistergeruch*.

Blätter: Wechselständig, elliptisch, langgestielt, dreizählig gefingert, **Endblättchen** länger gestielt, 6-14 Paar Seitennerven, der Rand unregelmäßig gesägt, in den Blattachseln ungefiederte **NebenB**.

Blüten: In achselständigen, langgestielten, 4-10cm langen, einseitswendig-lockeren und reichblütigen Trauben; kleine, 5-7 mm lange, gelbe, kurz gestielte ***Schmetterlingsblüten*** (1, Schnitt: 2). Das *Schiffchen* der Blüte kürzer als *Fahne* und *Flügel* (3), der **Kelch** verwachsenblättrig, 5spitzig (5), 10 **StaubB** (6) zu Röhre verwachsen (4), die den oberständigen, kahlen **Fruchtknoten** umschließt (7). **Frucht:** Eiförmige, lederbraune Hülsen, 3-4mm lang, undeutlich querrunzelig (8). **Samen**: Viele (9).

Verwendungshinweise

Ähnlich und ebenso verwendbar ist der weißblütige Steinklee (M. alba). Unter anderem enthält die Pflanze *Melilotin*, das beim Trocknen *Cumarin* freisetzt, daher der Waldmeistergeruch! Weiters Gerbstoffe, organische Säuren, Schleimstoffe, *Cholin* u.a.m. Eine Verwendung in der Küche sollte nur in kleinen Mengen erfolgen!

Sammelgut: *Junge Sprosse, Blätter und Blüten Mai bis September.*

Geschmack: *Die Blüten stark honigähnlich duftend, Blätter schmecken bitter und scharf.*

Verwendung: *Roh und frisch zu Mischsalaten, getrocknete Blätter und Blüten als Würze für Süßspeisen, Wild- und Fischgerichte.*

Echte BRUNNENKRESSE

KrS: 024

Nasturtium officinale, R.Br.

Kreuzblütengewächse / Brassicaceae (Cruciferae)

6-9 | 1-12 | §, H

☞ **An und in reinen, langsam fließenden, kühlen Gewässern, Quellfluren, in Gräben, an Wasserläufen; mancherorts auch kultiviert und verwildert; selten.**

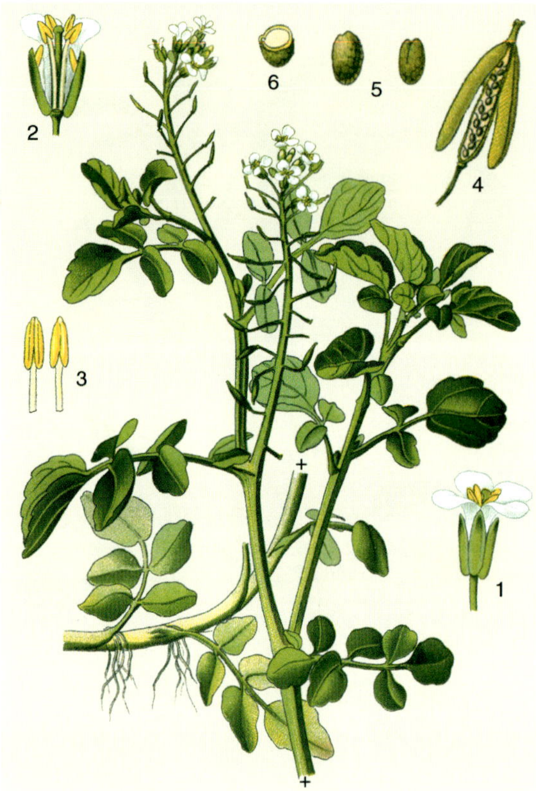

Blattkeimer, Freikroner

Ausdauernde **Staude**, hohler **Stängel**, verzweigt, 20-80cm hoch, am Grund kriechend, dann aufsteigend, wintergrün.

Blätter: Wechselständig, gefiedert, mit größerer Endfieder.

Blüten: In deckblattloser Traube, vier KelchB, 4 weiße **KronB** (1), 4-5mm lang, 6 gelbe **StaubB**, davon zwei kürzer, 4 mächtiger (2, 3), 1 **Griffel**.

Fruchtknoten: Oberständig.

Frucht: Mit ± waagrecht abstehenden, 8-12mm langen Fruchtstielen, stielrunde, gebogene, 13-18 mm lange **Schoten**, die als 2fächerige **Kapsel** 2klappig aufspringen (4).

Samen: Viele, an 2 Leisten je Teilfrucht, rundlich-eiförmig, mit Einkerbung (5, Schnitt: 6).

Wurzelstock: Hohl.

Verwendungshinweise > In einigen Gebieten wegen des seltenen Vorkommens geschützt!

Eine Verwechslungsmöglichkeit besteht mit dem ebenso verwendbaren **Wiesen-Schaumkraut** (*Cardamine pratensis*), Seite 69, dem **Barbarakraut** (*Barbarea vulgaris*), Seite 81, oder mit der für Salate sogar besser geeigneten **Wilden B.** (*Cardamine amara*), Seite 68, an gleichartigen Standorten, mit Ausläufern, markigem Stängel und purpur-violetten Staubfäden.

Sammelgut: *Blätter und nicht blühende Triebspitzen.*

Geschmack: *Scharf-würzig (Kressegeschmack, ähnlich Senf).*

Verwendung: *Roh und frisch als würzige Zugabe zu oder Hauptteil von Frischsalaten, Kartoffel- und Eiersalat, Dressings, Käseaufstrichen.*

RAINKOHL (Rainsalat)

KrS: 102

Lapsana communis, L.

Korbblütengewächse / Asteraceae (Compositae)

6-9 | 4-10 | , , ,

Auwälder, Waldschläge, ruderale Gebüsche, Gärten, frische, nährstoffreiche Äcker; stickstoffliebend; collin bis montan; sehr häufig.

Blattkeimer, Vereintkroner

Ein- bis mehrjährig, krautig, 30-100 cm hoch, **Stängel** beblättert.

Blätter: Wechselständig, eckig gezähnt, die unteren leierförmig, mit großem Endabschnitt.

Blüten: Nur hellgelbe bis orangegelbe *Zungenblüten* (aus 5 verwachsenen KronB entstanden), gestielte **Körbchen** in einer Rispe (alle auf dem Blütenboden stehenden Einzelblüten sind von einer Hochblatt-Hülle wie in einem Korb zusammengefasst) (1), 5 **StaubB** (Staubfäden zu einer Röhre verwachsen, durch die führt der) **Griffel** mit oben 2teiliger **Narbe** (2).

Fruchtknoten: Unterständig (kein Pappus). Nach der Blüte fallen alle Teile der Blüte oberhalb des Fruchtknotens ab, in der **HochB-Hülle** verbleiben die **Samen** (3).

Frucht: Längliche, einsamige, dünnwandige, gerippte Nuss (*Achäne*)(4).

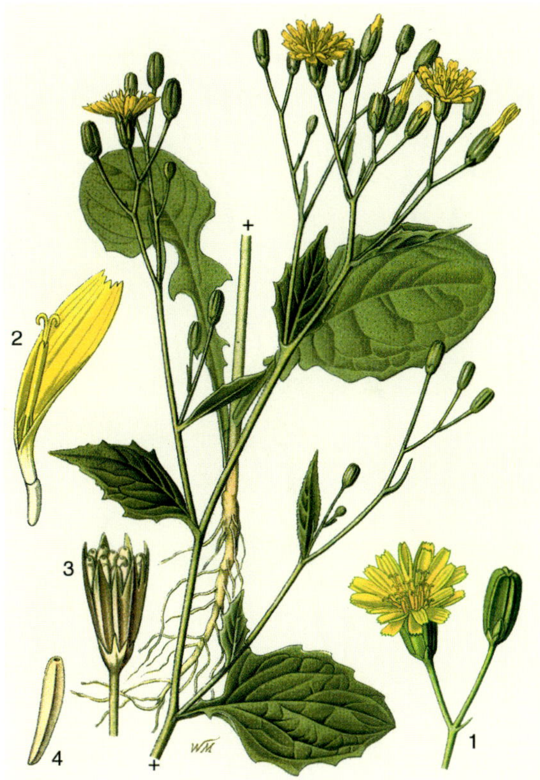

Verwendungshinweise

Der Rainkohl enthält neben Bitterstoffen auch Schleim, Mineralstoffe und Vitamine.

Sammelgut:	*Die jungen Blätter von April bis Juni; das ganze Jahr über für Kochgemüse.*
Geschmack:	*Leicht bitter-salzig (ähnlich dem Löwenzahn), herb.*
Verwendung:	*Am besten schmecken die Blätter roh als Salat zubereitet und gewürzt, weiters als Zugabe zu Spinatgemüse, Mischsalaten, Gemüsesuppen; sie können auch getrocknet werden.*

Große BIBERNELLE (Pfefferwurzel)

KrS: 012

Pimpinella major, (L.) Huds.

Doldengewächse / Apiaceae (Umbelliferae)

6-9 | 4-10 | , H, , , ,

Nährstoffanzeiger; feuchte Fettwiesen, Hochstaudenfluren, Gebüsche, Triften, Waldränder, Lichtungen; (collin) submontan bis montan; häufig.

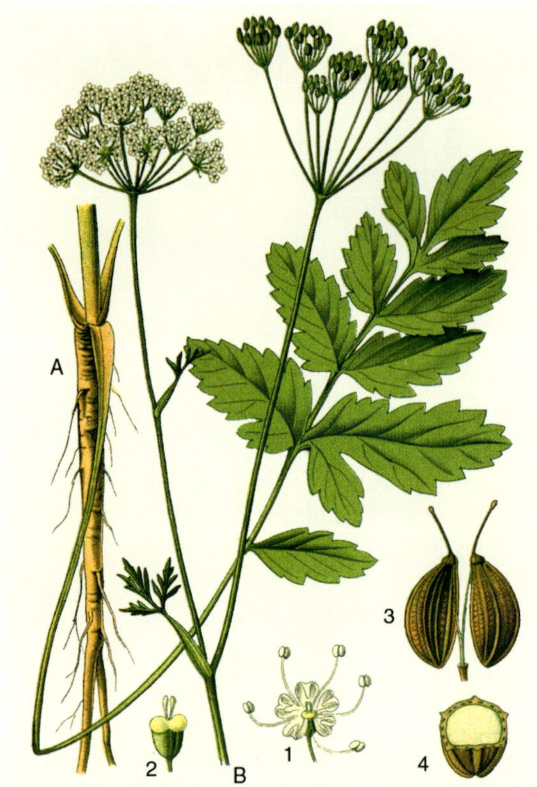

Blattkeimer, Freikroner

Ausdauernde **Staude**, 30-100cm hoch, mit gefurchtem, röhrig hohlem **Stängel**, bis oben beblättert.

Blätter: Wechselständig, die grundständigen, einfach-unpaarig gefiedert, lang gestielt, am Grund eine Scheide bildend, eiförmig bis oval, tief gesägt, die **StängelB** schmäler und kürzer gestielt mit einer am Stängelansatz weißhäutigen Scheide, dunkelgrün glänzend (B).

Blüten: Weiß bis rötlich, in Doppeldolden, 5 **KronB** verkehrt herzförmig, 5 **StaubB** viel länger als die **KronB** (1), 2 **Griffel**, gleich nach dem Abblühen länger als die junge Frucht werdend. **Fruchtknoten**: Unterständig, Griffelfuß halbkugelig, gewölbte Nektardrüsen, die **Griffel** aufrecht (2). Die beiden **Teilfrüchte:** Eiförmig kugelig, mit 5 kielartigen Riefen (3, Querschnitt: 4). **Pfahlwurzel:** Kräftig, spindelig, nur langsam dünner werdend (A).

Verwendungshinweise

Ähnlich und ebenso verwendbar ist die **Kleine Bibernelle** (*P. saxifraga*), die in Silikatmagerrasen auf trockenen Heiden, in Kieferwäldern zu finden ist.

Sammelgut: *Junge Blätter von April bis Juni; Blüten von Juni bis Oktober; Samen.*

Geschmack: *Charakteristisch scharf-würziger Geruch und Geschmack (anisähnlich).*

Verwendung: *Junge Blätter eignen sich roh und frisch gut als Beigabe zu Mischsalaten, weiters für Suppen, Saucen, Brotaufstriche, Kräuterbutter; getrocknet am besten zur Würzung von Saucen und Suppen, als Hausteeanteil; die Samen als Gewürz ähnlich wie Anis.*

PORTULAK (Bürzelkraut)

KrS: 071

Portulaca oleracea, L.

Portulakgewächse / Portulacaceae

❀ 6-9 | ⚘ 4-10| 👪, H, ✕

☞ **Gärten, Äcker, Weingärten, gekieste Wege** (oft in Friedhöfen); **collin bis submontan; zerstreut bis häufig.**

Blattkeimer, Freikroner

Einjähriges **Kraut**, 10-30cm hoch, der **Stängel** fleischig, kriechend oder aufsteigend, kahl, meist rötlich überlaufen, am Grund verzweigt.

Blätter: Gegenständig, 1-2cm lang und ½-1cm breit, vorn abgerundet, oben fast gegenständig, **Spreite** verkehrt eiförmig oder oval, fleischig, Grund keilförmig; achselständige Knospen.

Blüten: Je 1-3 in Blattwinkeln oder Gabelästen, sitzend, 5 blassgelbe **KronB**, 6-8mm lang (2), am Grund leicht verwachsen (4), 7-12 **StaubB**, 1 **Griffel** (3), kelchähnliche Hülle aus 2 verwachsenen **HochB** (1), stumpf gekielt , verschließen nach dem Verblühen die **Fruchtkapsel** (5); wenn diese in der Reife öffnet, fallen sie mit dem Deckel ab (6). **Fruchtknoten**: Halboberständig. **Frucht:** Samen, mit oder ohne oberflächlichen Warzen (7, Schnitt: 8).

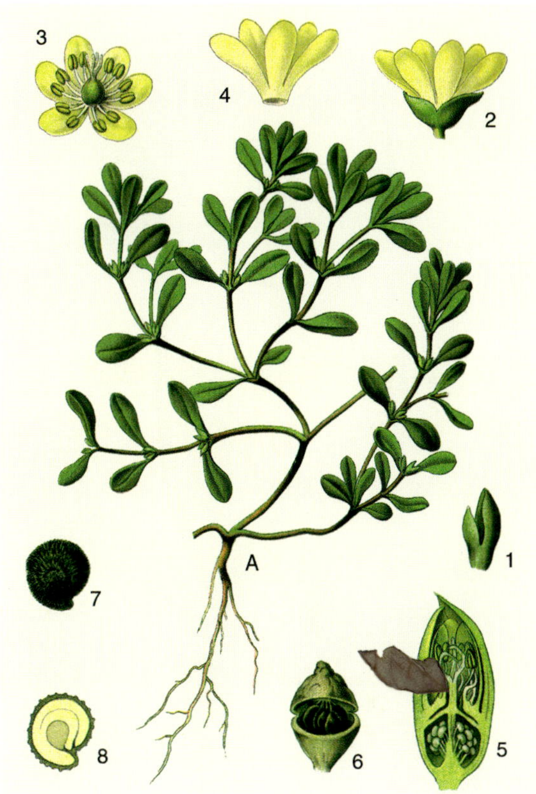

Verwendungshinweise

Diese Pflanze wurde seinerzeit als Küchenpflanze „*cultivirt*". Sie enthält viel Vitamin C.

Sammelgut:	*Die jungen Blätter und Knospen April bis Juni; Schösslinge vor der Blüte. Die getrockneten Samen von August bis Oktober.*
Geschmack:	*Würziger Geruch beim Zerreiben, der Geschmack würzig, erfrischend salzig.*
Verwendung:	*Frisch und roh als Salat, gut als Rohkost zu Mischgemüsen; weiters auch als Spinatgemüse.*

Gemeine BRUNELLE

KrS: 129

Prunella vulgaris, L.

Lippenblütler oder Taubnesselgewächse / Lamiaceae (Labiatae)

❀ 6-9 | ✾ 4-11 | 👪, H, ✕, ☕, ✗

☞ **± feuchte Wiesen, Weiden, Moorwiesen, bodendichte Waldwege, Ufer, Parkrasen; collin bis montan; sehr häufig.**

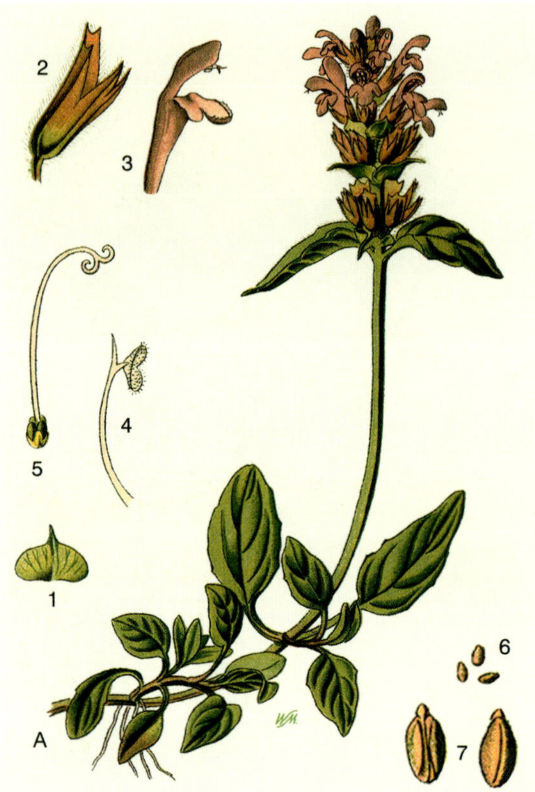

Blattkeimer, Vereintkroner

Ausdauernde **Staude,** oberirdische Ausläufer, 5-40cm hoch, schwach behaart, **Stängel** niederliegend bis aufsteigend.

Blätter: Gegenständig, eiförmig, am Stängel verteilt, gestielt, etwas gezähnt, spärlich behaart, 2-4cm lang.

Blüten: Hälftige Lippenblüte, in endständigen, dichten, kopfigen Scheinähren mit breiten Deckblättern (1), **Kelch** verwachsen, ungleich 5zähnig (2), **Krone** blauviolett, 8-15mm lang, deutlich 2lippig (3), vier **StaubB**, 2 länger, mit einem Zahn (4), 2 kürzer, beide die Oberlippe nicht überragend, 1 **Griffel**, langgestielt mit 2lappiger **Narbe** (5).

Fruchtknoten: Oberständig, 4teilig (5).

Frucht: 4teilige Klausenfrucht, zerfällt in der Reife in 4 einsamige Teilfrüchte (6, vergrößert:7).

Verwendungshinweise

Die Brunelle unterscheidet sich vom **Kriechenden Günsel** (*Ajuga reptans*), siehe Seite 106, durch ihren endständigen Blütenstand in Scheinähren und durch kurzgestielte Blätter. Beide Pflanzen sind in gleicher Weise verwendbar.

Sammelgut: *Die oberirdischen Pflanzenteile das ganze Jahr über.*

Geschmack: *Zusammenziehend, mild.*

Verwendung: *Roh und frisch als würzige Zutat zu Mischsalaten;*
verkocht mit anderen Anteilen zu Spinatgemüse, Gemüsebrühe;
getrocknet als Hausteeanteil.

Zaun-WICKE

KrS: 031

Vicia sepium, L.

Schmetterlingsblütler / Fabaceae (Papilionaceae/Leguminosae)

6-9 | 1-12 |

☞ **Fettwiesen, Weg- und Ackerränder, lichte Edellaubwälder, Waldränder, Gebüsche; Nährstoffanzeiger; collin bis subalpin; häufig.**

Blattkeimer, Freikroner

Ausdauernde **Staude**, 30-60cm lange, rankende und kletternde Stängel.

Blätter: Wechselständig, gefiedert, 4-8 Fiederpaare, mittig mit einer **Ranke** endend, **NebenB** (1) zugespitzt, unterseits je ein dunkles Nektarium (*Ameisen!*).

Blüten: Hälftige *Schmetterlingsblüte* (3), **Kelch** verwachsenblättrig, 5zählig (2), **Krone** lila bis purpurviolett, 5zählig: oben die *Fahne*, seitlich die beiden *Flügel* und unten das *Schiffchen* aus 2 ± zusammenhängenden, meist etwas kürzeren KronB, 10 **StaubB** sind zu ¾ zu einer vorne schief endenden Röhre verwachsen (4), in der der FrK eingebettet ist (3), 1 **Griffel**, 1 **Narbe**. **Fruchtknoten:** Oberständig, länglich, **Frucht:** 2klappig aufspringende Hülse: Samenschleuder.

Wurzel: Bindet in Symbiose mit Knöllchenbakterien Luftstickstoff (Bodenverbesserung).

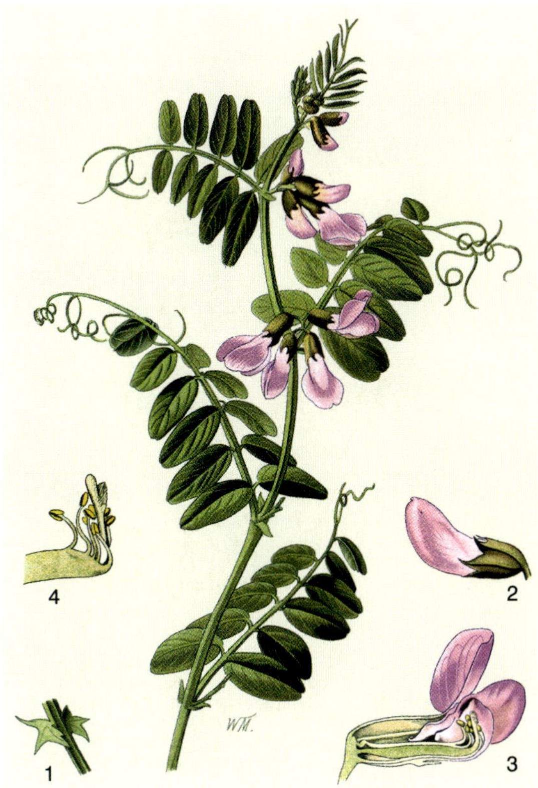

Verwendungshinweise

Die Pflanze wird durch ein dünnfädiges, ausläuferartiges Wurzelgeflecht ausdauernd, nur der oberirdische Teil stirbt im Winter ab. Inhaltsstoffe: Gerbstoffe, Asparagin, Vitamine, Spurenelemente u.a.m. **Ähnlich** und ebenso verwertbar die **Vogel-Wicke** (*V. cracca*): Blätter mit 10-12 Fiederpaaren und zahlreicheren, indigoblauen bis rötlichen Blüten.

Sammelgut: *Junge Blätter und Triebe April bis Mai; Samen Juli/August; für Kochgemüse das ganze Jahr über.*

Geschmack: *Herb und mild.*

Verwendung: *Roh als Anteil von Mischsalaten; verkocht zu Spinatgemüse; getrocknet als Hausteeanteil.*

Wiesen-KLEE (Rotklee, Deutscher Klee)

KrS: 031

Trifolium pratense, L.

Schmetterlingsblütler / Fabaceae (Papilionaceae/Leguminosae)

6-9 | 4-10 |

Frische Fettwiesen und Fettweiderasen, Äcker, Wegränder, lichte Wälder; liebt feuchte Stellen, dann auch auf ärmeren Böden; collin bis alpin; sehr häufig.

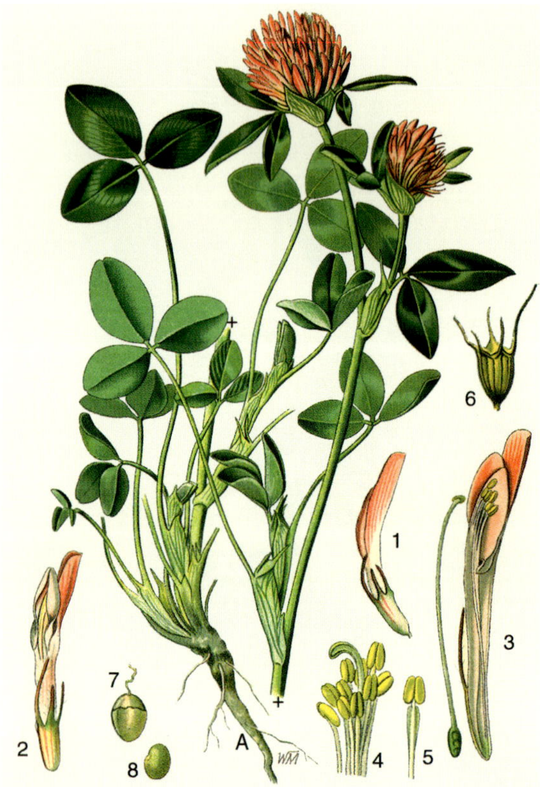

Blattkeimer, Freikroner

Mehrjährige **Staude**, 15-40cm hoch, Stängel aufrecht, verzweigt, kantig, behaart.

Blätter: Wechselständig, dreizählig gefiedert, **FiederB** elliptisch-eiförmig, mit einem charakteristischen, pfeilförmigen, weißen Fleck auf der Oberseite, **NebenB** eiförmig, grannenartig zugespitzt.

Blüten: Verströmen Honigduft, hellrot, in endständigen kugelig bis eiförmigen Blütenköpfen, **Kelch** röhrig-glockig (1, 2), die Einzelblüte (Schnitt: 3), eine *Schmetterlingsblüte,* mit röhrig verwachsenen **StaubB** (5), darin eingebettet der *Stempel* (4), bestehend aus dem oberständigen **Fruchtknoten**, dem **Griffel** und der **Narbe**.

Frucht: Im Fruchtkelch (6) reifende, eiförmige, einsamige **Hülsen**(7), mit einem Samen (8).

Verwendungshinweise

Als Wildgemüse eignet sich noch der **Kriechende Klee** (*T. repens*): Er hat, wie der Name schon sagt, Ausläufer, wurzelt an den Knoten, ist unbehaart und hat gelblich-weiße Blüten. Seine Fruchthülsen sind mehrsamig. Getrocknet verbreitet er ein Vanillearoma.

Sammelgut: *Junge Blätter April bis Juni; mit Blütenköpfen von Juli bis Oktober.*

Geschmack: *Zusammenziehend, mild-herb.*

Verwendung: *Roh und frisch die jungen Blätter als Zugabe zu Mischsalaten; Frischpresssaft; verkocht zu Mischgemüse, Gemüsebrühe, als Gemüse-Beilage.*
Die getrockneten Blüten ergeben einen süßlichen Tee; zu Hausteemischungen.

Wiesen-SCHAFGARBE

KrS: 102

Achillea millefolium, L.

Korbblütengewächse / Asteraceae (Compositae)

6-10 | 4-10 | , H, , , ,

☞ **Frische bis feuchte Fettwiesen, Weiden, Äcker, Ruderalfluren, an Wegrändern und Bachufern, in lichten Wäldern; collin bis montan; zerstreut bis häufig.**

Blattkeimer, Vereintkroner

Mehrjährige **Staude**, 20-80cm hoch, verzweigt, **Stiel** gefurcht, behaart, aromatisch duftend, mit unter- oder oberirdischen, 3-50cm langen Ausläufern.

Blätter: Wechselständig, **StängelB** 2-3 cm breit, schlank, doppelt gefiedert, die **FiederB** dicht stehend, sehr fein, der Umriss zungenförmig.

Blüten: Endständige, flache Schirmrispe, Ø 4-15cm, am Außenrand der KörbchenBl, Ø 6-12mm, die 4-5 weiblichen *Strahlenblüten* (1, 2), dreizipfelig, weiß oder rosafarben, innen die zwittrigen, weißen bzw. gelblichen *Röhrenblüten* (4, Schnitt: 5), kein *Pappus*, die 5 **StaubB** zu einer Röhre verwachsen, durch die der **Griffel** führt (6), **HüllB** grün bis braun berandet (3, mit geschlossener Blüte). **Fruchtknoten**: Unterständig.

Frucht: Kleine, länglich-spitzeiförmige, einsamige Nüsschen (7, Schnitt: 8).

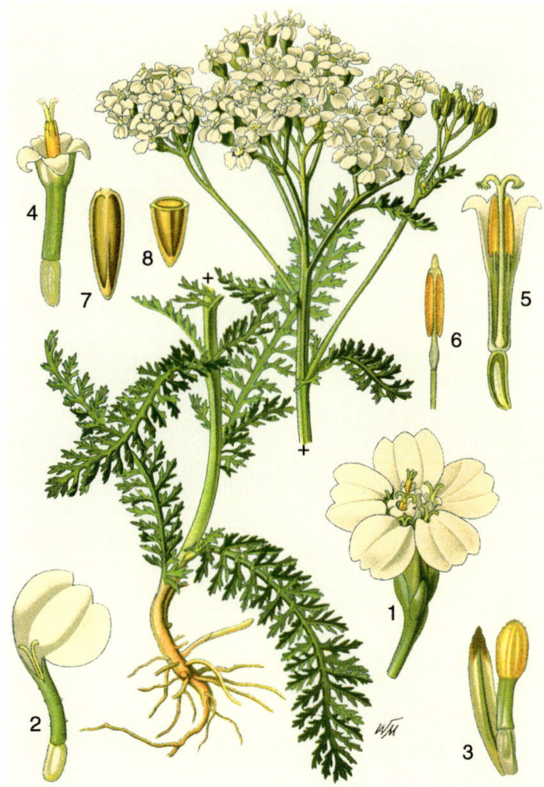

Verwendungshinweise

Die einzelnen Unterarten sind nur sehr schwer zu unterscheiden. Die Pflanze enthält Gerb- und Bitterstoffe, ätherisches Öl (u.a. mit Azulen), organische Säuren, Vitamin C.

Sammelgut: *Junge Blätter März bis April; Knospen und Blüten von Mai bis Oktober.*

Geschmack: *Herb-würzig, schmeckt durchdringend aromatisch.*

Verwendung: *Die jungen Blätter zur Würzung mit anderen Kräutern in Mischsalaten, zu Aufstrichen, Kräuterbutter, Suppen, Eierspeisen, Saucen und Pesto. Die Blüten und Knospen als Dekoration und Würze zu allerlei Speisen; getrocknet für Hausteemischungen und gemahlen zu Kräuter-Würzpulver.*

Wilde MALVE (Große Käsepappel)

KrS: 044

Malva sylvestris, L.

Malvengewächse / Malvaceae

6-10 | 4-10 | H

☞ **Trockene bis mäßig feuchte Ruderalfluren, Wege, Mauern, Schuttplätze; Stickstoffanzeiger; collin bis montan; mäßig häufig.**

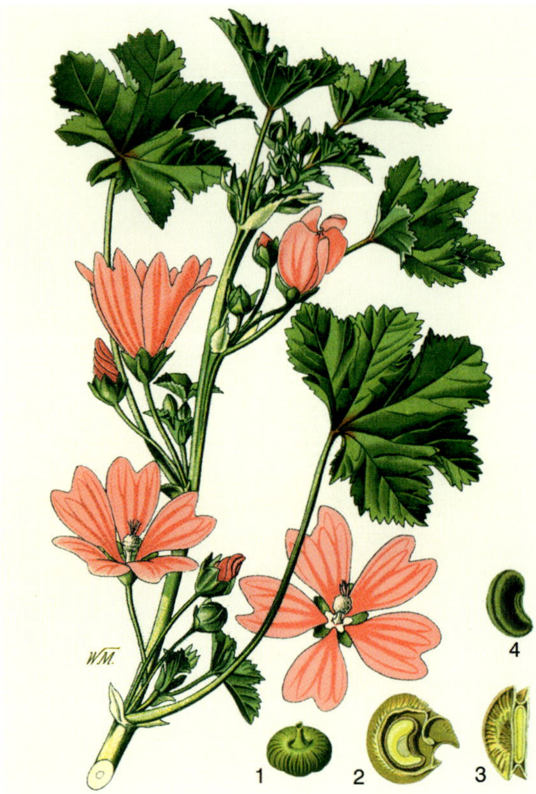

Blattkeimer, Freikroner

Zwei- bis mehrjährige **Staude**, ½-1½m niederliegend oder aufrecht, **Stiel** behaart, buschig verzweigt.

Blätter: Lang gestielt mit rundlicher, nieren- oder herzförmiger **Spreite**, mit 5-7 handförmigen Lappen, Rand deutlich gezähnt, oberseitig mit dunklem Fleck, **NebenB** am Blattgrund.

Blüten: Langgestielt, 5 bis 6 ragen büschelig aus den Blattachseln, 5 länglich-herzförmige **KronB**, 2-3cm lang, rosaviolett bis purpurn, mit dunkleren, an der Spitze verzweigenden Längsstreifen, am Grund bewimpert. **AußenK** 3blättrig, frei, **InnenK** 5spaltig, zu 2/3 verwachsen, **StaubB** viele, röhrig verwachsen, aus ihrer Mitte ragen viele dunkelrote **Narben**.

Fruchtknoten: Oberständig, enthält kreisrund (1) angeordnete **Teilfrüchte** (2, Schnitt: 3) mit je 1 Samen (4).

Verwendungshinweise

Das berühmte ägyptische Nationalgericht *Melokhia* wird aus den Blättern einer nahe verwandten Art zubereitet.

Sammelgut: *Junge Blätter April bis Juni, Blüten Juni bis September, Früchte August bis Oktober.*

Geschmack: *Fade, etwas schleimig.*

Verwendung: *Roh und frisch als Beigabe zu Mischsalaten, Frischpresssaft; spinatartiges Gemüse aus den jungen Blättern, die Blätter zu Mischgemüse und Gemüsesuppen, die runden kleinen Früchtchen wie Kapern in Saucen.*

Spitz-WEGERICH

KrS: 107

Plantago lanceolata, L.

Wegerichgewächse / Plantaginaceae

6-10 | 3-10 | H

☞ **Frische bis mäßig trockene Mager- bis Fettwiesen, Weiderasen, Wegränder, halbruderale, nährstoffreiche und magere Böden; collin bis obermontan; sehr häufig.**

Blattkeimer, Vereintkroner

Mehrjährige **Staude**, 5-50cm hoch, Grundrosette und aufrechte, fünffurchige, anliegend behaarte Blütenstiele.

Blätter: Schmal, lineal-lanzettlich, parallelnervig in grund- und wechselständiger **Rosette**, schwach behaart, Rand glatt oder etwas gezähnt.

Blüten: In endständiger, walziger Ähre, unscheinbar, trockenhäutig, vierzählig, Knospen mit den etwas ungleich verwachsenen **KelchB** (1, 2), **KronB** rötlich, eine Röhre bildend (4), aus der die 4 **StaubB** (5) und ein **Griffel** weit heraus ragen (3), davor das trockenhäutig berandete, spitzige **Deckblättchen**.

Fruchtknoten: Oberständig, ungeteilt; nach der Befruchtung fallen die Staubfäden ab, **KronB** und **Narbe** bleiben.

Frucht: Zweifächerige Deckkapseln, mit 2 braunen Samen (6).Kräftige, vielfaserige **Pfahlwurzel**.

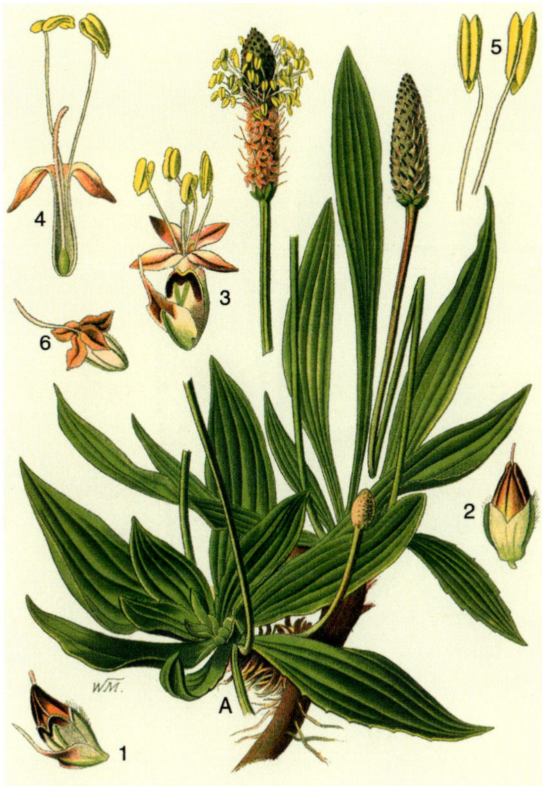

Verwendungshinweise

Ähnlich und als Wildgemüse gut geeignet sind die verwandten Arten: **Breit-Wegerich** (*P. major*) mit blauweißen Blüten und bis zu 15cm langer Ähre sowie der **Mittlere W.** (*P. media*) mit weißen Blüten und lila Staubblättern. Mitunter sind bei älteren Blättern die Nerven schon zäh und müssen vor der Salatzubereitung entfernt werden.

Sammelgut: *Die jungen Blätter vor der Blüte; die Samen ab Juni, nach der Reife.*

Geschmack: *± geruchlos; leicht grasiger, milder, etwas zusammenziehender Geschmack.*

Verwendung: *Roh, frisch und fein geschnitten als Frischpresssaft, Anteil von Mischsalaten; verkocht zu Mischgemüse; getrocknet für Haustee; die Samen für Breigerichte.*

Wiesen-MARGERITE (Wucherblume)

KrS: 102

Leucanthemum vulgare, Lamk. (Chrysanthemum leucanth., L.)

Korbblütengewächse / Asteraceae (Compositae)

6-10 | 1-12 | , H,

☞ **Magerrasen, Halbtrockenrasen, wechselfeuchte Magerwiesen, Weiden, Wegränder, Äcker; collin bis montan; häufig.**

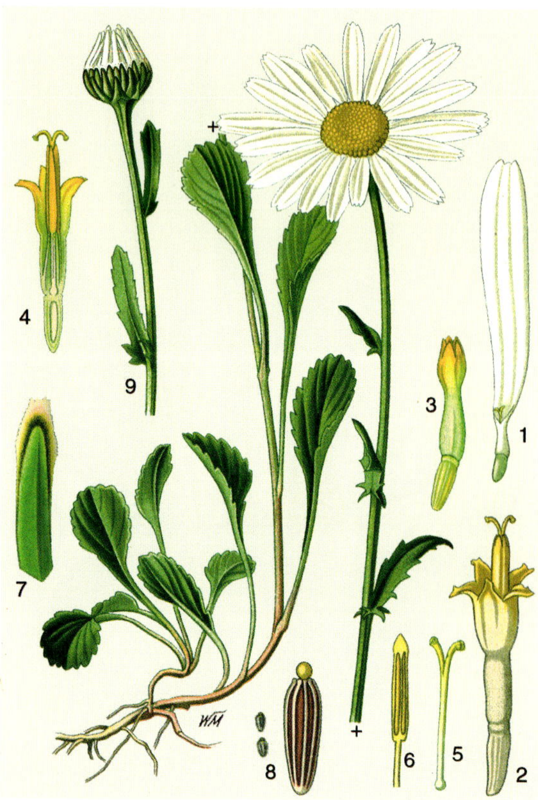

Blattkeimer, Vereintkroner

Zwei- bis mehrjährige **Staude**, 30-70cm hoch, **Stängel** aufrecht, beblättert, einfach oder in mehrere Äste verzweigt, fast kahl, mehrkörbig.

Blätter: Wechselständig, die unteren gestielt, die oberen sitzend, **Spreite** länglich-lanzettlich oder eiförmig-länglich, Rand grob gezähnt, z.Tl. fiederlappig, die obersten zuweilen ganzrandig (9).

Blüten: Zungenblüten weiß (1), *weiblich*, 4-6mm br., Röhrenblüten goldgelb (2, 3, 4), *zwittrig*, 5zählig (2), endständige Blütenköpfe im Ø 3-6cm, mit halbkugeliger Hülle (B), **HüllB** dachziegelartig, mit hell- bis schwarzbraunem Hautrand (7), **Korbboden** nackt, d.h. ohne **SpreuB**, 5 **StaubB** zu Röhre verwachsen (6), durch die der **Griffel** mit 2teiliger **Narbe** (5) führt.
Fruchtknoten: Unterständig (2, 3, 4).
Frucht: Einsamige Nuss (*Achäne*) ohne Flugorgan (8), 1,5-2mm lang.

Verwendungshinweise

Weit verbreitete Wildpflanze mit schwer auseinanderzuhaltenden Arten. Bei günstigen Bedingungen neigt sie zu starker Ausbreitung, daher wohl der Name „*Wucherblume*".

Sammelgut: *Die jungen Sprosse und Blätter; die Blüten zur Verzierung; die Grundblätter der Rosette vom Herbst bis in das Frühjahr.*

Geschmack: *Mild und würzig.*

Verwendung: *Roh und frisch mit anderen Wildkräutern zu Mischsalaten;
verkocht als Anteil von spinatähnlichen Gerichten oder Mischgemüse.*

Acker-SENF

KrS: 024

Sinapis arvensis, L. (S. alba, L.)

Kreuzblütengewächse / Brassicaceae (Cruciferae)

6-10 | 4-10| , , B

☞ **Äcker und Brachland, Ruderal- und Unkrautfluren; liebt kalk- und humusreiche Lehmböden; collin bis montan; häufig.**

Blattkeimer, Freikroner

Einjähriges **Kraut**, 30-60cm hoch, Stängel ästig verzweigt.

Blätter: Wechselständig, die unteren unregelmäßig buchtig gezähnt, die oberen ungeteilt, alle mit kurzen Haaren besetzt, untere fast leierförmig, rauhhaarig.

Blüten: In doldenähnlicher Traube vier schwefelgelbe , 8-12mm lange **KronB** (3), 5-6mm lange, 2+2 fast waagrecht abstehende **KelchB**, meist 6 StaubB, davon zwei äußere kürzer. Ein oberständiger **Fruchtknoten** (2) mit ± deutlich 2 Narben (4), **Knospe** (1).

Frucht: 2-4cm lange und 2-3mm breite **Schoten** (6), fast kahl, kantig (7), mit einem abgeflachten, 10-15mm langen Schnabel (5) und 3-5nerviger, silberhäutiger Schotenwand; in reifem Zustand 2klappig aufspringend, mit schwarzen Samen.

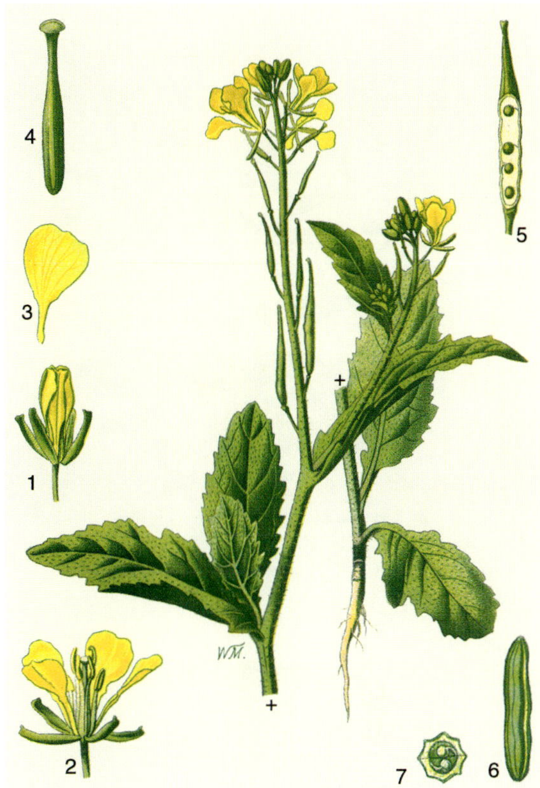

Verwendungshinweise

Aus dieser Pflanze dürfte die Kulturform, der **Weiße Senf** (*S.alba*), gezüchtet worden sein, die heute einerseits als Viehfutter und Gründüngung, andererseits zur Gewinnung der Samen (Ölgehalt 35%) zur Senfherstellung und Ölgewinnung verwendet wird.

Sammelgut: *Junge Blätter April bis Oktober; Samen nach der Reife.*

Geschmack: *Die Blätter scharf schmeckend.*

Verwendung: *Roh und frisch bis 30% als Würze zu Mischsalaten und Aufstrichen; verkocht als würzige Zutat für Suppen, Saucen, Fleisch- und Eierspeisen, Mischgemüse etc. Die Samen ganz oder gemahlen als Gewürz.*

Feld-THYMIAN (Echter Quendel)

KrS: 129

Thymus pulegioides, L.

Lippenblütler oder Taubnesselgewächse / Lamiaceae (Labiatae)

❀ 6-10 | ✾ 6-10 | 👪, H, ☕, ✂

☞ **Magerrasen und -weiden, Wegränder, Böschungen, bodensaure Sandfluren in niederen Lagen; kalkmeidende, wärmeliebende Pionierpflanze; collin; häufig.**

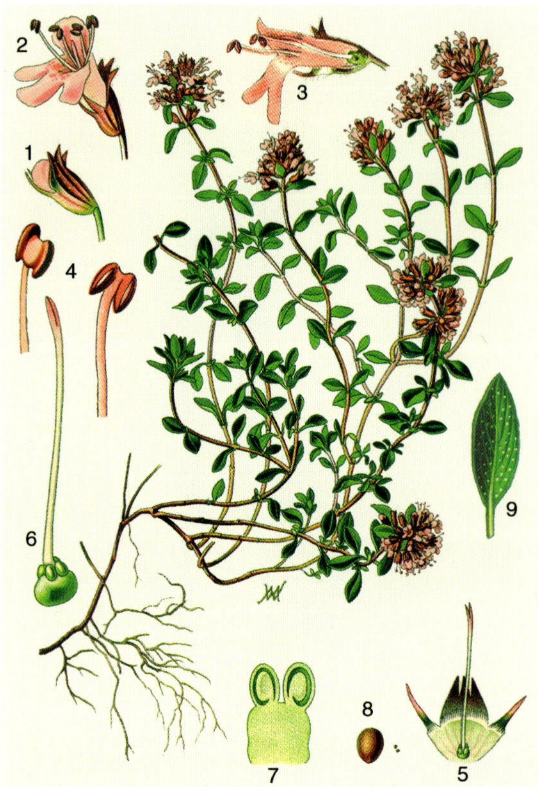

Blattkeimer, Vereintkroner

Zwergstrauch, mit holzigen, teils kriechenden, dann aufsteigenden, scharf 4kantigen **Stängeln**, 5-30cm, mit kurzen Haaren auf den Kanten, aromatisch riechend, nur die älteren, liegenden Teile der Pflanze verholzt.

Blätter: Gegenständig, klein, eiförmig, glattrandig, kahl oder nur am Grund bewimpert (9).

Blüten: In einem kugeligen bis zylindrischen Blütenstand, **Krone** 3-6mm lang, hell- bis purpurrot, **Kelch** 2lippig, die oberen Kelchzipfel bewimpert (1), vier **StaubB** (4), oben auseinanderspreizend (2), die 2 längeren überragen die Oberlippe (3), 1 **Griffel** entspringt aus der Mitte des 4teiligen, oberständigen **Fruchtknotens** (5, 6), die rote **Narbe** ragt aus der Krone (2).

Frucht: 4teilige Klausenfrucht (7), zerfällt in vier einsamige (8) **TeilFr.**

Verwendungshinweise

Sehr formenreiche Art, schwer zu unterscheiden. Es werden einige Hundert Varietäten beschrieben, die sich im Aussehen, Geschmack und Geruch kaum unterscheiden.

Sammelgut:	*Blätter bzw. die blühenden und beblätterten Sprosse von Juni bis Oktober.*
Geschmack:	*Wie der Geruch stark würzig, aromatisch, etwas bitter.*
Verwendung:	*Ein vielseitiges Würzkraut, frisch oder getrocknet und „gerebelt" für südländische Gerichte, Fleischspeisen, Salate, Saucen, Eintopfgerichte u.a.m.*

Acker-MINZE

KrS: 129

Mentha arvensis, L.

Lippenblütler oder Taubnesselgewächse / Lamiaceae (Labiatae)

7-8 | 7-8 | H

Feuchte, nährstoffreiche, bodensaure Äcker, Nasswiesen; Acker-*Unkraut*; collin bis montan; häufig.

Blattkeimer, Vereintkroner

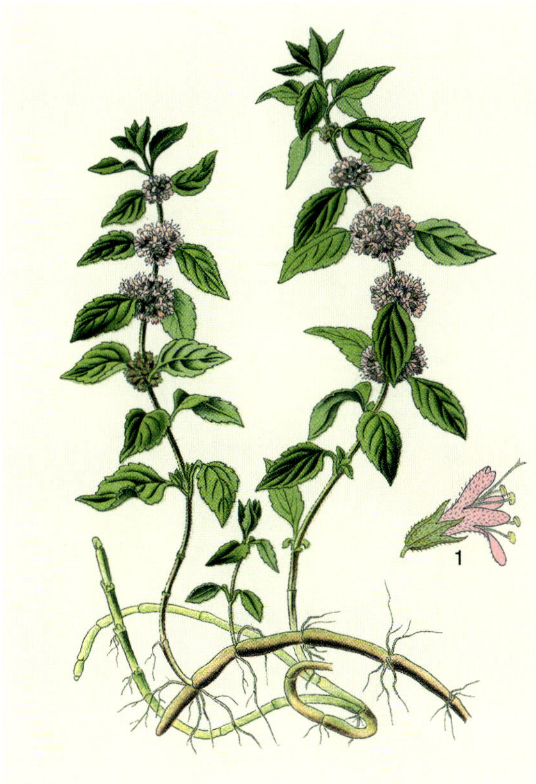

Ausdauernde sommergrüne **Staude**, **Stängel** 4kantig, 15-45cm aufstrebend, mit einem Blattbüschel endend, aromatisch duftend.

Blätter: Gegenständig, eiförmig elliptisch, schwach gesägt bis gekerbt.

Blüten: In blattachselständigen, stockwerkartig übereinanderstehenden, allseitswendigen, knäueligen Scheinquirlen, **Kelch** mit 5 gleichartigen Zähnen (1), **Krone** hellblau bis blasslila, 2lippig, Oberlippe 2lappig, Unterlippe 3lappig, vier **StaubB**, 2 lang, 2 kürzer, ein **Griffel** mit 2teiliger **Narbe**, weit aus der Kronröhre ragend (1). **Fruchtknoten:** Oberständig, meist fruchtend, 4teilige **Klausenfrucht**, bei der Reife in 4 einsamige Teilfrüchte (Klausen) zerfallend.
Wurzel: Meist unterirdische **Ausläufer**, die für eine stark ausgeprägte vegetative Ausbreitung sorgen.

Verwendungshinweise

In der Gattung gibt es zahlreiche, voneinander abweichende Kreuzungsformen (*Hybriden*), weshalb auch innerhalb der Art Abweichungen gegeben sind.

Sammelgut: *Blätter zu Beginn der Blüte, nur bei trockenem Wetter nach dem Morgentau.*

Geschmack: *Minzartig aromatisch, abhängig vom Standort oft etwas dumpfig.*

Verwendung: *Roh und frisch als würzender Teil in Blattsalaten, Sauerkraut, Gemüsegerichten; alle Minzgetränke möglichst von frischer Minze.*
Gut getrocknet und nicht in geschlossenen Behältern aufbewahrt als Beigabe zu Hausteemischungen.

Schmalblättriges WEIDENRÖSCHEN

KrS: 005

Epilobium angustifolium, L.

Nachtkerzengewächse / Onagraceae (Oenotheraceae)

7-8 | 5-9 | , , ,

Pionier auf frischen, kalkarmen Rohböden, an Waldwegen, auf Kahlschlägen, in Lichtungen; geschätzer Bodenfestiger; collin bis submontan; häufig.

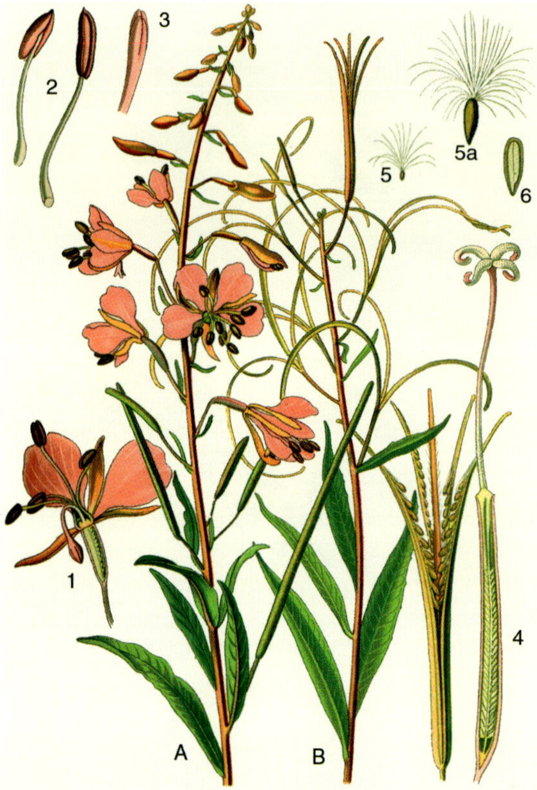

Blattkeimer, Freikroner

Ausdauernde **Staude**, 60-150cm hoch, stumpfkantige Stängel.

Blätter: Wechselständig, schmal-lanzettlich, 10-25mm breit, unterseitig blass bläulichgrün, mit deutlichen Seitennerven, 8-12cm lang, kahl.

Blüten: In langen endständigen reichblütigen, 20-50cm langen Trauben (A), 4 verkehrt-eiförmige, kurz gestielte (*genagelte*) **KronB** (1), rosa bis purpurrot, Ø 2-3cm, **KelchB** außen rötlich, **Narbe** vierspaltig (3, 4), 8 **StaubB** (2).

Fruchtknoten: Unterständig, vier schmale, schotenähnliche, mindestens 3cm lange **Kapseln** (4), die sich mit 4 nach außen biegenden Klappen öffnen (B). **Samen:** Glatt mit langem Haarschopf (*Schirmchenflieger*: 5, vergr. 5a, Schnitt: 6).

Wurzel: Kriechende Sprosse.

Verwendungshinweise

Sehr gehaltvolle, wohlschmeckende Nahrungspflanze. Ähnlich und ebenso verwendbar ist das kleinere **Berg-Weidenröschen** (*E. montanum*) mit rosa Blüten und dicht gezähnten Blättern.

Sammelgut: *Junge Blätter und Sprosse von April bis Juli; Knospen und Blüten Juli - Sept.*

Geschmack: *Leicht säuerlich, die Sprosse etwas süßlich.*

Verwendung: *Roh und frisch die jungen Blätter und Sprosse, aber auch die Blüten und Wurzeln als Salat; verkocht ergeben sie ein kohl- bzw. spargelähnliches Gemüse. Junge und getrocknete Blätter (vor der Blüte) für sehr schmackhaften Haustee, gut geeignet auch für Teemischungen (Kurulischer Tee).*

HOPFEN

KrS: 090

Humulus lupulus, L.

Hanfgewächse / Cannabaceae

7-8 | 3-9 | , H, , , ,

In Au- und Bruchwäldern, in feuchten, nährstoffreichen Gebüschen, an Fluss- und Ufersäumen; erträgt zeitweilige Überflutung; collin bis montan; zerstreut.

Blattkeimer, Freikroner

Mehrjährige, rankende **Staude**, 2-6m hoch, **Stängel** linkswindend, mit winzigen **Kletterhakenhaaren** (*Lupe!*), dadurch borstig rauh, 2häusig.

Blätter: Gegenständig, tief 3-5lappig, gezähnt, mit langen Stielen.

Blüten: *Männliche* Blütenstände (A) in *Rispen*, gestielt, Blütenhülle (2) einfach, mit 5 hellgrünen **BlütenB** (1), darin 5 *eingelegte* **StaubB** (1, 3, QSchnitt: 4), etwa 5mm Ø.

Weibliche Blütenstände (B, 5) zapfenartig in **Scheinähren** („*Hopfendolde*"), sitzend, einfache Blütenhülle (6), 2 Narben, mit gelbgrünen **Drüsenblättern** (7), die *Lupulin* enthalten.

Fruchtknoten: Oberständig (6).

Frucht: Kleine einsamige Nüsse (8 im Schnitt), 3mm lang, von erhalten bleibendem *Perigon* umhüllt (C, 6, 7).

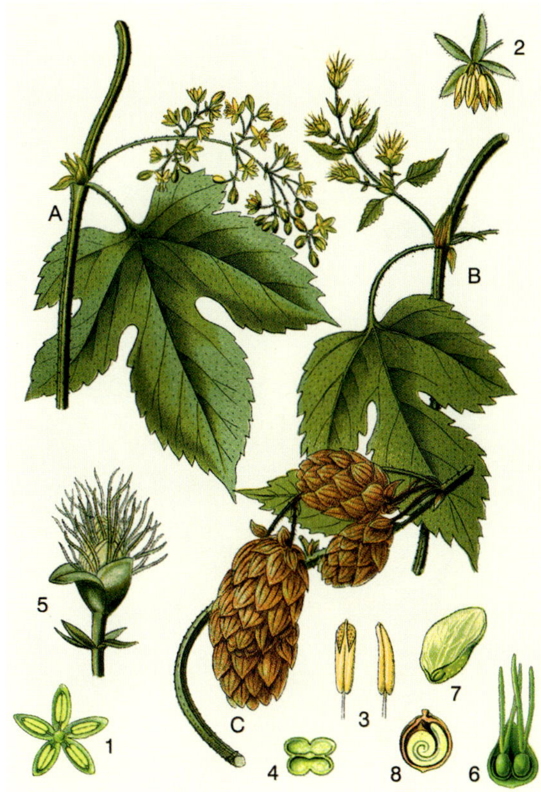

Verwendungshinweise

In Hopfen-Kulturen werden ausschließlich weibliche Pflanzen verwendet.

Sammelgut: *Junge, dicht über dem Boden abgeschnittene Triebe (Schösslinge) im März bis April; die weiblichen Blüten (Zapfen) im September.*

Geschmack: *Junge Schösslinge saftig-knackig, aromatisch; die älteren Blätter würzig und anhaltend bitter. Der Blütengeruch ist betäubend aromatisch.*

Verwendung: *Junge Triebe mit ersten Blättern, gebündelt gekocht, als spargelähnliches Gemüse; kurz gekocht und erkaltet als sehr guter Salat (mit Vinaigrette). Die getrockneten Zapfen zur hauseigenen Herstellung von Bier oder Met.*

Wiesen-SKABIOSE (Wiesen-Witwenblume)

KrS: 119

Knautia arvensis, (L.) Coult.

Kardengewächse / Dipsacaceae

✿ 7-9 | ✂ 4-8| 👪, H, ✕

☞ **Trockene Fettwiesen** (Salbeiwiesen)**, Wald- und Wegränder, Äcker; collin bis montan; häufig.**

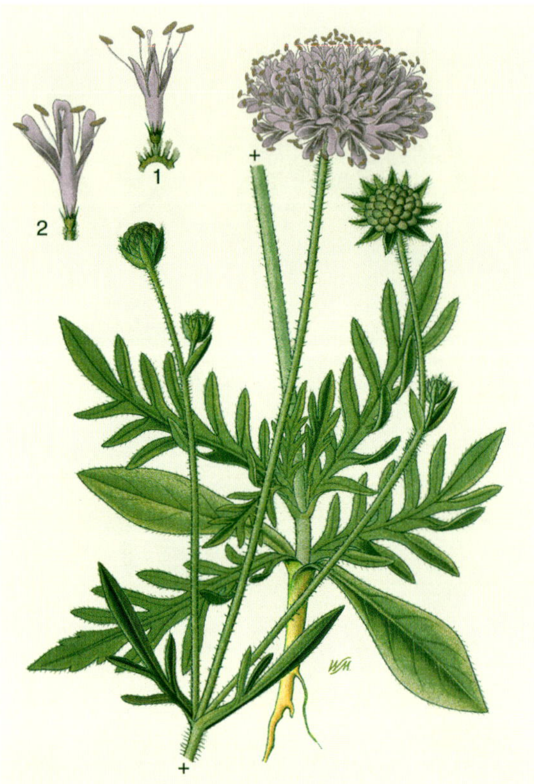

Blattkeimer, Vereintkroner

Ausdauernde **Staude**, 30-80cm hoch aufragend, **Stängel** einfach oder verzweigt, kurzhaarig und borstig-zottig, nur 1 Blütenstängel in der Mitte der **Blattrosette** entspringend.

Blätter: Gegenständig, **GrundB** eilanzettlich, gestielt, ganzrandig oder gezähnt, unterseits kahl oder (graufilzig) behaart, **StängelB** sitzend, fiederteilig, beiderseits mit 2-6 Abschnitten, Endabschnitte kürzer als das restliche Blatt, graugrün, matt.

Blüten: In endständigen, flachen, behüllten Köpfchen, Ø 2-4cm, die Randblüten (2) größer, die innenliegenden Blüten (1) kleiner, **Kelch** mit 8-10 Borsten. **KronB** 4spaltig, blau- bis rotviolett, 4 **StaubB**, 1 **Griffel** mit 2lappiger **Narbe. Fruchtknoten:** Unterständig.

Frucht: Einsamige Nuss (*Achäne*), vom Außenkelch umschlossen bleibend.

Verwendungshinweise

Seit altersher bekanntes Wildgemüse.

Sammelgut: *Die jungen grundständigen Blätter und Stängelblätter von April bis August; dabei auf vegetative Sprosse achten!*

Geschmack: *Mild säuerlich.*

Verwendung: *Roh und frisch als Anteil von Mischsalaten; verkocht zu Mischgemüse u.a.m.*

Gemüse-GÄNSEDISTEL (Gewöhnliche G./Kohl-G.)

KrS: 120

Sonchus oleraceus, L.

Korbblütengewächse / Asteraceae (Compositae)

❀ 7-9 | ✾ 1-12 | 👪, ✕

☞ **Unkrautfluren, nährstoffreiche Äcker, Gärten; stickstoffliebend und salzertragend; collin bis untermontan; sehr häufig.**

Blattkeimer, Vereintkroner

Einjähriges **Kraut**, 30-100cm hoch aufragend, **Stängel** ästig verzweigt.

Blätter: Stängelblätter wechselständig, etwas blaugrün, matt, nicht stachelig, mit vorgestreckten, spitzen Öhrchen, die unteren schrotsägeförmig fiederspaltig bis fiederteilig, im Endlappen am breitesten.

Blüten: Zungenblütler, mit hellgelben Strahlenblüten, Blütenhülle des Körbchens am Grund krugförmig erweitert, **HüllB** mit einzelnen Drüsenhaaren besetzt (3, 4), **KelchB** in Form einfacher *Pappus*haare (1), 5 **StaubB** (2), zu Röhre verwachsen, in dieser 1 **Griffel** mit 2teiliger **Narbe** (1), Korbboden mit ± trockenhäutigen **SpreuB**.

Fruchtknoten: Unterständig. **Frucht:** Ungeschnäbelt, einsamige Nuss (*Achäne*, vergr.: 6), 3mm lang, längsrippig, mit Federkrone (*Pappus*, 5).

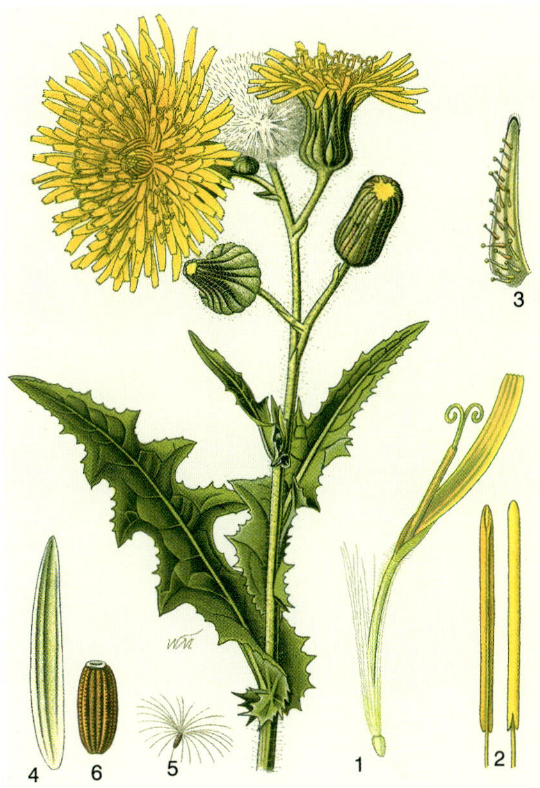

Verwendungshinweise

Diese alteingebürgerte Pflanze wurde früher als Gemüsepflanze angebaut und ist heute als Wildgemüse wieder von Interesse.

Sammelgut: *Junge Blätter, weiche Sprosse April bis Juni; Blätter und Wurzeln für Kochgemüse das ganze Jahr über.*

Geschmack: *Mild und würzig.*

Verwendung: *Roh und frisch als Hauptanteil in Mischsalaten; verkocht zu Spinatgemüse, als Anteil in der Gemüsebrühe, in Mischgemüsen.*

Echter ODERMENNIG (Gewöhnlicher O.)

KrS: 041

Agrimonia eupatoria, L.

Rosengewächse / Rosaceae

❀ 7-9 | ✻ 4-9 | , H, , , B

☞ **Auf selten gemähten Trockenwiesen, Magerweiden, Wegböschungen, Waldsäumen und in Schlagfluren; collin bis montan; mäßig häufig.**

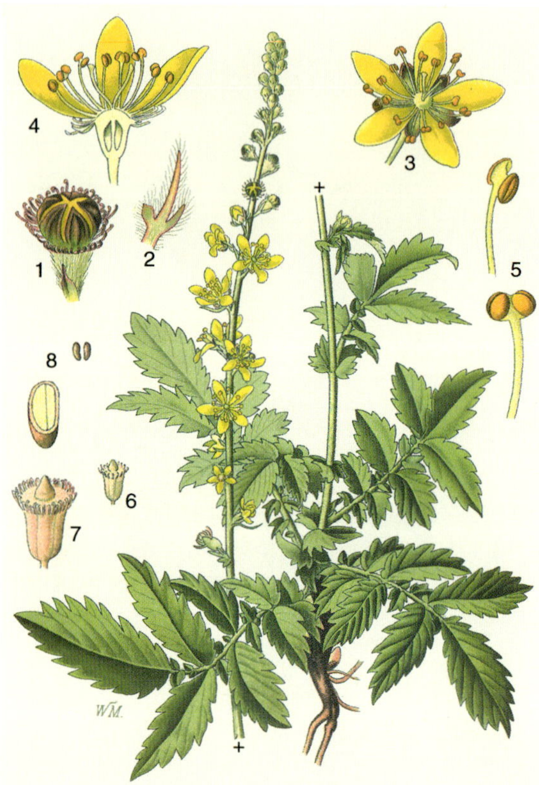

Blattkeimer, Freikroner

Mehrjährige **Staude**, rauh behaart, 30-100cm, wenig verzweigt, **Stängel** rötlich.

Blätter: Wechselständig, gefiedert, mit 3-6 Paaren großer, gezähnter **Fiederblättchen**, dazwischen stehen jeweils 2-3 kleine Blättchen, **EndFB** länglich, die unteren Blätter langstielig, die oberen sitzend, **Spreite** flaumig behaart, an der Unterseite dicht filzig.

Blüten: In endständiger, schlanker Ähre, im Ø 5-8mm, mit 5 gelben, eirunden **KronB** (Knospe: 1, Blüte: 3, Schnittbild: 4), knapp unter der Blüte zwei 1-3spaltige **VorB** (2), 5 **KelchB** und mehrreihig stehende Weichstacheln (1, 4), **StaubB** viele (5), 2 **Griffel**. **Fruchtknoten:** Unterständig, 2fächrig. **Fruchtbecher:** Verkehrt kegelförmig (*Achäne*), bis zum Grund deutlich gefurcht, am Rand mit abstehenden, hakigen Stacheln besetzt (6, vergr: 7), **Nüsschen** (8, mit vergrößertem Querschnitt).

Verwendungshinweise

Der **Echte Odermennig** wurde früher auch „König aller Kräuter" bezeichnet; noch heute ist er hochgeschätzt. Professionelle Sänger trinken gerne den Tee zur Stimmbandpflege.

Sammelgut: *Junge Blätter von April bis Juni; blühende Pflanzenteile bis September.*

Geschmack: *Aromatisch.*

Verwendung: *Die gesammelten und getrockneten Pflanzenteile für die Zubereitung eines vorzüglichen Erfrischungstees und als Beigabe zu Hausteemischungen.*

Wild-ENGELWURZ (Brustwurz)

KrS: 012

Angelica sylvestris, L.

Doldengewächse / Apiaceae (Umbelliferae)

7-9 | 4-10 |

☞ **Feuchte, lichte Wälder, Auen, Feuchtwiesen, Flachmoore, Ufer; collin bis montan (subalpin); häufig bis zerstreut.**

Blattkeimer, Freikroner

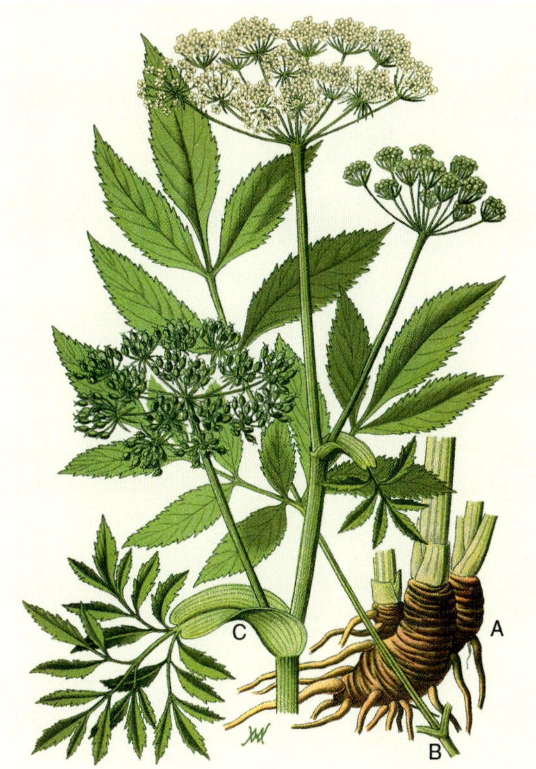

Zwei- oder mehrjährige **Staude**, kräftig, 50-150cm hoch, verzweigt, mit stielrundem, hohlem, feingerilltem bis gefurchtem und in den oberen Teilen gelegentlich purpurnem **Stängel**.

Blätter: Wechselständig, die oberseits rinnenförmigen, langen Blattstiele entspringen bauchig aufgeblasenen **Blattscheiden** (C), die Blätter zweifach fiederspaltig, dunkelgrün, **FiederB** eiförmig bis breit-lanzettlich, 6-12cm lang, fein gesägt, unterseits kahl (B).

Blüten: In halbkugeligen, end- oder seitenständigen, 20-40strahligen Hauptdolden (C), die **Doppeldoldenstiele** sind in ganzer Länge flaumzottig, kleine Blüten mit 5 anfangs grünlichen, später weiß- bis rötlichen, 5zähligen **KronB**, 2 **Griffel**. **Fruchtknoten:** Unterständig, in 2 4-5½mm lange, geflügelte Teilfrüchte (*Achänen*) zerfallend. Mächtiger **Wurzelstock** (A).

Verwendungshinweise

Ähnlich und ebenso verwendbar ist die meist kultivierte und an vergleichbaren Standorten verwilderte, seltener vorkommende **Echte Engelwurz** (*A. archangelica*).

Sammelgut:	*Blätter als Gewürzzugabe im Juni und Juli; Wurzeln der zweijährigen Pflanze im April bis Mai und im September bis Oktober.*
Geschmack:	*Stark würziger Geruch; Blätter, die weichen, saftigen Stängel und Wurzeln würzig-aromatisch und etwas scharf-bitter, die Wurzeln etwas süßlich.*
Verwendung:	*Roh und frisch Blätter und Stängel als würzige Beigabe zu Salaten; verkocht oder getrocknet als Würze zu Gemüse- und Fleischgerichten, für Haustee.*

Kleine KLETTE

KrS: 102

Arctium minus, (Hill) Bernh.

Korbblütengewächse / Asteraceae (Compositae)

7-9 | 5-9 | , H, , , ,

Frische, staudenreiche Ruderal- und Unkrautfluren (Müll- und Schuttplätze), **Ufergebüsch; Stickstoffanzeiger; collin bis (unter)montan; häufig.**

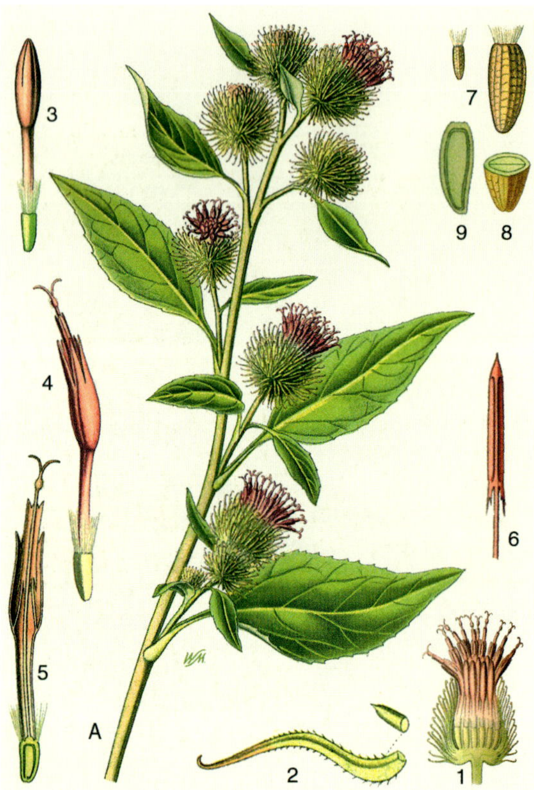

Blattkeimer, Vereintkroner

Zweijährige **Staude**, 50-120cm hoch, mit kräftigem, verzweigtem, furchigem und markigem Stängel, Äste aufrecht-abstehend.

Blätter: Wechselständig, sehr groß, derb, ei-herzförmig, gestielt, unterseits graugrün.

Blüten: Röhrenblütler ohne Zungenblüten, Blütenköpfe etwas spinnwebig, kugelig, Ø 1-2cm (A, Knospe: 3, Schnitt: 1), äußere Hüllblätter grün, mit hakenförmiger Spitze (2), innere HüllB rot, mit kurzer gerader Stachelspitze, purpurfarbene Scheibenblüten (4, LängsSchnitt: 5), **KelchB** als haariger *Pappus* (3,4,5,7), Krone 5zählig, die **StaubB** (6) zu einer Röhre verwachsen, durch die der Griffel mit 2teiliger Narbe weit herausragt. **Fruchtknoten:** Unterständig. **Frucht:** Einsamige Nuss (*Achäne*), am oberen Ende mit deutlichem Haarkranz (7, Schnitte: 8, 9).

Verwendungshinweise

Ähnlich und ebenso verwendbar ist die **Große Kl.** (*A. lappa*) und die **Filzige Kl.** (*A. tomentosum*).

Sammelgut: *Blätter und Stängel Mai bis September; Wurzel im Herbst des ersten und Frühjahr des 2. Jahres. Samen werden zur Ölgewinnung gesammelt.*

Geschmack: *Die Wurzel riecht penetrant muffig, dieser Geruch weicht beim Trocknen, dann fast geruchlos. Der Geschmack bitter-süß und schleimig.*

Verwendung: *Roh und frisch junge Blätter, Stängel und Wurzeln als Salatanteil; verkocht zu spinatartigem Gemüse, Gemüsesuppen; junge Triebe wie Spargel. Noch geschlossene Blütenköpfchen wie Artischocken. Wurzeln für Haustee.*

Echter WERMUT (Absinth)

KrS: 102

Artemisia absinthium, L.

Korbblütengewächse / Asteraceae (Compositae)

7-9 | 7-9 | H

☞ **Mäßig trockene Ruderalstellen, Waldschläge, Weiderasen, Zäune, Auengebüsch; in sandig-schotterigen trocken-warmen Lagen; collin bis montan; zerstr. bis häufig.**

Blattkeimer, Vereintkroner

Mehrjährige **Staude**, 60-120cm hoch, als ganze Pflanze silbergrau-seidig-filzig, stark aromatisch riechend, am Grund verholzend.

Blätter: Wechselständig, 2-3fach fiederteilig, von eingesenkten Öldrüsen punktiert, oberseits graugrün, unterseits grauweiß, die **FiederB** 2-3mm breit, stumpflich gerandet (A).

Blüten: Röhrenblütler ohne Zungenblüten, fast kugelige, nickende **Körbchen** (1), Ø 3-4mm, in ährigen, blattachselständigen Blütenständen (B), **HüllB** dachziegelartig angeordnet (1), **KronB** 5zählig, gelb (3), die **StaubB** zu einer Röhre verwachsen (4), durch die der **Griffel** mit 2teiliger **Narbe** herausragt (LSchnitt: 5), **Knospe** (2).

Fruchtknoten: Unterständig (5).

Frucht: Einsamige Nüsschen (*Achäne*) (LSchnitt: 6, QSchnitt: 7).

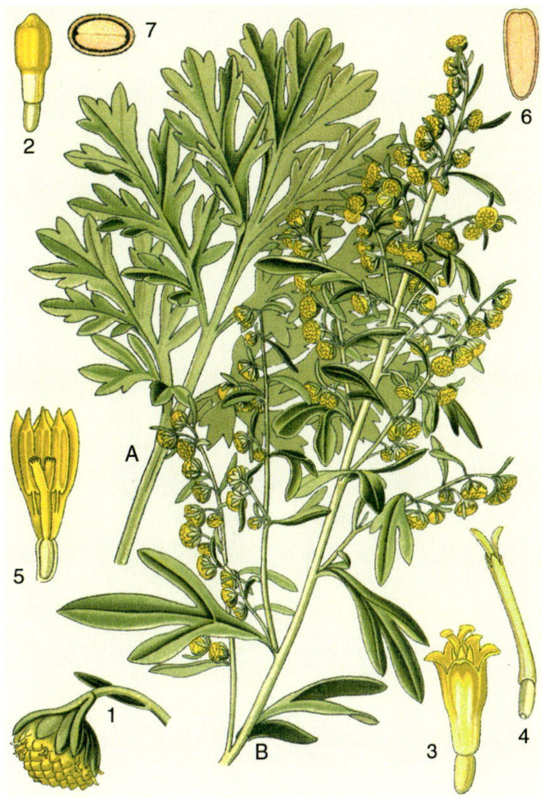

Verwendungshinweise

Alteingebürgerter Kulturbegleiter. Inhaltsstoffe: ätherische Öle, Gerb- und Bitterstoffe. Für die Küche besser geeignet, weil weniger bitter, ist der **Gewöhnl. Beifuß** (*A. vulgaris*), Seite 162.

Sammelgut:	*Blätter oder blühende Sprosse von Juli bis September.*
Geschmack:	*Geruch und Geschmack herb-würzig, bitter.*
Verwendung:	*Die rohen, frischen oder getrockneten und kleingeschnittenen Blätter als Gewürz für Salate und Kartoffelspeisen.* *Die getrockneten Pflanzenteile werden bei der Erzeugung von Magenbitter, Kräuterlikören, Wermutwein, etc. verwendet, wie auch in Hausteemischungen.*

Gewöhnlicher BEIFUß (Wilder Wermut, Gänsekraut)

KrS: 102

Artemisia vulgaris, L.

Korbblütengewächse / Asteraceae (Compositae)

7-9 | 4-10 | , H, , ,

☞ **Ackerunkraut; Gebüsche, Saumhecken, Wegränder, Ruderalfluren, Ufergebüsch; Stickstoff-Anzeiger; collin bis montan; sehr häufig.**

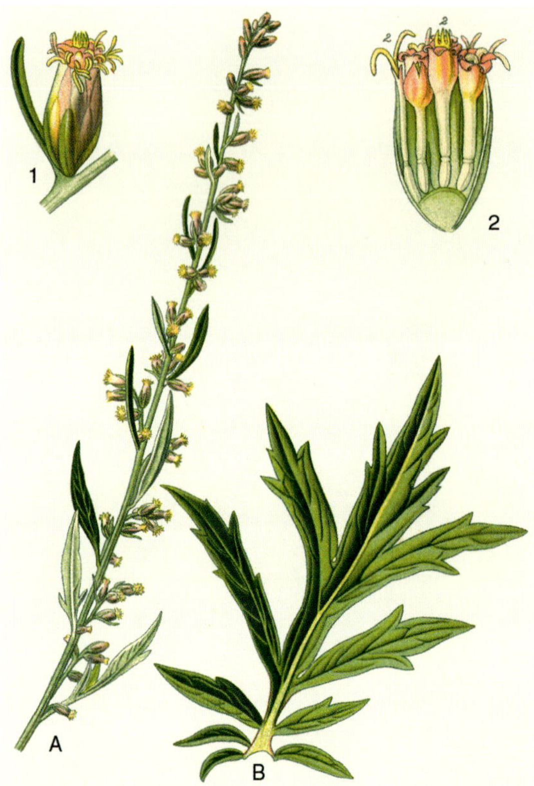

Blattkeimer, Vereintkroner

Mehrjährige **Staude**, 50-150cm hoch, stark verzweigte Pflanze mit holzigem **Stängel**, unangenehm riechend, schwach würzig-aromatisch.

Blätter: Wechselständig, 1-2fach gefiedert, mit lanzettlichen, 3-8mm breiten Abschnitten, oberseits dunkelgrün, unterseits weißwollig, am Grunde geöhrt (B), die Abschnitte der oberen **StängelB** tief gesägt.

Blüten: Blütenstand in breit-ästigen, schmalen *Rispen* (A), Blütenköpfe eiförmig, 3-4mm lang, rötlichbraun (1), die äußeren **HüllB** eiförmig, filzig und breit hautrandig, **Randblüten** eingeschlechtig *weiblich*, mit verlängertem **Griffel** und weit ausladend-zweilappiger **Narbe** (2).

Fruchtknoten: Unterständig (2).

Frucht: Einsamige Nuss (*Achäne*).

Verwendungshinweise

Diese Pflanze ist dem **Echten Wermut** (*A. archangelica*) sehr ähnlich, aber weniger bitter.

Sammelgut: *Blätter und Sprosse April bis September, Wurzeln im Frühjahr und Herbst.*

Geschmack: *Beim Zerreiben der Blätter entsteht ein angenehm würziger Geruch, der Geschmack ist aromatisch bitter.*

Verwendung: *Wurzeln roh und feingeschnitten und die jungen Blätter in Mischsalate. Besonders geeignet als Gewürz für Fleischgerichte (Lamm, Schwein) und für Füllungen von Enten und Gänsen sowie für andere fettreiche Gerichte. Blätter und Blüten getrocknet in Hausteemischungen, Kräuterliköre, etc.*

Weißer GÄNSEFUß (Weiße Melde)

KrS: 036

Chenopodium album, L.

Gänsefußgewächse / Chenopodiaceae

❀ 7-9 | ✾ 5-8 | 👪, ✕

☞ **Äcker, Ruderalflächen, Brachen, Schuttplätze, Ufersäume, Baustellen, Schlagfluren; collin bis untermontan; sehr häufig.**

Blattkeimer, Freikroner

Kraut, einjährig, 20-200cm hoch, allgemein blau- oder graugrün, **Stängel** verästelt, knotenlos, manchmal rot überlaufen.

Blätter: Wechselständig, vielgestaltig, eiförmig-rhombisch bis lanzettlich, spitz, meist gezähnt, beidseitig mehlstaubig, kurz gestielt, saftig-fleischig.

Blütenstand auf Blütenzweig (A): in fast blattlosen, ausgebreitet-ästigen *Scheinähren*, **Blütenhülle** 5zählig, mehlig, unscheinbar grünlich bis bleich-weißlich. ***Strukturdarstellungen*:** **Knospe** (1), geöffnete **Blüte** mit gekielten **HüllB** (2), Blüte mit entferntem **PerigonB** (3), **StaubB** (4).
Fruchtknoten: Oberständig (3).
Fruchtperigon (5)**:** Mit hartschaligen *Langtagsamen* (Nüsse) nach Keimruhe od. dünnschaligen, sofort keimfähigen *Kurztagsamen* (6, 7), Fruchtzweig (B).

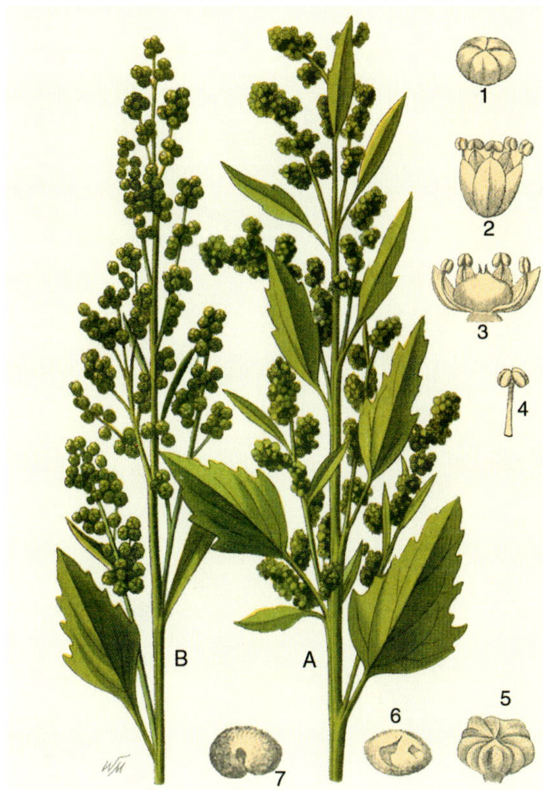

Verwendungshinweise

„Alteingebürgert oder *ureinheimisch?*" fragen sich die Fachleute bei dieser Pflanze. Jedenfalls war der Gänsefuß früher als Gemüse- und Getreidepflanze verbreitet und hochgeschätzt. Neuerdings wird diese Pflanze erfolgreich als herbizidresistenter Pionier eingesetzt.

Sammelgut: *Junge Blätter und Sprosse von Mai bis August.*

Geschmack: *Würzig mild, etwas pelzig.*

Verwendung: *Roh und frisch Blätter und die jungen Sprosse zu Salaten, als Frischpresssaft; gedünstet als würzige Gemüsebeilage und für alle Arten von Mischgemüse. Gut geeignet auch als milde Zumengung zu anderen Wildsalaten.*

Sumpf-KOHLDISTEL (Wiesenkohl, „Schorkraut“)

KrS: 102

Cirsium oleraceum, (L.) Scop.

Korbblütengewächse / Asteraceae (Compositae)

7-9 | 3-10 | , , ,

☞ **Nährstoffreiche, staunasse Fettwiesen** („Kohldistelwiesen“)**, Hochstaudenfluren, Flachmoorwiesen, Bachufer, Auwälder; collin bis montan; sehr häufig.**

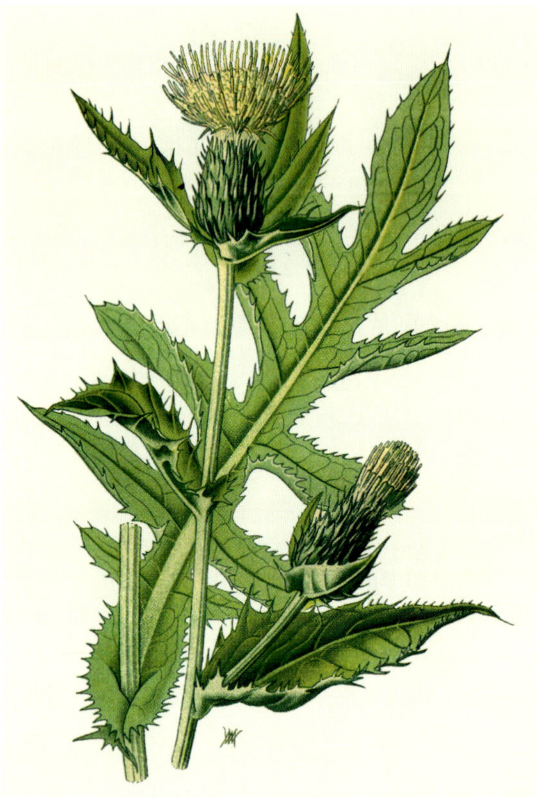

Blattkeimer, Vereintkroner

Mehrjährige **Staude**, aufrecht, 50-150cm hoch, **Stängel** gefurcht, ungeflügelt, harzig, kahl oder spärlich behaart, selten verzweigt.

Blätter: Wechselständig, blassgrün, Grundblätter elliptisch, gezähnt oder fiederspaltig, die oberen Blätter ungeteilt, Grund herzförmig, den Stängel umfassend, Rand gezähnt und dornig.

Endständige **Blütenkörbe** mit Röhrenblüten ohne Zungenblüten, die Einzelblüten gelblich-weiß, *zwittrig*, mit gleichartiger, 5zipfeliger Kronröhre, der Blütenkorb aus zahlreichen **HüllB** mit schmalen weichen Spitzen ist von eiförmigen **Hochblättern** eingebettet, die z.Tl. die Köpfchen überragen.

Fruchtknoten: Unterständig.

Frucht: Längliche Nuss mit Flugorgan (*Pappus*) aus federartig verwachsenen Haaren.

Verwendungshinweise

Die Kohldistel war in früheren Zeiten ein allgemein geschätztes Gemüse. Sie enthält verdauungsanregende Bitterstoffe in bekömmlicher und wohlschmeckender Konsistenz.

Sammelgut: *Junge, kleine Blätter von März bis Oktober; Blütenkörbchen im Juni bis September; Wurzeln im Frühjahr und Herbst.*

Geschmack: *Etwas bitter, kohlartig, erinnert an Artischocken.*

Verwendung: *Roh und frisch als Hauptanteil in Mischsalaten, dazu kleingeschnittene Wurzelteilchen; verkocht als Anteil von spinatartigem Mischgemüse. Die Blütenböden wie Artischocken, die Blütenkörbchen für Magenbitter.*

Großes SPRINGKRAUT (Wald-Sp., Gr. Rühr mich nicht an) KrS: 000

Impatiens noli-tangere, Mill.

Springkrautgewächse / Balsaminaceae

❀ 7-9 | ✱ 6-9 | ✋, 👪, ✕, ▽, ⚡

☞ **Schattig-feuchte bis nasse Waldstellen, Schluchtwälder, Auwälder, Bachränder; collin bis montan; häufig.**

Blattkeimer, Vereintkroner

Einjähriges **Kraut**, 30-70cm hoch.

Blätter: Wechselständig, die oberen meist kleiner als die unteren, mit 7-16 stumpflichen Zähnen an jeder Blattseite.

Blüten: Hälftig, 20-35cm lang, hängend, Krone goldgelb, deutlich 3 **Kelch**blätter, davon das obere kronblattartig und gespornt, der Sporn gekrümmt, 3 **KronB** (scheinbar !, tatsächlich 2+2+1 verwachsen), die seitlichen 2spaltig, 5 **StaubB** zu einer Röhre verwachsen, durch welche der Griffel führt (2, 3).

Fruchtknoten: Oberständig, besteht aus fünf Fächern.

Frucht: Fleischig-saftige Kapsel mit beeindruckendem Schleudermechanismus: Im Reifestadium schnellen die Seitenwände bei leisester Berührung zurück (1), wodurch die Samen (4) weitab geschleudert werden.

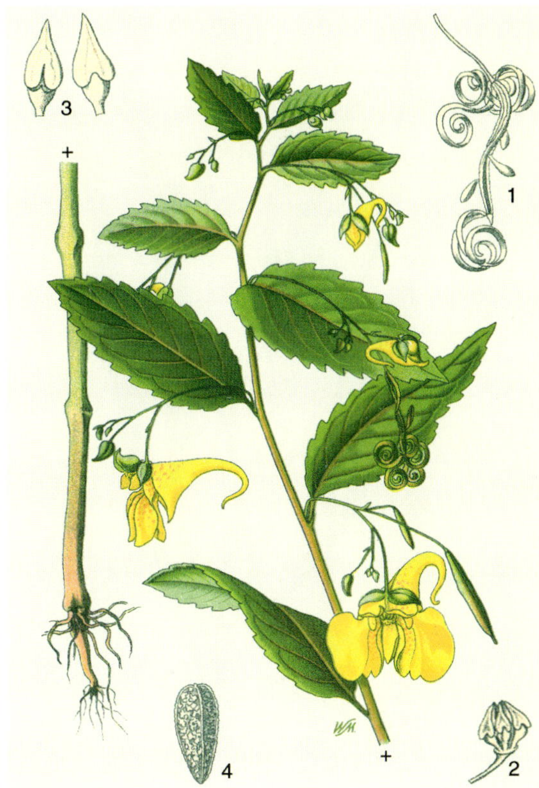

Verwendungshinweise

Vorsicht! Die Blätter und Triebe dieser Pflanze **nicht roh essen**: Sie wirkt stark abführend und harntreibend!
Aus jungen Blättern und Trieben kann man aber ein gutes Kochgemüse zubereiten, dabei sollte das Kochwasser mehrmals gewechselt werden.

Sammelgut: *Blüten und Fruchtkapseln, Juli bis September; Blätter zum Trocknen.*

Geschmack: *Die Blüten und Früchte mild und wohlschmeckend.*

Verwendung: *Roh und frisch essbar sind nur die Blüten und Fruchtkapseln.*
Getrocknete Blätter werden gelegentlich in Hausteemischungen verwendet.

Herbst-LÖWENZAHN

KrS: 102

Leontodon autumnalis, L.

Korbblütengewächse / Asteraceae (Compositae)

7-9 | 6-9 |

Fettwiesen und -weiden, Trittrasen, Wege; tief wurzelnde, trittresistente Pionierpflanze; collin bis subalpin; häufig.

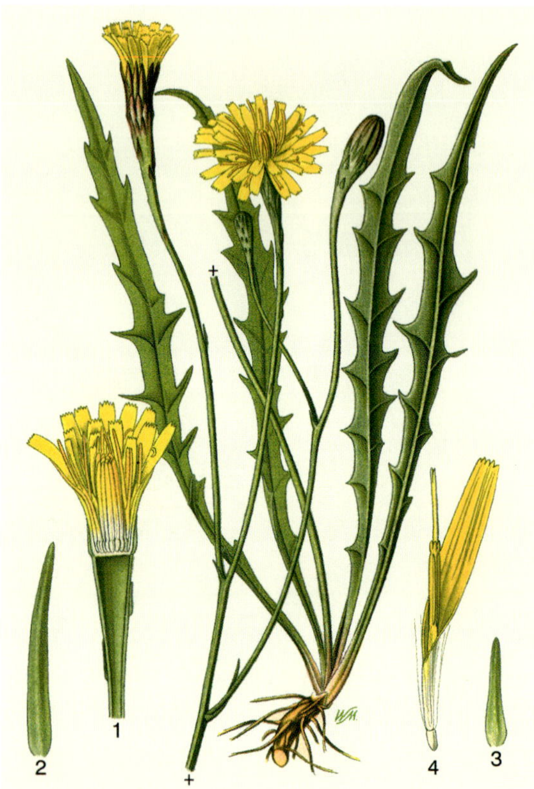

Blattkeimer, Vereintkroner

Ausdauernde **Staude**, 15-50cm hoch, **Stängel** gabelig verzweigt, mehrkörbig, unter den Körben verdickt (1), hohl, oberwärts mit vielen Schuppenblättern, die Korbstiele mit einigen kleinen, pfriemlichen **HochB** (2).

Blätter: Wechselständig, die grundständigen Blätter tief fiederspaltig mit schmal-lanzettlichen Abschnitten, kahl.

Blüten: Zungenblütler, Blütenköpfe vor dem Aufblühen aufrecht, **HüllB** kahl bis dicht behaart (3), Blüten goldgelb, **KelchB** zu einem gelblichweißen Haarkranz umgewandelt (4), **Krone** 5zählig, die **StaubB** zu einer Röhre verwachsen, durch die der **Griffel** mit 2teiliger **Narbe** weit herausragt.

Fruchtknoten: Unterständig.

Frucht: Einsamige Nuss (*Achäne*), am oberen Ende mit deutlichem Haarkranz (4).

Verwendungshinweise

Sehr variable, d.h. im Aussehen oft unterschiedlich erscheinende Pflanze. Durch halbstündiges Einlegen der Pflanzenteile in gesalzenes Wasser werden die Bitterstoffe entzogen.

Sammelgut: *Die Wurzeln; die jungen Blätter und Blüten von Juni bis September.*

Geschmack: *Wohlschmeckend, leicht bitter.*

Verwendung: *Frische, junge Blätter und kleingeschnittene Wurzeln zu Salat, Presssaft, ältere für Mischgemüse, Saucen, Suppen; getrocknete Blätter als Hausteeanteil, Blütenknospen für Gemüse, Löwenzahn-Bitter; Blüten für Löwenzahn-Sirup; Wurzeln geröstet und gemahlen als Kaffee.*

Grüne MINZE (Nudelminze)

KrS: 129

Mentha spicata, L. (M. viridis, L.)

Lippenblütler oder Taubnesselgewächse / Lamiaceae (Labiatae)

7-9 | 6-8 | , , ,

Aus Kultivierung verwildert; feuchte, stickstoff- und kalkreiche Böden; Gräben, Ruderalfluren, Ufersäume, Feld- und Wegränder; collin bis subalpin; zerstreut.

Blattkeimer, Vereintkroner

Mehrjährige **Staude**, 20-80cm hoch, **Stängel** verzweigt, vierkantig; mit unterirdischen, wurzelnden Ausläufern.

Blätter: Kreuzgegenständig, sitzend, mit breit-lanzettlicher bis länglich-eiförmiger Spreite, am Rand deutlich gesägt, an der Unterseite nur entlang der Nerven behaart.

Blüten: In end- und achselständigen *Scheinähren*, die Quirle junger Blüten dicht gedrängt, alte Quirle stehen entfernt, 4zipfelige Blütenröhre aus 5 **KronB**, hellrosa bis hellblau-violett, 4 **StaubB** aus der Blütenkrone ragend.

Fruchtknoten: Oberständig und tief vierteilig.

Frucht: Der Fruchtknoten zerfällt in der Reife in 4 **Teilfrüchte** (*Klausen*): kleine Nüsschen.

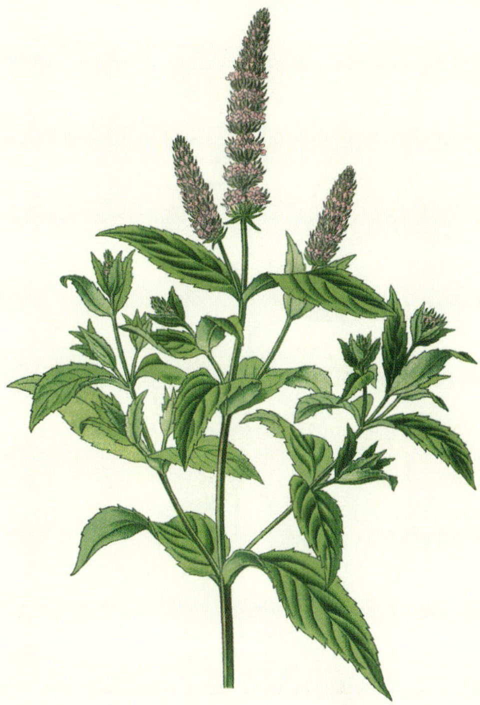

Verwendungshinweise

Die ätherischen Öle der Minze regen die Verdauung an und wirken erfrischend. Die Gattung der Minzen ist infolge Bastardbildungen überaus formenreich, daher variieren auch die Merkmale und Eigenschaften.

Sammelgut: *Blätter zu Beginn der Blüte im Juni bis August. Nur bei trockenem Wetter und nach Verdunstung des Morgentaus, falls Trocknung beabsichtigt ist!*

Geschmack: *Minzartig aromatisch, angenehm.*

Verwendung: *Roh und frisch als Würze zu Salaten, Saucen, Mischgemüsen, weiters für Minzgetränke, Fleischspeisen, Chutney, zu Brotaufstrichen u.a.m.*

Wilder MAJORAN (Echter Dost, Origanum)

KrS:129

Origanum vulgare, L.

Lippenblütler oder Taubnesselgewächse / Lamiaceae (Labiatae)

7-9 | 6-9 | , H, , ,

☞ **Kalkreiche Waldschläge, Trockenwiesen, Waldsäume; in wärmeren Lagen, in lichten Eichen- und Kiefernwäldern, Hecken; collin bis montan; häufig.**

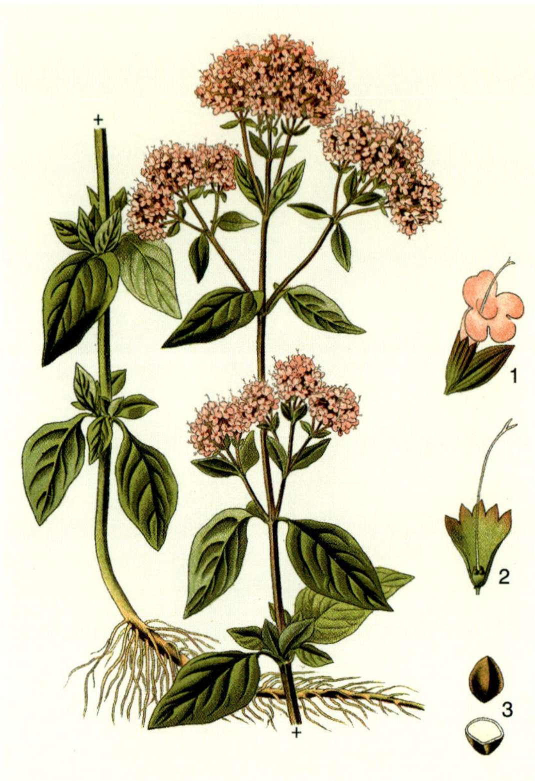

Blattkeimer, Vereintkroner

Ausdauernde **Staude**, 20-60cm hoch, spärlich behaart, **Stängel** vierkantig, oft rötlich überlaufen, oben verzweigt, stark aromatisch riechend.

Blätter: Kreuzgegenständig, länglich eiförmig, zugespitzt, kurz gestielt, unterseitig dunkel drüsig-punktiert (*Lupe!*), 1-2cm lang, mit rundlichen, oft purpurrot überlaufenen Tragblättern.

Blüten: In lockeren Rispen oder rispige Trugdolden. Einzelblüten end- und blattachselständig (1), 5 verwachsene **KronB,** hellpurpurn, 4mm lang, **Krone** trichterförmig, 2lippig, Unterlippe 3-lappig (1), 4 **StaubB**, 2 kürzer, 2 länger, aus der Krone ragend, 1 **Griffel**, 2teilige **Narbe** (2). Der oberständige, tief vierteilige **Fruchtknoten** (2) wird in der Reife vom Kelch eingehüllt (2) und zerfällt zuletzt in 4 Teilfrüchte (*Klausen*) mit je einem Nüsschen (vergrößert, LSchnitt: 3).

Verwendungshinweise

Der Dost ist sehr ähnlich dem Thymian und Quendel, etwas schwächer, aber ebenso verdauungsfördernd und aromatisierend. Diese Pflanze liefert in Italien das beliebte Gewürz ***Oregano***. Durch das wärmere Klima ist dort das Aroma jedoch viel kräftiger entwickelt.

Sammelgut: *Blätter vor oder während der Blütezeit. Zum Trocknen die ganze Pflanze sammeln und dann erst die Blätter von der getrockneten Pflanze abrebeln!*

Geschmack: *Blätter und Triebe sehr würzig, etwas bitter.*

Verwendung: *Als Würzkraut frisch oder getrocknet vor allem zu Fleisch, Tomatengerichten und südlicher Küche, aber ebensogut zu Braten und Suppen unserer Küche.*

Echte PASTINAKE

KrS: 012

Pastinaka sativa,L.

Doldengewächse / Apiaceae (Umbelliferae)

❀ 7-9 | ✱ 4-10| 👪, H, ✕, ☐, ⚡

☞ **Frische bis mäßig feuchte Fettwiesen, Wegränder, Gräben, Steinbrüche, frische Unkrautfluren; collin bis montan; häufig.**

Blattkeimer, Freikroner

Zweijährige **Staude**, 30-100cm hoch, Spross reich verzweigt, erscheint im 2.Jahr, **Stängel** kantig, gefurcht, wie auch die Blattstiele und Doldenstrahlen zerstreut borstig-rauh.

Blätter: Im 1.Jahr nur eine **Rosette** mit einfach gefiederten, gestielten Blättern (A); im 2.Jahr ein **Stängel** mit wechselständigen, gefiederten Blättern, 3-7 **Fiederpaare** und Endabschnitt (B) aus drei grob gekerbten Lappen, die Oberseite glänzend, die Unterseite hell und weichhaarig.

Blüten: Flache, 5-12strahlige *Doppeldolden*, mit größerer, aber kürzerer Enddolde als die Seitendolden; **Hülle** und **Hüllchen** fallen ab, 5 runde, goldgelbe, nach unten gerollte **BlütenB. Fruchtknoten:** Unterständig (1, Schnitt: 2). Elliptische, linsenförmige **Spaltfrüchte** (5, Schnitte: 3, 4). **Wurzel:** Ausgeprägt fleischige, weiße Rübe.

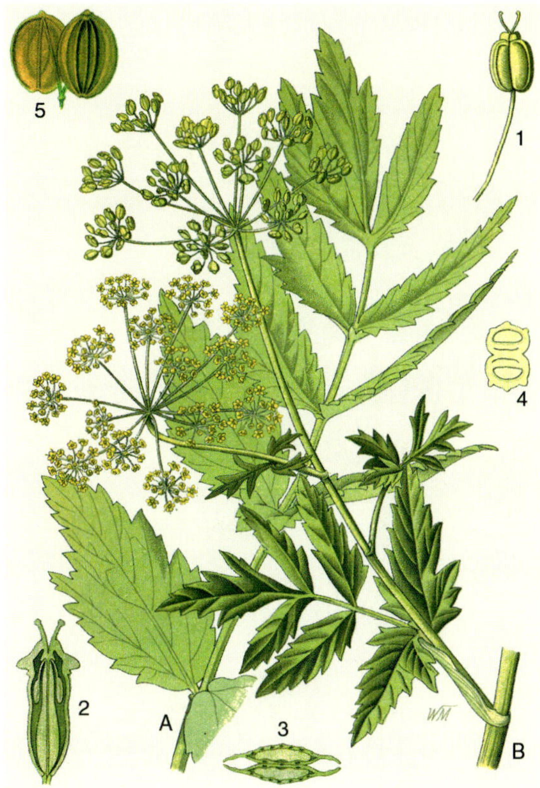

Verwendungshinweise

Ursprünglich aus Westasien stammend, wird diese Pflanze seit dem Altertum, bei uns jedoch immer seltener, als Wurzelgemüse, Futter- und Volksarzneipflanze angebaut.

Sammelgut: *Junge Blätter und Triebe im April bis Juni; Blütendolden im Juli bis September; Wurzeln im Herbst.*

Geschmack: *Geschmack und Geruch stark würzig, süßlich, möhrenähnlich.*

Verwendung: *Die Blätter als Beigabe oder Würze zu Salaten, in Suppen und Misch- oder Spinatgemüse, besonders zusammen mit anderen Wurzeln und Hülsenfrüchten; die Blütendolden in Backteig. Die Wurzel nur jung und geschabt verwenden!*

Großer WIESENKNOPF

KrS: 021

Sanguisorba officinalis, L.

Rosengewächse / Rosaceae

7-9 | 4-7 | , H, , ,

Auf feuchten bis nassen Wiesen, Moorwiesen, Bergwiesen; collin bis montan; häufig bis zerstreut.

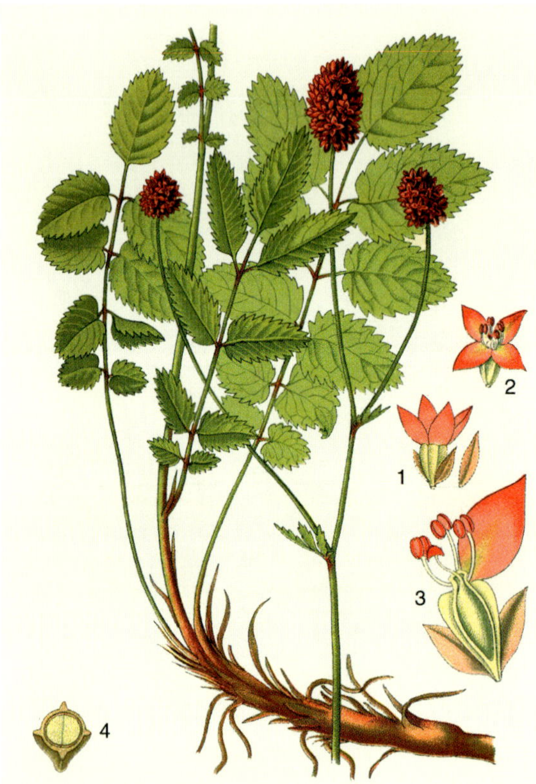

Blattkeimer, Freikroner

Mehrj. aufrechte **Staude**, 30-100cm hoch, **Stängel** hohl, kahl, gerillt, gabelästig verzweigt.

Blätter: Grundblätter in **Rosette** mit langen, oft rötlichen Stielen, 7-15 eiförmigen, am Rand mindestens 12zähnig gesägten **FiederB**, 2-5cm lang, am Stängel wechselständig, unpaarig gefiedert, kurz gestielt, mit 7-9 FiederB, unterseits blaugrün, **NebenB** häutig.

Blüten: Endständige, länglich-eiförmige Blütenköpfe (B), 1-3 cm lang, mit sehr kleinen zwitterigen Blüten, **KronB** fehlen, **KelchB** dunkelweinrot (1), 4 starre **StaubB** (2, 3), so lang wie der **Kelch**, 1 **Griffel** mit kopfiger **Narbe**, am Grund mit Nektarring (3) (*Insektenbestäubung!*).
Fruchtknoten: Oberständig, ungeteilt.
Frucht: Kleine Nüsschen, bei der Reife vom Blütenboden umschlossen (4).

Verwendungshinweise

Ähnlich und ebensogut verwendbar ist der **Kleine Wiesenknopf** (*S. minor*), Seite 108. Als Würzkraut ist dieser sogar noch besser geeignet!

Sammelgut: *Junge Blütenköpfchen; die jungen Blätter und Triebe April bis Juli.*

Geschmack: *Angenehm würzig-scharf, nussartig.*

Verwendung: *Roh und frisch zu Wildsalaten und Aufstrichen, Beigabe zu Kräuterbutter; verkocht zu Gemüsesuppen, Mischgemüsen; als Gewürz zu Knödel etc.; getrocknet als Hausteeanteil.*

Große FETTHENNE (Knolliges Steinkraut)

KrS: 028

Sedum maximum, (L.) Hoff.

Dickblattgewächse / Crassulaceae

7-9 | 4-9 |

Fels- und Schotterfluren, Gebüschsäume, Mauern, felsige Stellen in lichten Buschwäldern, Ackerraine, Sandtrockenrasen; collin bis montan; zerstreut.

Blattkeimer, Freikroner

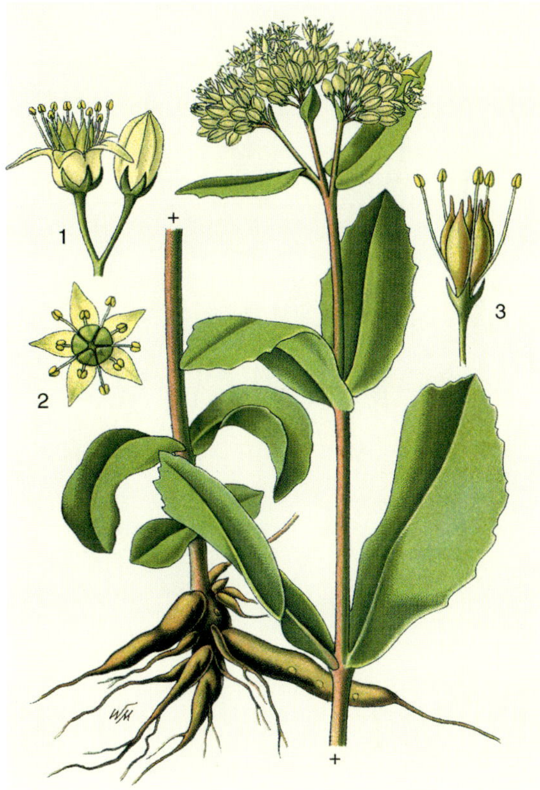

Ausdauernde **Staude**, 25-50cm hoch, **Stängel** aufrecht, dickfleischig, oft rötlich überlaufen, am oberen Ende zu den Blütenständen verzweigt, kahl.

Blätter: Gegenständig oder zu 3 quirlständig, sitzend mit seicht herzförmigem oder gerundetem, nicht aber keilförmigem Grund, sonst eiförmig, länglich-elliptisch, etwa 4-8cm lang, unregelmäßig (*ausgebissen*) gezähnt, bis fast ganzrandig.

Blüten: Grünlich bis gelblichweiß, in dichten *Trugdolden* (1), 5 **KronB,** 3-5mm lang, sternförmig ausgebreitet, 5 dreieckige, etwa 1mm lange **Kelchzipfel** (1, 3), 5 **Griffel** mit sitzenden **Narben** und 10 **StaubB** (2). 5 oberständige **Fruchtknoten** (3).

Sammelfrucht.

Wurzelstock: Verzweigt, mit knolligen Verdickungen.

Verwendungshinweise

Diese Pflanze wurde früher als Salat- und Volksarzneipflanze geschätzt.

Sammelgut:	*Blätter und dünne Stängel April bis September, Wurzelknollen im Herbst und Frühjahr.*
Geschmack:	*Mild und aromatisch.*
Verwendung:	*Roh und frisch die Blätter und Wurzelknollen als Salat, Frischpresssaft, als Zugabe zu Spinat- oder Mischgemüse, in Gemüsesuppen.*

Sparrige MELDE (Ruten-Melde)

KrS: 036

Atriplex patula, L.

Gänsefußgewächse / Chenopodiaceae

✿ 7-10 | ✻ 5-10 | 👪, ✕, ☕, ✍

☞ **Auf frischen, stickstoffreichen Ruderal-, auch Salzfluren, Äckern, Ufersäumen; collin bis montan (subalpin); sehr häufig bis zerstreut.**

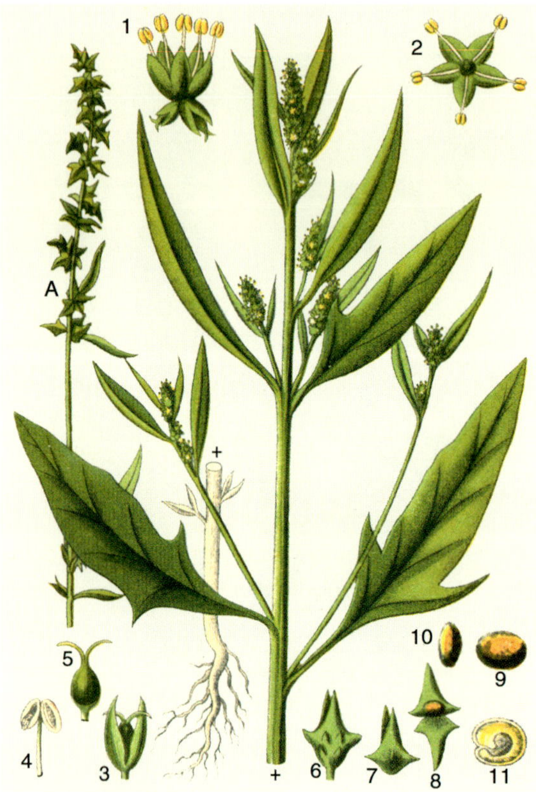

Blattkeimer, Freikroner

Einjähriges und einhäusiges **Kraut,** 30-80cm hoch, mit furchigem **Stängel**, die ganze Pflanze fettig oder mehlig bestäubt, später kahl, sehr formenreich.

Blätter: Wechselständig, langstielig, rautenförmig bis dreieckig oder spießförmig, z.Tl. schwach gezähnt, schwach sukkulent bis saftig-fleischig.

Blüten: Eingeschlechtig, unscheinbar, grün, in dichten, verzweigten Scheinähren, *männliche* Blüten je 5 **BlütenB** und **StaubB** (1, 2, 4), *weibliche* ohne Blütenhülle (5), aber mit 2 rautenförmigen, ganzrandigen oder gezähnten, manchmal warzigen 4-6mm langen **Vorblättern** (3, 6, 7), die sich zur Fruchtzeit vergrößern (8), 2 **Griffel** (3, 5). **Fruchtknoten:** Oberständig (5), von **VorB** umhüllt (3). **Frucht** abgeflacht (vergr.: 9, 10, Schnitt: 11), auf Fruchtzweig (A).

Verwendungshinweise

Als essbare Pflanze seit Jahrtausenden bekannt. Ähnlich und ebenso als Wildgemüse geeignet sind die **Spießblättrige M.** (*A. hastata*), die **Langblättrige M.** (*A. oblongifolia*), die **Glänzende M.** (*A. nitens*), der **Weiße Gänsefuß** (*Chenopodium album*), Seite 163, u.a.

Sammelgut: *Ganz junge Pflänzchen, junge Blätter und Triebe von Mai bis Oktober.*

Geschmack: *Angenehm würzig und leicht pelzig.*

Verwendung: *Roh und frisch zu Mischsalaten, eignet sich wegen des milden Geschmacks besonders zu Salatmischungen mit etwas kräftiger schmeckenden Kräutern; sehr gut zu gedünstetem Mischgemüse; die Samen zu Getreidegerichten.*

WEGWARTE (Zichorie)

KrS: 120

Cichorium intybus, L.

Korbblütengewächse / Asteraceae (Compositae)

7-10 | 4-11 | H, B

An sonnigen, mäßig trockenen, stickstoffreichen Standorten: Feld- und Wegränder, Unkrautfluren, Brachen; collin bis untermontan; häufig.

Blattkeimer, Freikroner

Mehrjährige, aufrechte **Staude**, 30-150 cm hoch, sparrig verzweigt, **Stängel** kantig, z.Tl. borstig, mit Milchsaft.

Blätter: Wechselständig, die unteren buchtig-fiederspaltig, **Fiedern** fast dreieckig, löwenzahnähnlich, dunkelgrün, auf den Nerven unterseits rauhborstig, die oberen ungeteilt, breitlanzettlich oder spießförmig, mit der Basis den **Stängel** z.Tl. umfassend.

Blüten: Kurzlebige Blütenköpfe, einzeln, zu zweit oder zu dritt in den oberen Blattachseln und an den Zweigenden, reiner *Zungenblütler*, hellblau, **KronB** gerieft, Spitze gezähnt (1), von morgens bis mittags offen, die äußeren **Hüllblätter** eiförmig, abstehend, die inneren anliegend.
Fruchtknoten: Unterständig.
Frucht: Kleine Nüsschen (2, vergr.).
Tiefwurzler mit kräftigem Wurzelstock.

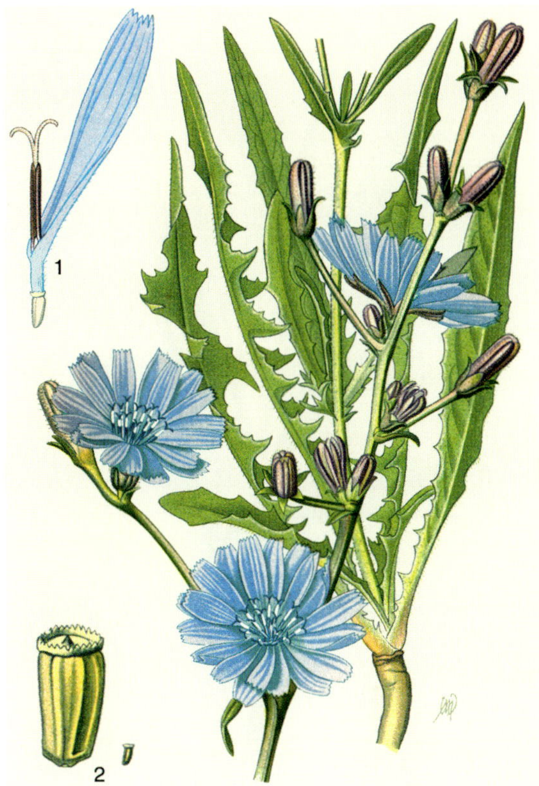

Verwendungshinweise

Die Zichorie enthält in den Blättern und vor allem in der Wurzel *Inulin*, *Cholin* und den Bitterstoff *Intybin* - wertvolle und vielseitig verwendbare Inhaltsstoffe!

Sammelgut: *Junge Blätter im April bis Juli; die ganze Pflanze im Mai bis August; die Wurzeln im September bis November.*

Geschmack: *Die Blätter wie auch die Wurzel schmecken bitter (durch Wässern abrunden!).*

Verwendung: *Roh und frisch die jungen Blätter kleingeschnitten für Salate, Aufstriche; Blätter und Wurzel kleingeschnitten als Beigabe zu Mischgemüsen; die Wurzel geröstet als Kaffee-Ersatz.*

Ampfer-KNÖTERICH („*Riatach*")

KrS: 018

Persicaria lapathifolia, (L.) Delarbre (Polygonum lapath., L.)
Knöterichgewächse / Polygonaceae

7-10 | 5-10 |

Feuchte Ruderalstellen, stark gedüngte Äcker, Ufer, Schlammböden, Gräben; collin bis montan (der Knöllchen K. obermontan bis alpin)**; sehr häufig.**

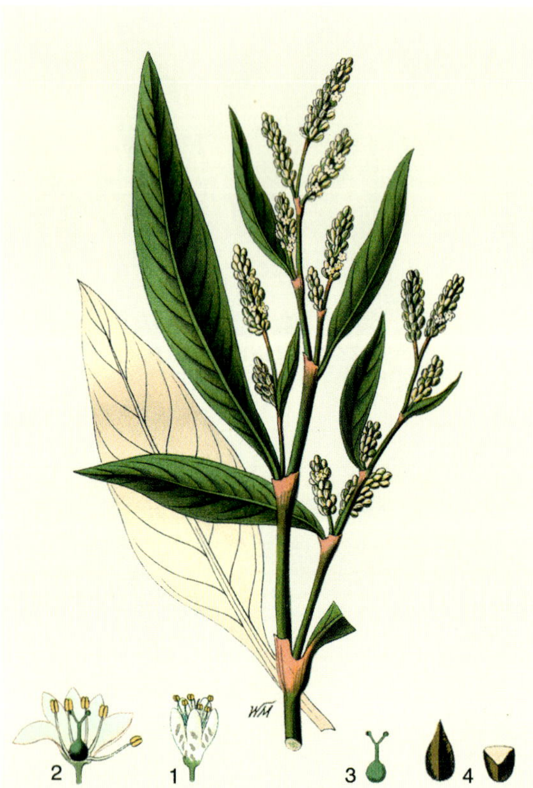

Blattkeimer, Freikroner

Einjähriges, meist aufrechtes **Kraut**, 20-80cm, **Stängel** verzweigt, an den Stängelknoten anliegende, häutige Blattscheiden (*Ochrea*).

Blätter: Wechselständig, die meisten grundständig, **Spreite** eiförmig bis lineal-lanzettlich, unterseits meist drüsig punktiert, oberseits oft mit einem dunklen Fleck, 2-13cm lang.

Blüten: Weißlich bis grünlich, auch rötlich, in dicht, gebogenen, end- und seitenständigen *Scheinähren*, Ø 7-15 mm, **KronB** 2-3mm lang, manchmal ebenso wie die Ährenstiele drüsig punktiert, die 2 **Griffel** (3) am Grund verwachsen, **Blüte** (geschl.: 1, geöffnet: 2). **Fruchtknoten:** Oberständig (2, 3).

Frucht: Glänzend schwarzbraun (4), 2-3mm lang, 2kantig (linsenförmig).

Hauptwurzel: Spindelförmig, senkrecht absteigend.

Verwendungshinweise

Knöterich-Arten sind oft sehr scharf und daher als Gewürz in Verwendung. Als Wildgemüse verwendbar ist weiters noch der meist im Wasser stehende **Wasser-K.** (*Polygonum amphibium*), der **Winden-K.** (*P. convolvolus*) mit herz- bis pfeilförmigen Blättern und der in alpinen Rasen und Schneetälchen wachsende **Knöllchen-K.** (*P. vivipara*). Alle Knöteriche enthalten neben Gerbstoffen, organischen Säuren und ätherischen Ölen viel Vitamin C!

Sammelgut: *Die ganze Pflanze von Mai bis Oktober.*
Geschmack: *Angenehm aromatisch. Sehr gut die Samen.*
Verwendung: *Roh und frisch als Beigabe zu Salaten, Saucen, Gemüsegerichten u.a.m.*

Echte GOLDRUTE (Gewöhnliche Echte Goldrute)

KrS: 102

Solidago virgaurea, L.

Korbblütengewächse / Asteraceae (Compositae)

7-10 | 4-9 | , H, , , ,

☞ **Auf mageren, ± bodensauren Böden: Wälder, Magerrasen; collin bis montan; sehr häufig.**

Blattkeimer, Vereintkroner

Ausdauernde **Staude**, 30-100cm hoch, **Stängel** beblättert.

Blätter: Wechselständig, länglich-elliptisch, 3-4mal so lang wie breit, meist gezähnt.

Blüten: Blütenköpfe, 7-8mm lang und Ø 10-15mm, in aufrechten, endständigen, lockeren dolden- bis kegelförmigen *Rispen*, Körbchen dachziegelartig von **HüllB** (4) umgeben, die randlichen, goldgelben **Zungenblüten** (2) sind *weiblich*, die mittigen, goldgelben, 5zipfeligen **Röhrenblüten** (3) *zwittrig*, **KelchB** zu einem gelblichweißen Haarkanz umgewandelt (3), **StaubB** zu einer Röhre verwachsen, durch die der **Griffel** mit 2teiliger **Narbe** weit herausragt (LSchnitt: 1).

Fruchtknoten: Unterständig (1).

Frucht: Einsamige Nuss (*Achäne*) mit haarförmigem *Pappus*.

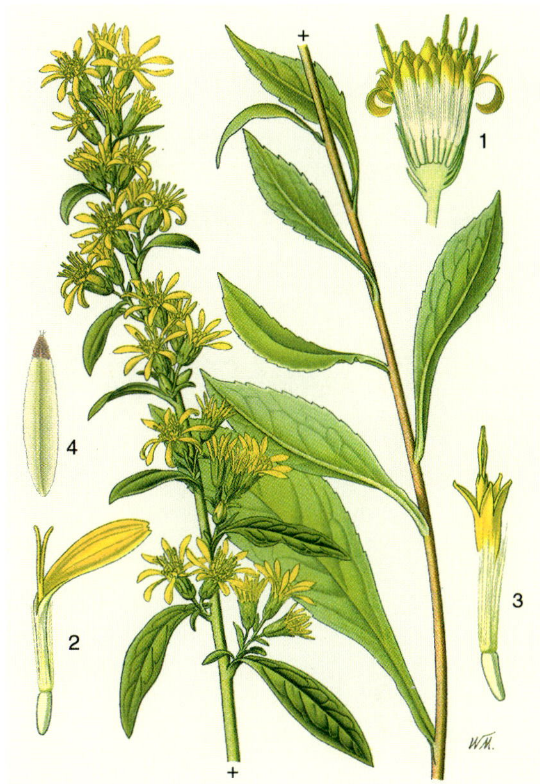

Verwendungshinweise

Alte Volksarzneipflanze, die in erster Linie als Bestandteil von Hausteemischungen Verwendung findet.

Sammelgut: *Die Schösslinge im Frühjahr; frische, blühende Triebe, Blütenköpfchen.*

Geschmack: *Zusammenziehend aromatisch.*

Verwendung: *Roh und frisch kleingeschnittene Blätter als Würze zu Salaten, Aufstrichen, Kartoffelgerichten usw.; getrocknete Blüten für Hausteemischungen.*

Große BRENNESSEL

KrS: 092

Urtica dioica, L.

Brennesselgewächse / Urticaceae

7-10 | 3-10 | H

☞ **Bevorzugt beschattete Stellen auf stickstoffreichen, feuchten Böden: Gebüsche, Ruderalstellen, Auwälder, Feldeinfassungen; collin bis montan; sehr häufig.**

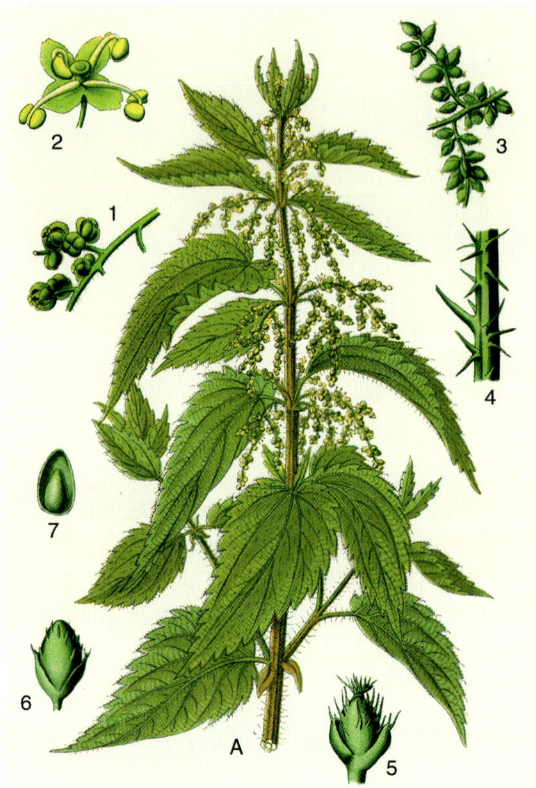

Blattkeimer, Freikroner

Ausdauernde **Staude**, 30-150cm hoch, Stängel 4kantig, rauh behaart.

Blätter: Gegenständig, kurze Stiele, schmale Nebenblätter, Spreite ei- oder herzförmig, zugespitzt, 5-10cm lang, von Brenn- und Borstenhaaren bedeckt (4), Oberseite dunkelgrün, die Unterseite heller grün, Rand grob gezähnt.

Blüten: In kätzchenartigen Rispen (A), aus den oberen Blattachseln entspringend, zweihäusig, Blüten sehr unscheinbar grün, *weibliche* Blütenstände kürzer, deren Blüten mit unterschiedlich großen **HüllB** (3, 5); bei *männlichen* Blüten sind sie gleich groß (2). Die in der **Knospe** (1) nach innen gebogenen 4 **StaubB** entspannen sich beim Aufblühen ruckartig. 1 oberständiger **Fruchtknoten** (6) mit schopfiger **Narbe** (5).

Frucht: Kleine einsamige Nüsschen (6, Schnittbild: 7).

Verwendungshinweise

Junge Blätter sind reich an Vitamin A und C, an Mineralien und Kieselsäure, in den Brennhaaren Histamin, Ameisensäure, Acetylcholin und ein Nesselgift. Ebenso verwendbar ist die einjährige und einhäusige, bis 30cm hohe **Kleine Brennessel** (*U. urens*).

Sammelgut: *Junge Blätter und Triebe, auch das ganze Kraut samt Wurzel, bis Oktober.*

Geschmack: *Angenehm würzig, herb, spinatähnlich; Geruch dumpf bis modrig.*

Verwendung: *Roh und frisch als Hauptbestandteil von Mischsalaten, zu Brotaufstrichen; verkocht zu Spinatgemüse, als Beigabe zu Mischgemüse, Gemüsesuppen. Getrocknet werden die Blätter gerne Hausteemischungen beigemengt.*

Wir Menschen im Erdkreis

Von Kindesbeinen an werden wir ständig darin bestärkt, die Krönung aller Geschöpfe dieser Welt zu sein. Geht man dieser Meinung auf den Grund, treten sehr bald Zweifel auf.

Diese Überschätzung unserer selbst mag wohl einer der Gründe sein, weshalb unser Wissen vom Leben bis heute noch recht spärlich ist.

Unsere Umwelt betrachten wir durch eine sehr eingeschränkte Sicht der Dinge und übersehen wohl dabei, dass Leben auch auf anderen Wegen, durch Einsatz anderer Mittel erfolgreich sein kann. Tieren oder Pflanzen möge es an Fähigkeiten mangeln, derer wir uns rühmen. Jedoch allein ihre Existenz über Jahrmillionen bis in unsere Tage ist doch Beweis genug dafür, als gleichberechtigte Wesen, ja als Grundlage unserer Existenz anerkannt zu werden.

Wissensmangel bedingt Ernährungsmangel!

Ohne ausreichendes Wissen neigen wir jedoch dazu, diese Kreaturen aus der Tier- und Pflanzenwelt als minder und uns unterlegen einzustufen. Ihr Leben, so wird aber immer offensichtlicher, kommt auch ohne Sprache und großvolumiges Gehirn aus, erst recht, wenn wir ihr Umfeld nicht zerstören!

Am Geheimnisvollsten ist für uns aber die Welt der Pflanzen. Viele werden als Unkraut bezeichnet und, weil man sie nicht will, mit giftigen Substanzen ausgerottet. Doch gerade ihnen haben wir unser Überleben bis in die heutige Zeit zu verdanken.

Unsere Altvorderen, so scheint es, wussten mehr als wir von diesem Wunder der Natur. Und erst, von der Descartes´schen Ansicht über deren Wesen beflügelt, mit dem Erblühen der neuen Naturwissenschaft, dem analytisch ausgerichteten Eindringen in diese unbekannten Welten, ist eine langsame Annäherung erfolgt. Genforscher traten auf den Plan, begannen das Genom, den Schlüssel zu unserem Leben, auszuforschen und Vergleiche mit anderen Lebewesen anzustellen. Für viele von uns war es ein fast unerträgliches Gefühl zu erfahren, wie wenig wir uns von den anderen, den sprachlosen Wesen, unterscheiden: Analytisches Denken und ein gezieltes Detailwissen beherrschen die heutigen wissenschaftlichen Untersuchungen; das Ganze, das Umfassende, hat dabei jedoch an Wert verloren.

Vom Leben natürlicher Pflanzen

Pflanzen werden aus Unwissenheit und weil man sich vom tieferen Wissen über ihre Natur kaum lukrative Vorteile verspricht, maßlos unterschätzt. Es wird Zeit, mehr von ihrem Leben und ihren Fähigkeiten zu erfahren, um sie besser verstehen zu können.

Dazu ein bemerkenswertes Beispiel:

Die Gänserauke oder **Ackerschmalwand** *(Arabidopsis thaliana), eine sehr kleine und wohl unspektakuläre Pflanze, sorgte für Verblüffung, als man sie zum Studium ihrer Gene wählte. So klein und schmächtig sie auch schien, hat man rund 26.000 Gene in ihr vorgefunden, nicht viel weniger als die rund 30.000 Gene bei uns Menschen. Die Untersuchungen bei niederen Tieren und anderen kaum von uns beachteten Geschöpfen zeigten ähnliche Ergebnisse.*

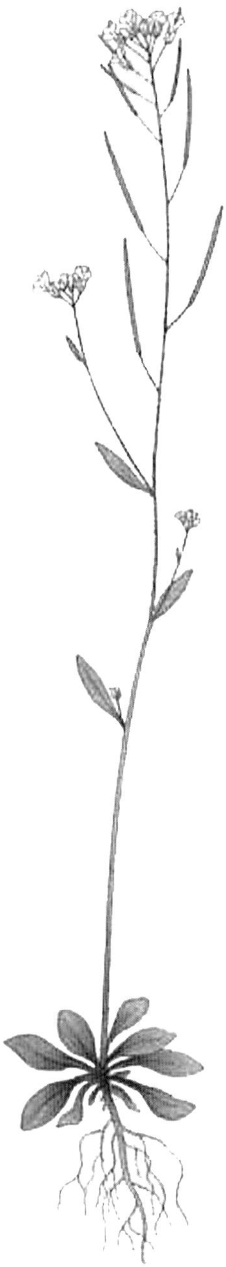

Die Ackerschmalwand
Arabidopsis thaliana (L.)
(Gänserauke, Ackerkresse)

Es ist fast unvorstellbar, was diese kleine Pflanze, wie auch alle anderen ihrer Zunft, zu leisten vermag: Mit der Energie aus Sonnenstrahlung und all den gasförmigen, flüssigen oder festen Stoffen ihrer Umwelt produziert sie in ihren Zellen, von den Blüten, Blättern bis hinab in ihre tiefen Wurzeln, tausende Substanzen, biochemische Verbindungen, von welchen viele für uns lebenswichtig sind. Andere wieder schützen sie selbst vor Feinden oder den sie bedrohenden Gefahren der Witterung. Sie kommuniziert mit anderen Lebewesen, die ihr am Wuchsort Gesellschaft leisten und pflegt für ihr Wohlbefinden mit ihrer Umwelt regen Austausch.

Für vergleichbar einfache Leistungen, wie etwa der Vitamin C-Synthese, wird man als Mensch mit dem Nobelpreis belohnt. Pflanzen schaffen das „mit Links“ und stellen gleich weitere, uns zum großen Teil noch unbekannte, hoch aktive Begleitstoffe her, die uns heute als *Sekundäre Pflanzenstoffe* (SPS) bekannt sind.

Ein anderes, sehr eindrucksvolles Beispiel zeigt die folgende Beobachtung:

Bakterien, diese winzig kleinen, überwiegend einzelligen Mikroorganismen aus der Urzeit unserer Erde, werden uns meist als bösartige Erreger dargestellt. Wir denken dabei kaum daran, dass wir selbst mit einer Vielzahl dieser Individuen in einer unverzichtbaren Symbiose leben. Unter physiologischen Bedingungen wird unsere *Mundflora* von hunderten Millionen unterschiedlicher Mikroben bevölkert. In Mikroorganismen-Gemeinschaften überziehen sie als *„Biofilm“* die Zähne, Zunge und Schleimhäute. Sie stellen dort eine Schutzfunktion gegen Krankheitserreger dar, die sich in der Mundhöhle einnisten könnten und sind an der ersten Aufschließung unserer Nahrung mitbeteiligt. Ebenso leisten sie als *Darmflora* maßgebliche Verdauungsarbeit und schützen uns in Form der *Hautflora* vor Umwelteinflüssen von außen. Einige von ihnen können allerdings, unter bestimmten Bedingungen, bei Mängel im Immunsystem auch zu Krankheitserregern mutieren.

Bei einer Einschulung zur Markteinführung eines Antibiotikums aus der Gruppe moderner, breit wirksamer Penicilline, für dessen Einsatz wir Pharmareferenten die Anwendungskriterien erlernen sollten um diese an die Ärzteschaft weiter zu vermitteln, wurde uns ein sehr anschaulicher In-vitro-Versuch vorgeführt:

Einer Nährlösung, in der sich ein lebendes Gemenge unterschiedlicher Bakterienarten befand, wurde das Breitbandpenicillin in steigender Dosierung zugeführt. Bei Erreichen der Soll-Konzentration des Antibiotikums wurden nahezu alle Individuen abgetötet – nahezu, aber nicht alle!

Die wenigen „Überlebenden" wurden dann einer Kolonie unterschiedlicher Bakterien in einer unbelasteten Nährlösung zugefügt. Und hier konnte man nun ein Phänomen beobachten:

Ohne Beschränkung auf ihre eigene Art wurden von jenen Bakterien, die mit dem Antibiotikum in Kontakt gekommen waren, über sogenannte „parasexuelle Pili" (d.s. Röhrchen) DNA-Sequenzen mit Informationen an die anderen übertragen. Dieser Austausch führte in kürzester Zeit zu einer ausgeprägten Resistenz aller Bakterien dieser Kolonie gegenüber dem zuvor eingesetzten Antibiotikum.

Auch Bakterien können *„twittern"!*

Wahrlich eine echte Kommunikation, ja ein sozialer Austausch in dieser uns bis heute so fremden Welt !

Jedes Lebewesen dieser Erde hat sich an sein Biotop, an seinen Lebensraum angepasst und ist auf jene Nahrung optimiert, die ihm dort ein Überleben möglich macht. So auch alle Wild- und Kulturpflanzen. Nur wir Menschen wissen anscheinend nicht so genau, welche Stoffe in unserer Nahrung unerlässlich sind.

Mit einsetzender Landflucht und dem Anwachsen zentraler Siedlungsgebiete hat der kleine Nahversorger vielerorts seine Bedeutung verloren. Auch den eigenen Gemüsegarten bewirtschaften nur mehr wenige davon Überzeugte.

Kulturgemüse als Massenware aus dem Supermarkt

Groß- und Supermärkte haben die Versorgungsaufgaben übernommen. Die große Konkurrenz bedeutet aber für die Produzenten als nächstes Glied der Versorgungskette, dass sie sich in hohem Maße spezialisieren müssen, um in kürzestmöglicher Produktionszeit große Mengen an Verkaufsware, die *augenscheinlich* den Marktanforderungen entspricht, liefern zu können. Diese Vorgaben zwingen zu industriellem Anbau, zu schnellem Wachstum mit möglichst geringem Ausfall durch Krankheit oder Schädlinge.

Samenzuchtbetriebe haben alles unternommen, um ihrerseits den Anforderungen der Produktionsbetriebe gerecht zu werden. Sie benötigen Pflanzensorten, die unter den in Monokulturen gegebenen Anbaubedingungen die hohen Ergebniserwartungen erfüllen. Die heute im Großanbau stehenden Gemüse- und Obstsorten erbringen höchstmögliche Ertragswerte bei biologisch zunehmend minderwertiger Qualität. Und die Gentechnik steht mit ihren noch höher differenzierten „Spezialangeboten“ vor unserer Türe.

Schnellwüchsiges Kulturgemüse aus Monokulturen verdrängt altbewährte Obst- und Gemüsesorten

Diese Entwicklung hat bei Kulturpflanzen in den vergangenen Jahrzehnten dazu geführt, dass durch Jahrhunderte bewährte, gesunde und widerstandsfähige Obst- und Gemüsepflanzen durch Hochleistungssorten abgelöst wurden und mangels weiterer Verwendung ausstarben. Man muss sich bei solchen Überlegungen vor Augen halten, dass laut Literaturangaben aus ursprünglich über 1500 kultivierten Pflanzensorten heute lediglich 30 bis 50 im Großanbau stehen - eine *Verarmung der Arten- und Sortenvielfalt* sondersgleichen!

Verarmung der Artenvielfalt

Produktionsbetriebe besitzen ja nur eine begrenzt verfügbare Anbaufläche, auf der je nach örtlichen Gegebenheiten (Bodenqualität, Klima- und Umweltbedingungen, technischer Ausstattung etc.) und Bedarfslage Intensivanbau betrieben wird, um den Ertrag Jahr für Jahr sicherzustellen.

Erst im vorigen Jahrhundert begann der Umstieg von der in der Fruchtwechselwirtschaft üblichen Düngung zur heute allgemein verbreiteten Kunstdüngung mit unterschiedlich zusammengesetzten, synthetisch erzeugten Substraten.

Unter natürlichen Bedingungen lösen Pflanzen die benötigten Nährstoffe mit Hilfe ihrer Wurzelaktivität aus dem Boden, sie holen sich sozusagen das, was sie brauchen oder haben möchten. Auf kunstgedüngten Böden können sie sich jedoch nicht gegen die Aufnahme der wasserlöslichen Bestandteile des Kunstdüngers im Boden wehren, sie werden gleichsam zwangsernährt wie „Stopfgänse“ *).

*) Schuld an dieser gemeinen Tierquälerei ist nur der Konsument, der in seiner dummen Gier nach „Genuss“ nicht begreift, dass er mit dieser kranken und deshalb ungesunden Leber sich selbst gefährdet!

Einer der Gründe für den um vieles höheren Qualitätsstandard von Wildpflanzen ist der Umstand, dass diese grundsätzlich an selbstgewählten Standorten gedeihen, die ihren Bedürfnissen entsprechen, und wo sie diesen Wuchsort mit anderen dort lebenden Arten teilen. Jedes Glied einer solchen *Pflanzengesellschaft* hat etwas unterschiedliche Ansprüche an den Nährstoffgehalt und die jahreszeitlich wechselnden Ökofaktoren. Aber alle stehen sie in engem Austausch mit dem Bodenleben: In einem biologisch gesunden Ackerboden existieren millionenfach Insekten, Würmer, Spinnen, Pilze und Mikroorganismen, die über ihren Stoffwechsel dem Wurzelsystem der Pflanzen alle Bausteine für ein gedeihliches Wachstum liefern.

Auch wir Menschen leben in ähnlich strukturierter Ordnung. Für uns würde das Leben in einer Monokultur etwa bedeuten, dass gleich geartete Menschen mit gleichen Vorlieben in einheitlichen Siedlungen ein und dieselbe Einheitskost verabreicht bekämen: Eintönige Gesprächsthemen, gleiche Nöte und Sorgen würden unweigerlich zu einem baldigen Kollaps führen!

Der für Menschen optimale Nahrungsmix könnte aber von objektiv interessierten Wissenschaftlern auf der Basis der stammesgeschichtlichen *(phylogenetischen)* Entwicklung, aus dem Bau unseres Körpers und der Organstrukturen des *Homo sapiens* unschwer festgestellt werden: So würden die Defizite unserer Lebensmittel sofort erkennbar sein!

Heiß oder kalt serviert ?

Warum sind essbare **Wildpflanzen**, die uns in der gesamten Geschichte der Menschheit als Nahrungsgrundlage gedient haben, besonders jetzt, in den Tagen unseres 21. Jahrhunderts, als **Geschenk der Natur** zu betrachten?

Weil sie heute, im Zeitalter der weitgehend industriell erzeugten Nahrung, das einzige Reservoir von natürlichen Vitalstoffen und damit die einzige Garantie zur Erhaltung unserer Gesundheit sind !

Wir haben in den bisherigen Ausführungen Argumente zu den für unsere Ernährung verfügbaren Nahrungsmitteln aus verschiedenen Gesichtspunkten zur Diskussion gestellt. Da der drastische Rückgang lebenswichtiger Nahrungsbestandteile infolge geänderter Produktionsmethoden weder beim Verkauf noch beim Verzehr festgestellt werden kann, laufen wir Gefahr, früher oder später zu erkranken. Diabetes, Bluthochdruck, Herzinfarkt, verschiedene Krebs- und Demenzformen, Gelenksbeschwerden aller Art sind schon auffallend oft in unserem Freundes- und Familienkreis zu beobachten. Der Zusammenhang zwischen dieser Entwicklung im Gesundheitsbereich und der seit Jahrzehnten stark veränderten Ernährungsgrundlagen steht fest. Eine sehr bedenkliche, ja folgenschwere Situation!

Wenn sich unsere tägliche Nahrung also langfristig so stark auf unsere Gesundheit auswirkt, ist es doch mehr als angebracht, nicht nur auf die Vollwertigkeit der Nahrungsmittel zu achten, sondern auch auf die Methoden ihrer Zubereitung. Überlegen wir nun die Schritte der Vorbereitung unserer Speisen aus gesundheitlicher Sicht:

Zur Vertiefung in diesen sehr umfangreichen und aktuellen Themenbereich ist das demnächst erscheinende Buch von Angelika Fischer *„Praxisbuch für natürliche Ernährung“* empfehlenswert. (Lit.-Verz. Seite 199)

Das *„Kochen“* beruht auf einer zigtausend Jahre alten Tradition der Menschheit. Zwischen *kochen* und kochen bestehen jedoch große Unterschiede in der Art der Hitzeeinwirkung, wie stark das Kochgut dabei ausgelaugt wird. Betroffen davon sind vor allem die hitzeempfindlichen Vitamine und Sekundären Pflanzenstoffe, also die biogenen Anteile. Andererseits kann man durch das Kochen nicht etwas zerstören oder auslaugen, was ohnehin in heutigen Nahrungsmitteln nicht mehr vorhanden ist! Andere Nahrungsinhalte hingegen werden durch den Kochvorgang erst aufgeschlossen oder sogar *„entgiftet"*, sodass sie für uns auf diese Weise bekömmlich bzw. nahrhaft werden. Wir sind jedenfalls gut beraten, Zubereitungen mit langer Garzeit zu vermeiden und unser Essen mit einem entsprechend vollwertigen Rohkostanteil aufzuwerten.

BIO-Nahrung aus Wildgemüse

Frisch gesammelte Wildpflanzen mit ihrer Fülle an naturbelassenen Vitalstoffen sind daher die weitaus beste und konkurrenzloseste Alternative bzw. Ergänzung. Dieser natürliche Bestandteil unserer Nahrung belastet auch unsere Haushaltskasse kaum - ist aber deshalb sicher *„kein billiger Ersatz"* !

Auch die unterschiedlichen Methoden der Lagerung und Haltbarmachung haben einen starken Einfluss auf unsere Nahrungsmittel. Einige dieser Techniken scheinen auf den ersten Blick harmlos oder sogar schonend zu sein - so will man es uns einreden. Aber bei genauerer Betrachtung der eingesetzten Mittel sieht die Sache dann ganz anders aus:

Sowohl durch Gefriertrocknung als auch beim Pasteurisieren, verbunden mit schockartigem Wasserentzug - somit Einwirkung auf die Zellstrukturen und ihre Inhaltsstoffe - kommt es zu Veränderungen an unserer Nahrung, die wir als Denaturierung ansehen müssen.

Fremdstoffe in unserer Nahrung - Ein Gesundheitsrisiko!

Um vieles gravierender sind jedoch die Beimengungen von Fremdsubstanzen wie Antioxidantien oder Konservierungsmittel zur Verlängerung der Haltbarkeit, von Farbstoffen, um gutes und frisches Aussehen zu imitieren, von Geschmacksverstärkern, Zuckeraustauschstoffen, Enzymen, Emulgatoren, Feuchthaltemitteln und zig, zig anderen Zusätzen, mittels derer man unsere Sinne, so wir sie überhaupt noch haben (!), zu täuschen versucht. Auf diese Weise ist in manchem leuchtend roten *„Himbeersaft"* viel Zucker, roter Farbstoff und ein *„naturidenter"* Aromazusatz enthalten, jedoch nichts, aber rein gar nichts von einer Himbeere!

Die Kunst, uns mittels dieser Fremdstoffe natürliche Herkunft vorzutäuschen, wird von raffiniert-findigen Wissenschaftlern sehr perfide beherrscht und damit viel Geld gemacht. Und wenn man immer wieder liest oder schmeichelnd hört: *„Ist gut für die ..."*, dann ist es vor allem gut für *den*, der uns damit verführen kann - und sei's auch mittels *„Geld-zurück-Garantie"* !

Mein Weg zu den Wildpflanzen

Es ist ein geistiger Weg - ein langer Weg, der seinen Anfang schon vor geraumer Zeit genommen hat: Ich war noch nicht geboren, aber von allen Geschwistern schon ungeduldig erwartet worden. Zum „Empfang“ brachten sie dann meiner Mutter frisch gepflückte Veilchen, Schlüsselblumen und vieles mehr ans Wochenbett. Ein besonders früher Frühling ließ mich als freien Bürger Freiburgs ins Leben treten - so wurde mir das später immer wieder erzählt!

Meine eigenen Erinnerungen sind ganz anderer Art: Aus Tieffliegern, die einen in der Nähe vorbeifahrenden Zug attackierten, sah ich goldgelbe Patronenhülsen auf unsere Spielwiese herunterfallen. Wir Kinder beeilten uns, so schnell wie nur möglich diese aufzufinden und zu sammeln. Wer mehr von diesen „Schätzen“ anhäufen konnte, wurde zum König auserkoren - und als ein solcher wurde mir wenig später der Hintern versohlt. Ich kannte damals noch kein Feuerwerk, habe aber das Feuer des Kriegs gesehen: Nach einem nächtlichen Himmel voller „Christbäume“ erglühte dieser über meiner Stadt noch lange danach im Feuerschein!

Kindliche Erinnerungen an den Krieg

Die Eltern brachten uns Kinder aus Furcht vorsorglich auf einen entlegenen Bauernhof. Dort sah ich zum erstenmal Kühe auf einer Wiese - sie waren für mich riesengroß - und sie zu hüten wurde fortan meine Aufgabe. Zuerst hatte ich vor allem Angst. Aber schon bald lernte ich jede Kuh zu unterscheiden und konnte ihre Art zu weiden, das eine Futter aufzunehmen, das andere zu meiden, studieren. Nach einiger Zeit hatten auch sie sich an mich gewöhnt und unser Zusammenleben verlief recht harmonisch.

Die heile Welt am Bauernhof

Diese Zeit der Kindheit unter Bauern war mir zur zweiten Heimat geworden, ich habe ihr Denken angenommen, den Tagesrhytmus ihres Lebens und die Freuden nach vollbrachter Arbeit erlebt. Alles was es dort zu essen gab, stammte vom eigenen Hof oder wurde mit den Nachbarn ausgetauscht und die Bäuerin hat daraus Köstliches zubereitet und auf den Tisch gebracht.

Nach der letzten Volksschulklasse wechselte ich ins Gymnasium. Dort holte mich bald der Ruf meiner älteren Geschwister ein: “Schon wieder ein Aichinger“ - anscheinend nicht zur Freude der Lehrer!

Lehrerschreck !!

Als meine Eltern ihren Wohnsitz etwas später in eine andere Stadt verlegten, begann auch für mich ein neuer Abschnitt: In dieser Schule hatte ich bald gute Freunde und es fiel mir auf einmal nicht mehr schwer, den Lernerfolg zu erbringen, den man von mir erwartete. Mein Vater leitete ein „Geobotanisches Institut“, forschte, lehrte und pflegte trotz aller politischen Wirrnisse dieser Zeit regen Austausch mit Kollegen aus der ganzen Welt. Er führte, meist in Kursen und auf Exkursionen, Studenten verschiedener Universitäten und Fachleute aus land- und forstwirtschaftlichen Betrieben in sein spezielles Fachgebiet, die „Pflanzensoziologie“, ein.

Die ersten *„Lehrveranstaltungen“*

Wer von unserer Familie zu Hause gerade abkömmlich war musste mit. Während des Schulbetriebs blieb ich von einer Teilnahme meist „verschont“, aber in den Ferien, der schönsten Zeit des Schülerlebens, geriet ich voll in Vaters Fänge. Während meine Freunde sich in Badeanstalten und auch sonstwo ihre Zeit vertrieben, musste ich ganze Tage und Wochen mit immer wieder neuen Teilnehmern diese Lehrveranstaltungen begleiten. Es war öde! Diese ständige Konfrontation mit Pflanzen lähmte zunehmend mein Interesse an allem, was hier zur Sprache kam!

Meine Zukunft war ohnedies längst geplant: Mit meinen Freunden wollte ich nach Wien, um an der Technischen Universität das Architektur-Studium zu belegen. Aber auch mein Vater hatte schon eine vorgefasste Meinung: Wien treffe sich gut, sagte er. Alles weitere jedoch könnte er nicht goutieren. Er kenne meine Stärken, aber auch meine Schwächen, weshalb er beschlossen habe, dass ich an der Hochschule für Bodenkultur, wie einst auch er, Forstwirtschaft studieren solle! Und - ohne Geld kein Studium - aus einem angehenden Architekten wird ein Forstwirt!

Das erste Jahr war schnell vorbei, die neue Freiheit hatte viele Facetten und die meisten Träume erwiesen sich als solche. Nach der Inskription und dem Besuch der ersten Vorlesungen hatte ich das Empfinden, am falschen Ort zu sein: Die dortigen Kollegen schienen mir sehr *bodenständig*, die Vorlesungen unterschieden sich kaum vom Unterricht im Gymnasium, in Mathematik und Geometrie verlangte der Professor, ihm zuzuhören wenn er sprach und zu schreiben oder zeichnen wenn er dazu aufforderte. Inoffiziell nahm ich daher immer öfter mit meinen Freunden an Architektur-Vorlesungen teil und vernachlässigte auf diese Weise die mir auferlegten Pflichten.

„Zeige mir bitte einmal dein Studienbuch!“

Bei einem Heimaturlaub zu Weihnachten verlangte mein Vater Einblick in mein Studienbuch. Im Wissen, dass es darin nicht viel zu sehen gab, hatte ich es nicht mitgenommen, versprach jedoch, bei meinem nächsten Kommen es nicht wieder zu vergessen. Ein unangenehmes Gefühl erfasste mich bei dem Gedanken, die vielen ausstehenden Testuren aus den vergangenen Semestern nachträglich noch zu bekommen.

Wieder in Wien, machte ich mich sofort an die Arbeit und siehe da, mein Erfolg war beachtenswert! Nur ein Professor, er lehrte „Zoologie für Forst- und Landwirte“ - ein gefürchtetes Prüfungsfach, wie ich inzwischen wusste, weil es keinerlei Skripten oder Mitschriften zur Vorbereitung gab - lehnte freundlich mein Begehren ab. Er gab mir zu verstehen, dass er mich seit seiner ersten Testur nie mehr zu Gesicht bekommen habe. Das sei aber weiters nicht schlimm, ich könne ja durch meine neuerliche, erkennbare Anwesenheit alles wieder in Ordnung bringen. Also besuchte ich von nun an seine Vorlesungen an jedem Montag bis Donnerstag in aller Herrgottsfrüh (von 8:00 bis 9:00 !) - und das, bis zum Ende meiner Studienzeit: Ein Wunder war geschehen ...

„Philosophie des Lebendigen“ - Ein Erwachen!

Und dieses Wunder bestand in der Gestalt von Professor SCHUBERT-SOLDERN, der seine Vorlesungen zum Themenkreis *„Philosophie des Lebendigen auf biologischer Grundlage“* vor allem an der Philosophischen Fakultät der Universität Wien hielt: Dieser Mann hat mein Lebensbild im Laufe der Zeit grundlegend geändert. Nie zuvor hatte ich eine Begegnung mit einem Menschen von derart umfassender Wissensfülle, einem Wissenschaftler, der, auf unglaublich breitem Erkennen aufbauend, seine tiefe Begeisterung für alles Leben auf unserer Erde in so mitreißender und verständlicher Weise zu vermitteln wusste! Nicht nur, dass in den vielen Jahren keine Vorlesung der anderen glich, vermittelte er uns Studenten einen fantastischen Einblick in die gesamte Entwicklung der Tier- und Pflanzenwelt: Vergleichende Zellstrukturen, Organanlagen, Anpassungen an Lebensbereiche - einfach alles, was das Leben im Zuge der Evolution hervorgebracht hatte.

So habe ich das Studium der *„Forst-Wirtschaft“* neu zu bewerten gelernt, neue Perspektiven gesehen: Auch ohne den Beruf eines Forstmeisters mit den Aufgaben eines Wirtschaftsführers für großen Waldbesitz anzustreben, kann man - und das ist heute selten - über dieses Studium Einblicke in drei große Themenkreise gewinnen: Wirtschaft, Technik und Naturwissenschaft. Die Koordination dieser unterschiedlichen Bereiche erfordert natürlich ein neues und dynamisches Denken: So sind z.B. in der Wildbachverbauung - im unbewohnten Einzugsgebiet der Wildbäche, die in den Siedlungen der Täler durch Muren und Hochwasserschäden gewaltige Zerstörungen verursachen können - geeignete Maßnahmen zu setzen oder in der Forstwirtschaft die Nutzung und der Erhalt gesunder, widerstandsfähiger Wälder durch umsichtige, den örtlichen Bedingungen angepasste Pflege und Aufforstung nachhaltig zu fördern. Für alle diese multilateralen Lösungsansätze ist ein enger Bezug zum örtlich gegebenen Lebensraum mit seinen wechselvollen, natürlichen Gegebenheiten und ein umfassendes Wissen unabdingbar!

Nach Beendigung meines Studiums und den darauf folgenden Praxisjahren wurde ich mit den Realitäten des Berufslebens konfrontiert. Meine junge Familie wollte versorgt sein und auf der Basis der bisherigen Ausbildung war kein Arbeitsplatz in Sicht.

Schließlich erfuhr ich, dass ein renommierter britischer Pharmakonzern, der durch die Entwicklung von Breitband-Penicillinen weltweit ein hohes Ansehen genoss, *einen* Mitarbeiter suchte. Nach einem Vorstellungsgespräch und noch vielen zusätzlichen Terminen wurde ich zu einer Grundausbildung nach Cambridge eingeladen und, noch ohne jeden Vertrag, in einem attraktiven College einquartiert.

Einschulung in Cambridge

Von allem, was ich dort zu sehen und zu hören bekam, war ich sehr angetan: Die persönliche Einbindung der Studenten in den Lehrbetrieb - ein starker Kontrast zu dem, was ich bisher erlebt hatte - die Einführung in die Produktentwicklung, das Kennenlernen der Wirkmechanismen unterschiedlicher Antibiotica auf verschiedene Krankheitserreger, die Einblicke in die Welt der *Bakterien* - der *„guten"* wie auch der mitunter sehr gefährlichen - die Folgen leichtfertigen Umgangs mit hochwirksamen Therapeutika und nicht zuletzt die aktuellen Möglichkeiten, Menschen in Notsituationen effizient helfen zu können. Das alles sollte sich für meinen neuen Aufgabenbereich als sehr hilfreich erweisen!

Mit einem Anstellungsvertrag in der Tasche rückte der Wald mit seinen Tieren, dem Pflanzgarten, dem Forstwege- und Seilbahnbau, der Holzernte und dem Sägebetrieb in weite Ferne. Die Welt der Ärzte wurde zu meinem neuen Arbeitsfeld!

In wochenlanger Vorbereitung wurde ich nun in Wien für die Markteinführung des neuen Antibiotikums gründlich eingeschult. Argumentationstechnik, Einwandbeantwortung aber auch Hintergrundwissen zum Wirkungsbereich, Abgrenzung der Infektionserkrankungen, immer wieder Zwischentests und Gesprächstraining waren wochenlang das Thema Nr.1. In dem mir zugeteilten Gebiet hatte ich über 600 Ärzte aufzusuchen und sie mit dem Antibiotikum, seinem engeren und weiteren Indikationsbereich, den Dosierungsgrenzen nach oben und unten sowie mit den bisher aufgetretenen Nebenwirkungen bekanntzumachen. Rückfragen und sonstige Vorkommnisse mussten in Form von Tagesberichten an die Firma weitergeleitet werden.

Die vielen Jahre im Umfeld der Ärzteschaft

Nach etwa zwei bis drei Jahren dieser Tätigkeit hatte ich zur deutlichen Mehrheit der Ärzte meines Besuchsgebietes ein sehr gutes Gesprächsklima aufgebaut und war sattelfest geworden. Die Firma selbst kontrollierte meinen Arbeitserfolg über die Verkaufszahlen in der Pharmastatistik. Bei meinen guten Ergebnissen konnte ich mich dann über recht stattliche (?) Prämien freuen: Bis mir eines Tages eine freundliche Dame des Innendienstes zu verstehen gab, dass es sie wundern würde, dass ich trotz des höchsten Marktanteiles aller Kollegen nur mittelmäßige (!) Prämien zugeteilt bekäme. Die darauf folgende „Klärung" der Ursachen führte zu meinem Ausscheiden!

Da die Pharmastatistik natürlich auch von den Konkurrenten am Therapeutikamarkt genau beobachtet wird, war es mir ein Leichtes, meine Karriere im Auftrag der größten Firma im Therapiebereich der Stoffwechselkrankheiten mit gleichbleibendem Besuchsgebiet fortzusetzen.

Die Betreuung einer kleineren Gruppe, der sog. VIP-Ärzte, ergab ein angenehmes Arbeitsklima und erfolgte auf zwei Ebenen: Neben meiner Besuchstätigkeit hatte unsere zweite Außendienstlinie die Aufgabe, Ärztepraxen mit höherem Patientenaufkommen in Angelegenheiten labormäßiger Diagnosemöglichkeiten (samt entsprechender Geräte!) zu beraten. Diese duale Betreuung der Ärzteschaft sollte aufgrund der sehr niedrigen Grenzwerte der Messergebnisse aus den eigenen Laboruntersuchungen zu einer wirksameren Verschreibung der von mir vertretenen Produkte führen. Und da die verschiedenen Stoffwechselerkrankungen - Diabetes, Bluthochdruck, Herzinsuffizienz, erhöhte Blutfett- und Cholesterinwerte - ein reiches Betätigungsfeld ergeben und praktisch überall gegenwärtig sind, konnte ich den Marktwert unserer Präparate bald auf bis 70% steigern.

Strategien der Arztbesuche

Neu dazugekommen sind dann auch noch Medikamente zur Behandlung psychisch bedingter Erkrankungen: *Psychopharmaka*. Empfehlungen, wonach man in Fällen von Angstgefühlen, Erregung und ähnlichen Gemütszuständen nicht allein gelassen wird, da es dafür doch die Tranquillizer gebe, in solchen Augenblicken begann sich in mir ein Umdenken auszubreiten: Kann das der Weisheit letzter Schluss sein, vorweg gleich einmal die Symptomatik dieser Zustände zu behandeln? Wie steht es in solchen Fällen mit der Ursachenforschung, mit der Zuwendung?

Verschreibung ohne Ursachenforschung, ohne Zuwendung?

Ich habe also im Laufe meines Lebens eine Art Reifeprozess durchgemacht und wichtige Erkenntnisse gewonnen: Geht es um eine Krankheit und suchen wir Abhilfe und Heilung, sind Ärzte die Anlaufstelle Nr.1. Aber wenn wir von ihnen wissen wollen, was wir essen und was wir meiden sollen, um möglichst lang gesund zu *bleiben*, müssen wir bemerken, dass ihr Wissen in Ernährungsfragen in ihrer Berufsausbildung, wenn überhaupt, nur eine untergeordnete Rolle spielt. Die weitaus meisten Ärzte leben selbst anders als sie es ihren Patienten mit ernster Miene nahelegen!

Ihrer Ausbildung nach verweilen Ärzte auch heute noch weitgehend in dem vor hunderten Jahren von DESCARTES geprägten Weltbild, wonach unser Körper einer Maschine gleicht: Wenn ein Teil nicht mehr funktioniert, gehört er ausgetauscht oder repariert. Zur Sanierung dienen dann vor allem Medikamente, die man mit dem Wunsch auf baldige Genesung schnell verschrieben bekommt. Es werden also nur die Symptome durch diese Art der

Unser Körper - Eine reparaturbedürftige Maschine?

Therapie beseitigt. Für die Suche nach den *Ursachen* dieser Symptome fehlt jedoch die Zeit und der *Seelenzustand* bleibt überhaupt unberührt. In dieser Hinsicht ist der in mancher Berufsbezeichnung enthaltene Zusatz *„-heilkunde"* zumindest missverständlich!

„Experten"-Rat !?

Auch sogenannte Ernährungsberater können nicht viel mehr an Wissen haben, wenn man bedenkt, dass man sich per Fernlehrinstitut in kurzer Zeit und ohne irgendwelche Vorkenntnisse ausbilden lassen kann. Und Ernährungswissenschaftler? Sie haben zwar ein langes und sehr spezielles Studium zu absolvieren, werden aber vor allem für Tätigkeiten in der Nahrungsmittelindustrie ausgebildet! Man kann ihnen glauben oder auch nicht, da ihre Argumente vor allem dem theoretischen Bereich der Wissenschaft entstammen.

Ganz allgemein ist zu dieser Situation anzumerken, wie sehr es zu bedauern ist, wenn Wissenschaftler ihr überwiegend auf Kosten der Allgemeinheit erworbenes Wissen letztendlich in den Dienst profitgieriger Konzerne stellen und es diesen erst durch ihre Mitarbeit ermöglichen, zum Verzehr gedachte Produkte auf den Markt zu bringen, die der Gesundheit weitgehend abträglich sind!

Wer gibt uns dann wertvollen Rat zu naturbelassener, gesunder Ernährung? Die Werbung, Wellnesseinrichtungen (Spa) oder Diätologen? Alle diese bisher erwähnten Anlaufstellen stehen mehr oder weniger im Schlepptau der Nahrungsmittel- und Pharmakonzerne.

Wirklich hören sollte man auf Menschen, die nach oft sehr schweren Erkrankungen letztendlich überzeut sind, nur deshalb noch am Leben zu sein, weil sie sich intuitiv auf Rohkost oder Urkost reduzierten. In der Regel aber genügt es schon, sich bewusst zu werden, dass allein wir selbst hauptverantwortlich für die eigene Gesundheit sind und uns um eine ausgewogene und artgerechte Ernährung bemühen sollten!

WENDEZEIT - Die Entdeckung einer neuen Sicht der Welt als Quelle eigenen Denkens

Vor Jahren ist mir wegen seines vielversprechenden Titels WENDEZEIT ein Buch von FRITJOF CAPRA aufgefallen. Von diesem Autor und seinen anderen Werken bin ich seither fasziniert. Durch seine Ausbildung in Theoretischer Physik war er mit vielen großen Persönlichkeiten unserer Zeit an der Suche nach der subatomaren Materie beteiligt. Eine spannende Geschichte! Wie viele Traditionen und Errungenschaften waren einst von tragender Bedeutung und sind heute in Gefahr, teils aus Überschätzung neuer Ideen und teils aus Unvernunft verloren zu gehen. In zwei großen Abschnitten des Buches WENDEZEIT widmet sich CAPRA in den Kapiteln *„Systembild des Lebens"* und *„Ganzheit und Gesundheit"* dem in unserer Zeit für alle sehr aktuellen Fragenkomplex. Seit seinem Erscheinen hat das Buch nichts an Aktualität verloren, schon gar nicht, wenn sogar etablierte Kreise kritisch dazu Stellung nehmen!

Die Erfahrungen meines Lebens haben aber auch Bedeutungsvolles aus ferner Vergangenheit oder aus dem Unterbewusstsein wieder ins heutige Blickfeld gerückt: So zum Beispiel die vielen wissenschaftlich fundierten Erkenntnisse und Lebensweisheiten meines Vaters. Einst hatte er mich wutentbrannt beschimpft, wenn ich mich in präpotentem Widerstand gegen seine Fürsorge stellte. Seine Vorfahren waren über Generationen Apotheker, an ihnen übte er Kritik, weil sie mit der Gesundheit Anderer ihren Unterhalt verdienten. Er selbst wählte die Natur, die Wälder, Wiesen und sonstige Fluren in Einheit mit ihrem Ökosystem zum Thema seines Lebens. Erst jetzt, in späten Tagen, bin ich ihm dankbar für seine Geduld mit mir und für alle guten Gedanken, die er mir hinterlassen hat!

Mein Vater

Seither ist vieles anders geworden: In bald allen Marktsegmenten haben Riesenkonzerne die Oberhand gewonnen, mit ihrer Werbung erzeugen sie künstlichen Bedarf für Waren, die man eigentlich nicht braucht und steuern kraft ihres Kapitals politische Entscheidungen. Im Nahrungsbereich nimmt man uns, was wir im Einklang mit der Natur bisher selbst erzeugten. Es liegt nun an uns allein, unser Leben „gesund" zu gestalten, uns gegen neuzeitliche Bedrohungen zu wappnen und uns auf alte Werte rückzubesinnen!

Wir wurden eben Zeuge der schrecklichen Ereignisse in Japan. Mit dem Bewusstsein der Gefahr von Erdbeben hat man dort gelernt zu leben, nicht aber mit den so großen Gefahren der Hochtechnologie. Langsam sollte uns bewusst werden, dass menschliches Verhalten gegen die Natur sich bitter rächt, ob in der Technik, der Medizin oder, wie in unserem Fall, auf dem Gebiet der Nahrungsmittelproduktion und Ernährung. Ein Risikoforscher bezeichnete dieses Tun als *Krieg gegen die Natur* und setzte fort: ***„Ein solcher Krieg kann nie gewonnen werden!"***

Der enge Rahmen dieses Buches schließt sich nun, manches blieb unerwähnt, vieles wurde stark verkürzt. - Um jedoch sein eigenes Leben beherzt selbst in die Hand zu nehmen, muss Gesagtes reichen! Und um so gesund alt zu werden wie die entzückende Miss Sophie aus dem köstlichen *„Dinner for One"* sollten wir wirklich das Folgende beachten:

Wildpflanzen -
Ein Geschenk der Natur!

„The same procedure every day:

Eine Handvoll frischer Wildpflanzen

keeps the doctor away !!!"

Anhang

Erklärung botanischer Fachausdrücke

A

Achäne	kleines, dünnwandiges, aus einem unterständigen Fruchtknoten stammendes Nüsschen
Achse	auch *Sprossachse*, bildet zusammen mit den Blättern den Spross (Stängel mit Verzweigungen)
Ähre	auf der gestreckten Hauptachse sitzende Blüten; Blühfolge von unten nach oben
Artname	die aus Gattungsnamen und Art-Beinamen bestehende Bezeichnung einer Pflanze (*Binom*)
ausdauernd	mehrere bis viele Jahre lebend und jedes Jahr blühend
Ausläufer	meist kurzlebiger, 1 bis 3 Jahre alt werdender ober- oder unterirdisch liegender Seitenspross, an dessen Ende und / oder Knoten neue, bewurzelte Pflanzen entstehen

B

Baumgrenze	1.800-2.200 (2.300) M.ü.d.M. (Meter über dem Meer)
Beikräuter	gemeinhin *Ackerunkräuter* genannt
Bergstufe	montane Höhenstufe, von etwa 600m bis 1800m über dem Meer (bis zur Waldgrenze reichend)
bestimmen	Feststellen der Zugehörigkeit einer Pflanze
binär	aus 2 Wörtern bestehender Name (Gattungs- und Art-Beinamen)
bindig	ist ein schwerer, dichter, lehm- und tonreicher, luftarmer Boden
Biotop	der Fundort (Standort) mit einer bestimmten Pflanzengesellschaft (*Biozönose*)
Biozönose	Vergesellschaftung von Organismen (Pflanzen und Tieren) an einem bestimmten Standort
Blattachsel	oder Achsel wird der obere Winkel, den ein Blatt mit der Sprossachse bildet, genannt
Blättchen	wird ein Teilblatt genannt
Blattspreite	oder Spreite wird der flach ausgebreitete Teil des (Laub-) Blattes genannt
Blattstellung	bezeichnet im wesentlichen 3 Figurationen: *wechselständig* (schraubig), wenn nur ein Blatt an einem Knoten entspringt; *gegenständig* (kreuzgegenständig), wenn an jedem Knoten zwei Blätter einander gegenüber stehen, meist rechtwinklig wechselnd; *quirlständig* (quirlig), wenn an jedem Knoten drei oder mehr Blätter zu stehen kommen
Blühzeit	(*Anthese*) wird in Monaten angegeben
Blütenblätter	d.s. **alle** die Blüte bildenden Blätter (Kelchblätter, Kronblätter, Staubblätter, Fruchtblätter)
Blütenboden	der die Blütenblätter tragende Achsabschnitt

	Blütenstand	bezeichnet ein ± verzweigtes Sprosssystem, dessen Sprosse mit Blüten enden, diese sterben nach der Fruchtbildung ab; man unterscheidet drei Grundtypen: RISPE, THYRSE und TRAUBE; alle anderen sind Ableitungen davon
C	Collin	bezeichnet die Höhenstufe der Ebene und des Hügellandes (bis etwa 400 m ü.d.M.)
	Cupula	wird die 4- oder einteilige Hülle genannt, die bei den Buchengewächsen den weiblichen Blütenstand einhüllt
D	Deckblatt	wird das Tragblatt einer Einzelblüte genannt
	dikotyl	zu den Zweikeimblättrigen Pflanzen gehörend
	Döldchen	die kleinen Dolden in einer Doppeldolde
	Doldenstrahlen	Stiele der Döldchen
	Dornen	sind aus Oberhaut, Rinde und Holzkörper bestehende, harte, stechend-spitze Gebilde
	Drüsen	kleine ein- oder mehrzellige Gebilde, die bestimmte Stoffe (Substanzen) ausscheiden
E	Eingeschlechtig	ist eine Blüte, die entweder nur weiblich (Stempel) oder nur männlich (Staubblätter) ausgestattet ist
	einhäusig	auf einer Pflanze befinden sich sowohl weibliche als auch männliche Blüten (*monözisch*)
	elliptisch	oval
	Erde	unser Planet, nicht der Boden!
	eutroph	nährstoffreich (Gegensatz: *oligotroph*, nährstoffarm)
	exponiert	einem dominierenden Umweltfaktor ausgesetzt; in eine Richtung schauend
	extensiv	in der Landwirtschaft ohne oder mit geringem Einsatz mechanischer und chemischer Hilfsmittel arbeiten (Gegensatz: *intensiv*)
F	Fahne	das obere, aufwärts gerichtete Kronblatt bei Schmetterlingsblüten
	Familie	Ordnungsbegriff in der Systematik der Pflanzen, mit dem die Einheit aller verwandten Pflanzengattungen bezeichnet wird (z.B. die Familie der Rosengewächse)
	fertil	fruchtbar, Fortpflanzungskeime (Sporen, Samen) erzeugend (Gegensatz: *steril*)
	Fettwiese	nicht überdüngte, nährstoffreiche Wiese
	feucht	nicht mehr trocken, noch nicht nass
	Fieder	Blättchen eines Fiederblattes (FiederB)
	fleischig	grün, saftig (wasserspeichernd, *sukkulent*), dick, nicht schnell welkend
	Flora	die Gesamtheit aller Pflanzensippen eines bestimmten Gebietes; auch ein Buch, in dem diese beschrieben werden (z.B. Alpenflora)

Flügel	die beiden seitlichen Kronblätter (KronB) der Schmetterlingsblüten, aber auch ein flächiges, ± häutiges Anhängsel einer Frucht, das als Flugorgan dient
Forst	künstlicher Baumbestand (Gegensatz: Wald)
frisch	Feuchtigkeitsgrad zwischen trocken und feucht
Fruchtblatt	das die Samenanlagen einschließende Blatt
Fruchtknoten	der untere fertile Abschnitt des Stempels, der die Samenanlage(n) enthält

G

Ganzrandig	ohne jeden Einschnitt
Gattung	Ordnungsbegriff in der Systematik der Pflanzen, mit dem die Einheit aller verwandten Pflanzen-Arten bezeichnet wird
geschützt!	Hinweis auf den gesetzlichen Schutz der beschriebenen Pflanzenart; dieser ist je nach Grad der örtlich geltenden Schutzbestimmung bis zum Sammel-Verbot von Pflanzenteilen oder auch der ganzen Pflanze geregelt
giftig!	Hinweis auf die Giftigkeit für den Menschen, diese ist immer von der Dosis und der individuellen Reaktionslage der Person abhängig
Griffel	stielartiger Teil des Stempels zwischen Fruchtknoten und Narbe; er bringt die Narbe in eine für die Befruchtung günstige Lage
Grundblatt	Laubblätter am Stängelgrund meist in Form einer Rosette angeordnet
grundständig	an der Basis des Stängels, über dem Boden

H

Habitus	Gesamterscheinung der oberirdischen Teile einer Pflanze (*Tracht*)
Halbsträucher	nur die unteren Teile sind verholzt, die oberen, grünen, vegetativen Sprossteile sterben im Herbst meist ab (z.B. Thymian)
Hapaxanthe	werden alle Pflanzen genannt, die ein- oder mehrjährig leben, aber nur einmal blühen, fruchten und danach absterben (*monokarp*)
Harte Auwälder	in diesen sind anteilig Eichen, Ulmen, Linden und Ahorn als Harzholzarten vertreten
Häufigkeit	bezeichnet das Auftreten innerhalb des für jede Art charakteristischen Standortbereichs in einer sechsstufigen Skala
häutig	trockenhäutig, membranartig (Gegensatz: krautig)
Hochblatt	meist kleineres, in der Blühregion unter einer Einzelblüte angesiedeltes Blatt (HochB)
Hochstaudenfluren	artenreiche Pflanzengesellschaften an feuchten, nährstoffreichen, montan bis subalpin gelegenen Standorten
Hüllblätter	meist mehrere, kleine Hochblätter, die einen Blütenstand (z.B. Korb, Dolde) umgeben
Hydathoden	meist der Wasserabscheidung dienende Drüsen z.B. auf Blatträndern (Huflattich)

I	ICBN	Internationaler Code der botanischen Nomenklatur
	immergrün	mindest 2 Vegetationsperioden lang lebend
	Indikatoren	(Standorts-)Anzeiger, Zeigerpflanzen
	Individuum	physiologisch und morphologisch-anatomisch selbständige Pflanze (= Exemplar)
	Internodium	Zwischenknotenstück, Achsenabschnitt zwischen zwei Knoten
J	Jahrestrieb	in einer Vegetationsperiode gebildeter Spross
	Jungtrieb	der heurige unverholzte Jahrestrieb
K	Kalkhold	kalkreiche Standorte bevorzugend
	Kapsel	aus 2 oder mehreren Fruchtblättern gebildetes, in der Reife sich öffnendes Samenbehältnis
	Karpell	Fruchtblatt
	Keimblatt	(*Kotyledo*) schon als Keimling im Samen vorhandenes, erstes Blatt des Hauptsprosses
	Kelch	die äußere, meist derbere, grüne Blütenhülle
	Klausenfrucht	aus einem Fruchtknoten hervorgehend, in der Reife meist in 4 Teilfrüchte zerfallend
	Kleistogamie	Selbstbestäubung innerhalb der Blüte
	Klima	Summe der wetterbedingten Standortseinflüsse (Niederschlag, Sonneneinstrahlung, Kontinentalität /Ozeanität, ...)
	Knoten (*Nodus*)	Ansatzstelle eines Blattes an der Achse
	Kopf (Köpfchen)	auf der scheibenförmig, ± kugelig verdickten Hauptachse dicht nebeneinander sitzende Blüten
	Korb (Körbchen)	auf scheibenförmig vergrößerter, abgeflachter Hauptachse (Korbboden) von einer Hochblatthülle umgebener Blütenstand
	Krone	Blütenkrone (*Corolla*), nie Baumkrone!
	Kraut	einjährige, meist zweikeimblättrige, krautige, nicht grasartige (!) Pflanze
	krautig	grün, weich und leicht welkend
	Krautschicht	bodennahe Vegetationsschichte unter der Strauch- und über der Moosschichte
	Kronblätter	(KronB) Blumenkronblätter, *Petalen*
	Kryptogamen	alle Pflanzen, die nicht zu den Samenpflanzen gehören: Bakterien, Algen, Pilze, Moose ... (siehe Seite 31)
	kultiviert	feldmäßig oder im Garten als Nutz- oder Zierpflanze absichtlich angebaut oder forstlich eingebracht (Gegensatz: wildwachsend, verwildert)
L	Lägerfluren	um Almhütten subalpin gelegene Bereiche, wo das Almvieh gerne lagert und sich erleichtert
	lanzettlich	schmal-dreieckig, lanzenförmig
	Laubblatt	das gewöhnliche, der Photosynthese und Transpiration dienende, grüne Blatt mit meist flacher Spreite

Lippenkrone	Blütenform der Lippenblütengewächse, die verwachsenen KronB sind durch 2 seitliche, tiefe Einschnitte in Ober- und Unterlippe geteilt; Pollenübertragung durch den Insektenrücken	
Magerwiesen	nährstoffarme Wiesen	M
markig	mit weichem Markgewebe gefüllte Sprossachse	
maskiert	sind verdeckte Teile einer Blüte, die erst vom Bestäuber geöffnet werden müssen (KronB bei Doldenblütengewächsen/*Umbelliferae*)	
Moder	± ab- und umgebauter Bestandesabfall	
monokotyl	zu den Einkeimblättrigen gehörig	
montan	in der Bergstufe, 500 bis ca. 2000 Meter ü.d.M.	
Morphologie	in der Biologie die Lehre von den Organen und Gestaltgesetzlichkeiten der Organismen	
Mull	stark ab- und umgebauter Bestandesabfall, (durch Regenwurmtätigkeit) mit Mineralien gut durchmischt: wertvoller Mullhumus!	
Nagel	stielartig verschmälerter unterer Abschnitt von Kron- oder Perigonblättern	N
Narbe (*Stigma*)	oberster, meist papillöser Teil des Stempels; dient dem Auffangen und Keimen der Pollenkörner; sie ist ungeteilt bis mehrfach geteilt, bei fehlendem Griffel „sitzend“	
Nektarblätter	sind Nektar absondernde Kronblätter (bei Akelei, Hahnenfuß, Berberitze)	
Nervatur	Struktur der Blattspreite, die durch den Verlauf der Blattnerven gekennzeichnet ist (z.B. streifennervig, netznervig, parallelnervig, ...)	
Nussfrucht	aus 1 oder mehreren Fruchtblättern bestehende Schließfrucht mit trockener Fruchtwand	
Nüsschen	Schließfrucht aus meist einem Fruchtblatt mit trockener Fruchtwand innerhalb einer Sammelfrucht (z.B. bei vielen Hahnenfußgewächsen)	
Oberlippe	oberer Teil der Krone bei Lippenblütlern	O
oberständig	ist der Fruchtknoten, wenn er frei oder sitzend auf dem Blütenboden, jedoch nicht mit ihm verwachsen ist	
Öhrchen	krallenförmige oder lappige, den Stängel ± umfassende, meist paarige Anhängsel am Blattspreitengrund (z.B. Großes Mädesüß)	
Ökologie	Wissenschaft von den Beziehungen der Organismen zur Umwelt	
oligotroph	nährstoffarm (Gegensatz: eutroph, nährstoffreich)	
ozeanisch	milder, meerseitiger Klimaeinfluss (Gegensatz: kontinental)	
Pannonisch	in der ungarischen Tiefebene beheimatet	P
papillös	samtartiges Aussehen infolge kleinster Zellwandausstülpungen (*Papillen*) der *Epidermis*	

	Pappus	der zu einem Flugorgan umgebildete Kelch, krönt eine Frucht aus unterständigem Fruchtknoten
	perennierend	ausdauernd, Jahre überdauernd
	Perigon	gleichartige Blütenhülle: entweder alle des inneren und äußeren Kreises kelchähnlich oder alle kronblattähnlich. Die Blütenhüllblätter heißen dann Perigonblätter (*Tepalen*)
	Pfahlwurzel	zeitlebens erhalten bleibende Hauptwurzel
	Pflanzengesellschaft	Pflanzenarten sind ± an bestimmte Standortsgegebenheiten gebunden und bilden mit bestimmten anderen Pflanzenarten konkurrenzbedingt und mengenabhängig eine im Gleichgewicht befindliche Vergesellschaftung
	Pollakanthe	nennt man all jene Stauden und Holzgewächse, die mehrmals (in mehreren Jahren) blühen und fruchten
	Pollen	Blütenstaub, der aus Pollenkörnern besteht
	Population	Gesamtheit der benachbarten Pflanzenindividuen, die eine aktuelle Fortpflanzungsgemeinschaft bilden
Q	Quirlständig	(„quirlig") 3 oder mehr Blätter sitzen wirtelig am selben Knoten
R	Ranken	aus Sprossachsen, Blättern oder Blatteilen umgebildete, stängel- oder fadenförmige Organe, die auf Berührungsreize mit Krümmungs- und Winkelbewegungen reagieren und sich dadurch an einer Stütze festhalten können (Weinrebe, Kürbis, Erbse, Wicke, Waldrebe)
	resistent	widerstandsfähig, einen bestimmten Ökofaktor ertragend (z.B. salzresistent)
	Rhizom	Wurzelstock
	Rispe	Blütenstand, bei dem die Hauptachse mehrfach verzweigte Seitenachsen aufweist, deren Verzweigungsgrad und Zahl der Seitenzweige von unten nach oben abnimmt
	Rohhumus	nur sehr schwach ab- und umgebauter organischer Bestandesabfall, sehr sauer
	Rote Liste	Liste der ± stark in ihrer Existenz bedrohten und gefährdeten Sippen eines Landes
	Rosette	Spross oder Sprossabschnitt mit gestauchten Internodien, Blätter dadurch nicht übereinanderfolgend, meist mehr als 2 Blätter in schraubiger oder wirteliger Blattstellung; sie ist meist grundständig
	Röhre	röhriger unterer Abschnitt eines Blütenelementes (Kelch-, Kron- oder Perigonröhre)
	Rübe	zu Speicherzwecken verdickte Hauptwurzel
	Ruderalfluren	nicht bewirtschaftete, aber vom Menschen stark beeinflusste Standorte, wie Wegränder, Müll- und Schuttplätze, Industrie- und Verkehrsanlagen
	Rudiment	Verkümmerung als Überbleibsel
S	Samenanlagen	sind bei den Bedecktsamigen Pflanzen im Fruchtknoten eingeschlossen; nach ihrer Befruchtung wandeln sie sich zum Samen und werden bei der Fruchtreife freigesetzt

Sammelfrucht	nennt man die bei Blüten mit mehreren einkarpelligen Stempeln hervorgegangenen *Früchtchen*, die meist bis zur Reife getrennt bleiben und auch einzeln ausgebreitet werden; einige verwachsen oder verkleben, etc. (z.B. Erdbeere, Himbeere, Rose)
Schiffchen	die beiden unteren, kahnförmig verwachsenen Kronblätter einer Schmetterlingsblüte
Schötchen	Schote, die höchstens 3x so lang wie breit ist
Schote	eine aus 2 Fruchtblättern bestehende, lange Kapsel mit 2 zur Reife abfallenden Klappen und einem samentragenden Plazentar-Rahmen, der stehen bleibt (z.B. Schöllkraut)
Selbstbestäubung	(*Autogamie*) bei einigen Einjährigen im Lauf der Evolution entstanden: entweder bei ausbleibender Fremdbestäubung oder schon zu Beginn des Blühens, hat meist den Verlust des Schauapparates zur Folge (z.B. kronenloses Hirtentäschel)
Sippe	natürliche Verwandtschaftseinheit beliebiger Rangstufe
sitzend	ungestielt (bei Narbe: Griffel fehlt)
sommergrün	nur eine einzige Vegetationsperiode lebend, nicht überwinternd

Sp

Spaltfrucht	zerfällt bei der Reife durch Längsspaltung echter Scheidewände in mehrere Teilfrüchte
Spreite	Blattspreite, der flach ausgebreitete obere Teil des Blattes
Spreublätter	stark zurückgebildete Deckblätter der Einzelblüten eines Korbs: flach, kahn-, borstenförmig
Springfrucht	sich bei der Reife öffnend und die Samen entlassend, meist trocken, selten fleischig
Sprossdorn	stechend-spitzes Achsenende eines beblätterten Sprosses oder in einen Dorn umgewandelter blattloser Kurzspross (z.B. Weißdorn)

St

Stachel	nur aus Oberhaut und Rindengewebe bestehende, daher nie von Nerven (Gefäßbündeln) durchzogene, meist leicht ablösbare, stechendspitze Gebilde an Zweigachsen oder Blättern (z.B. Rose, Brombeere)
Staubblatt	besteht bei den Bedecktsamigen aus dem stielartigen Staubfaden (*Filament*), dem Staubbeutel (*Anthere*) und dem die Staubbeutelhälften (*Theken*) verbindenden Mittelband (*Konnektiv*)
Stauden	ausdauernde, krautige Pflanzen, die mehrere Jahre leben, alljährlich blühen und fruchten (*Pollakanthe)* -> siehe *Hapaxanthe*
Steinfrucht	besteht aus dem steinharten Kern (*Endokarp*), der fleischigen Mittelschicht (*Mesokarp*) und der häutigen Außenschicht (*Exokarp*)
Stempel (*Pistill*)	aus einem oder mehreren Fruchtblättern gebildet; besteht aus Fruchtknoten, Stempel und Narbe
Stängel	gestreckte, also nicht gestauchte, nur schwach oder teilweise verholzte Achse eines grundständigen Sprosses

	steril	unfruchtbar
	Stiel	unverzweigter Sprossabschnitt, an dessen Ende ein Organ (z.B. Blüte) steht
	strahlig	radiär, mehrere Symmetrieebenen
Sy	*Symbiotisch*	in Symbiose lebend, d.h. in enger Lebensgemeinschaft zwischen 2 Organismensippen zu beiderseitigem Nutzen
T	*Thyrse*	ein komplexer, zymöser Blütenstand
	Tragblatt	ein Blatt mit achselständigem Seitenspross
	Traube	Blütenstand: an einer Hauptachse mit deutlich entwickelten Internodien entspringen gestielte Einzelblüten (Seitenachsen)
	Trugdolde	nur scheinbar eine Dolde, meist eine *Zyme*
U	Unkräuter	landläufige Bezeichnung; richtig: -> Beikräuter
	Unterart	eine Rasse einer bestimmten Pflanzenart (*subspecies*)
V	*Vegetation*	Gesamtheit der Pflanzengesellschaften
	vegetativ	nicht blühend, daher ohne geschlechtliche Fortpflanzung
	verwachsen	zwei oder mehrere Blätter / Organe sind im unteren Teil miteinander verschmolzen
W	Wechselständig	an einem Knoten sitzt immer nur 1 Blatt
	wirtelig	an einem Knoten sitzen 2 oder mehrere Blätter, entweder gegenständig oder quirlständig
	wintergrün	nicht viel länger als eine Vegetationsperiode lebend, aber mit grünem Spross überwinternd
	wurzelnd	Wurzeln hervorbringend, Wurzeln schlagend
	Wurzelstock	(*Rhizom*) ausdauernder, speichernder Spross
	Wurzelspross	der aus einer Wurzel entspringende Spross
Z	Zähne	Vorsprünge der nicht ganzrandigen Spreitenränder (Blattzähne, Sägezähne, Kerbzähne)
	zerstreut	Häufigkeitsangabe (Vorkommen): Stufe vor SELTEN
	zweihäusig	auf einem *Individuum* (Pflanze) sind jeweils entweder nur männliche oder nur weibliche Blüten vorhanden (z.B. Sauerampfer, Hopfen)
	zwittrig	es gibt nur Individuen mit ausschließlich weiblichen und zugleich männlichen Blüten
	Zyme (*Cyme*)	ein komplexer Teilblütenstand aus der Gruppe der *Thyrsen*.

Literatur- und Quellenverzeichnis

Wolfgang ADLER, Karl OSWALD, Raimund FISCHER
Exkursionsflora von Österreich
Verlag Eugen Ulmer 1994 ISBN 3-8001-3461-6

Dr. med. M.O. BRUKER
Unsere Nahrung - unser Schicksal
emu-Verlag, 1999 ISBN 3-89189003-6

Dr. med. M.O. BRUKER
Lebensbedingte Krankheiten - 13. Auflg.
emu-Verlag 2000 ISBN 3-89189006-0

Fritjof CAPRA
Wendezeit
Verlag Droemer Knaur 2000 ISBN 3-42677360-4

Ruediger DAHLKE, B. PREIML, F. MÜHLBAUER
Säulen der Gesundheit - Körperintelligenz
durch Bewegung, Ernährung, Entspannung
H. Hugendubel Verlag, Kreuzlingen/München 2000 ISBN 3-7205-2116-8

Angelika FISCHER
Praxisbuch für natürliche Ernährung / www.allesroh.at
Windpferd-Verlag 2012

Steffen Guido FLEISCHHAUER
Enzyklopädie der essbaren Wildpflanzen
AT Verlag, Aarau und München 2003 ISBN 3-85502-889-3

Erich HEIß
Wildgemüse und Wildfrüchte
Lebenskunde Verlag GmbH Düsseldorf 1980 ISBN 3-921179-40-8

Elisabeth und Karl HOLLERBACH
Kraut und Unkraut zum Kochen und Heilen
Hugendubel Verlag, München 1998 ISBN 3-89631-211-1

Franz KONZ
Der Große Natur-Gesundheits-Konz - 9. Auflg.
Universitas Verlag, 1998 ISBN 3-80041314-0

Gerfried H. LEUTE, Heinz-Dieter POHL, Helmut ZWANDER
Der Klagenfurter Wochenmarkt
Naturwissenschaftlicher Verein für Kärnten, 2000 ISBN 3-85328020-0

NIKLFELD, H. & al.
Rote Liste gefährdeter Pflanzen Österreichs
Grüne Reihe des Bundesministeriums
für Gesundheit und Umweltschutz, Wien 1986

Siegfried PATER
Dr.med. Max Otto Bruker. Der Gesundheitsarzt
ISBN 3-93198807-4 Retap Verlag 2001

Josef H. Reichholf
Kurze Naturgeschichte des letzten Jahrtazusends - 2. Auflg.
ISBN 3-59617439-2 S. Fischer 2008

Annette SAITNER
Pflanzengeschichten
Deutscher Alpenverein e.V. München 2001

Thomas SCHAUER, Claus CASPARI
Der große Pflanzenführer - 9. Auflg.
ISBN 3-40516014-6 BLV Verlagsgesellschaft mbH, München 2004

Ignaz SCHLIFNI
Schlag nach über Heilpflanzen - 9. Auflg.
ISBN 3-85068200-5 Ennsthaler Verlag, 4402 Steyr 2006

D. F. L. v. SCHLECHTENDAL und L. E. LANGETHAL
Flora von Deutschland, 5. Auflage,
Verlag E. Köhler, Gera-Untermhaus 1880-1888

Rainer SCHUBERT-SOLDERN
Philosophie des Lebendigen
Verlag Anton Pustet 1951

Wolf-Dieter STORL
Die Seele der Pflanzen - 1. Auflg.
ISBN 3-44011565-8 Franckh-Kosmos Verlag 2009

Eduard STRASBURGER
Lehrbuch der Botanik für Hochschulen, 35. Auflage,
ISBN 3-827-40779-6 Spektrum-Akademischer Vlg. 2002

J. STURM
Flora von Deutschland, 2. Auflage,
Verlag K. G. Lutz, Stuttgart 1900-1907

Verzeichnis
der deutschen Pflanzennamen

Verzeichnis
der lateinischen Pflanzennamen

Symbole

	Blühzeit
	Sammelzeit
	Giftig!
	Achtung!, Vorsicht!
§	Geschützte Pflanze
	volksheilkundlich gebraucht
H	homöopathisch verwendet
	pharmazeutisch verwendet
	essbar (Nahrungs- und Genussmittel)
	Haustee-Bestandteil, Getränk
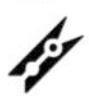	zum späteren Gebrauch trocknen
	tierheilkundlich verwendet
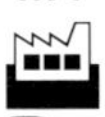	technische Droge
B	Bach-Blüte
	Fundort, Standort, Höhenstufe, Häufigkeit

Abkürzungen

B	...blatt, Blatt, Blätter
DeckB	Deckblatt (Tragblatt der Blüten)
HochB	Hochblatt
TragB	Tragblatt (Seitenspross in Achsel)
Bl	Blüte, Blüten
BlHülle	Blütenhülle
Blstd	Blütenstand
Fr	Frucht, Früchte
FrK	Fruchtkelch (zur Fruchtzeit)
Frkn	Fruchtknoten
Gri	Griffel
K	Kelch
KB	Kelchblatt, Kelchblätter
Kro	Krone, Blumen-, Blütenkrone
KroB	Kronblatt, Kronblätter
Pf	(oberirdischer Teil der) Pflanze
Sa	Samen
Sp	Spelze
DeckSp	Deckspelze
HüllSp	Hüllspelze
VorSp	Vorspelze
Staubf.	Staubfaden, Staubfäden
Stg	Stängel
StgB	Stängelblatt, Stängelblätter
Wu	Wurzel
slt	selten
subsp.	Subspezies, Unterart
zstr	zerstreut
zw.	zwischen
Ø	Durchmesser; Querschnitt
±	mehr oder weniger